健康中国分级诊疗服务模式研究

主 编 缪志华 刘国祥

北京大学医学出版社

JIANKANG ZHONGGUO FENJI ZHENLIAO FUWU MOSHI YANJIU

图书在版编目（CIP）数据

健康中国分级诊疗服务模式研究 / 缪志华，刘国祥主编.
—北京：北京大学医学出版社，2019. 10
　ISBN 978-7-5659-2065-3

　Ⅰ．①健…　Ⅱ．①缪…②刘…　Ⅲ．①医疗保健制度 -
卫生服务 - 研究 - 中国　Ⅳ．① R199.2

　中国版本图书馆 CIP 数据核字（2019）第 224853 号

健康中国分级诊疗服务模式研究

主　　编：缪志华　刘国祥
出版发行：北京大学医学出版社
地　　址：（100191）北京市海淀区学院路 38 号　北京大学医学部院内
电　　话：发行部 010-82802230；图书邮购 010-82802495
网　　址：http://www.pumpress.com.cn
E-mail：booksale@bjmu.edu.cn
印　　刷：中煤（北京）印务有限公司
经　　销：新华书店
责任编辑：陈　奋　张立峰　　责任校对：靳新强　　责任印制：李　啸
开　　本：710mm×1000mm　1/16　印张：13.5　　字数：260 千字
版　　次：2019 年 11 月第 1 版　2019 年 11 月第 1 次印刷
书　　号：ISBN 978-7-5659-2065-3
定　　价：55.00 元

版权所有，违者必究
（凡属质量问题请与本社发行部联系退换）

编者名单

高级顾问： 杜乐勋　燕　瑛　孟庆跃
编委会主任： 甄　蕾
主　　编： 缪志华　刘国祥
副主编： 李　莉　杜广清
编　　委：（以姓氏笔画为序）

王　凯　王　晨　王健全　王耀献　尹　慧　付文琦　卢艳丽
任　涛　任龙喜　刘圣国　刘希利　刘国祥　刘宗明　孙　涛
李　莉　李　静　李华鸿　李瑞杰　杜士明　杜乐勋　杜继臣
杨　兵　张　仲　张　通　张　歆　张　寰　张华珍　张宇光
张进平　张祖燕　张富春　陈亚兰　孟庆跃　赵云山　赵成芳
赵艳华　段政明　徐　川　徐凤琴　高　星　高天君　高星雨
桂小海　原岩波　席家宁　秦　思　黄卫东　黄自冲　黄雪松
隆学文　董杰昌　甄　蕾　缪志华　燕　瑛　戴天然

主编单位：

北京市海淀区委卫生工委
北京市海淀区卫生健康委员会
北京市海淀区政府公共服务委员会
台儿庄药典博物馆

前　言

为全面贯彻党的十八大和十九大精神，落实新时代党的卫生健康工作方针，全力推进健康中国建设，以提高基层医疗服务能力为重点，以常见病、多发病、慢性病分级诊疗为突破口，完善服务网络、运行机制和激励机制，引导优质医疗资源下沉，逐步建立符合国情的分级诊疗制度，保障基本医疗卫生服务公平可及。

中华人民共和国成立至 20 世纪 70 年代末期，我国面临缺医少药的现实情况，曾通过培训一批略懂医术的"赤脚医生"，以解决或缓解广大农村地区缺医少药的问题。

20 世纪 80 年代，中国进入改革开放新时期，（原）卫生部决定停止使用"赤脚医生"这个名称，凡经过考试、考核已经达到医生水平的，成为乡村医生；达不到医生水平的，都改称卫生员，并且逐渐建立了以职工医院为核心的医疗制度。

1992 年，国务院颁布《关于建立城镇职工基本医疗保险制度的决定》，要求在全国建立覆盖全体城镇职工、社会统筹和个人账户相结合的基本医疗保险制度。此后，市场化的医院改制开始在部分地区付诸实施，而且基本医疗保险制度开始全面建立。

针对医疗体制改革的关键点，总结起来在于五个制度的建立和完善：一是分级诊疗制度，二是现代医药管理制度，三是全民医保制度，四是药品供应保障制度，五是综合监管制度。其中，分级诊疗制度排在了首要位置。分级诊疗是指按照疾病的轻重缓急及治疗的难易程度进行分级，不同级别的医疗机构承担不同病况的治疗，逐步实现从全科到专业化的医疗过程。

2015 年，国务院办公厅印发《关于推进分级诊疗制度建设的指导意见》（以下简称"《意见》"），部署要加快推进分级诊疗制度建设的重点工作，从而进一步保障和改善民生。《意见》指出，分级诊疗制度的内涵即基层首诊、双向转诊、急慢分治、上下联动，在此模式下，明确了各级医疗机构的分工协作，即：基层医疗机构主要负责为常见病和多发病患者提供基础性医疗服务，为病情稳定的患者提供康复、护理服务；二级医疗机构主要接收由三级医疗机构转诊过来的急性病恢复期患者、术后恢复期患者和危重症稳定期患者；三级医疗机构主要负责急危重症和疑难杂症的诊治工作。明确了分级诊疗总的原则是"以人为本、群众自愿、统筹城乡、创新机制"，以最终实现分级诊疗的终极目标，即解决"看病难，看病贵"的问题。

显然，在分级诊疗制度建设过程中也面临了很多亟待解决的问题，主要包括：基层卫生机构服务能力不足，全科医生人才匮乏；医疗机构功能定位不明确，信息不能共享；医疗机构缺乏激励约束措施及监管制度，缺乏统一、有效的转诊标准和制度；患者基层首诊率不高，等等。

为此提出相应的对策和建议，以提高医疗卫生服务效率，促进医疗资源的合理利用。一方面，要增加投入，包括加大对基层全科医生的培养力度，增加政府对基层基础设施建设的投入，加大对医疗机构的资金投入，扩大基层用药范围，满足患者多种用药需求；另一方面，要明确各级医疗机构的功能定位与完善双向转诊标准，加大各层级医疗服务机构之间的医疗保险报销比例差距，即以完善利益分配制度为动力，推进分级诊疗进程。

此书在撰写过程中，倾注了各机构专家的共同智慧。由于角度各异，有些方面的论述需要在实践中逐步完善以得到大家的认可和达成共识。期待大家在实践的过程中提出宝贵意见，以便于本书进一步完善，造福广大患者，推动全民健康。

《健康中国分级诊疗服务模式研究》

编委会

目　录

第一章 分级诊疗基本理论

2015 年 9 月，国务院办公厅发布《关于推进分级诊疗制度建设的指导意见》（下文简称《意见》），指出："建立分级诊疗制度，是合理配置医疗资源、促进基本医疗卫生服务均等化的重要举措，是深化医药卫生体制改革、建立中国特色基本医疗卫生制度的重要内容对于促进医药卫生事业长远健康发展、提高人民健康水平、保障和改善民生具有重要意义。"《意见》对我国建设分级诊疗制度的指导思想、目标任务、关键要点和组织实施等提出了指导意见。然而，分级诊疗在各地进行具体实施时，各界对分级诊疗的内涵、实施路径以及内部逻辑关系的认定都比较模糊。本章在深入解析分级诊疗的相关概念、内涵和意义等内容基础上，着重介绍构建完善的分级诊疗制度的条件及相关理论依据，为推进分级诊疗制度建设提供理论基础。

第一节 概 述

一、分级诊疗

分级诊疗就是按照疾病的轻重缓急和治疗的难易程度进行分级，不同级别的医疗机构依据不同的功能定位承担不同的疾病治疗，包含了基层首诊、分级就诊、双向转诊等内容，逐步实现从全科到专业化的医疗过程。简单地说，分级诊疗就是要形成"小病在社区，大病进医院，康复回社区"的就医格局[1]。其核心在于有效地将患者分流到适宜的医疗机构给予恰当治疗，实现及时治疗和高效利用医疗卫生资源的双赢，从而构筑医患双方理想的医疗服务环境。分级诊疗是我国当前医改的重要内容，也是医疗服务精细化的必由之路。合理的分级诊疗不应从供方的资源安排来界定，需要从患者的就医路径来定义，这一路径具有两个特征：首先，作为患者"健康守门人"的"首诊"医生，在政策制度保障下为辖区内患者提供稳定的首诊服务；其次，分级诊疗中的"分"不仅是患者就医时在行政级别划定的"一级""二级""三级"医疗机构之间的空间转移，更是患者需要的医疗服务在基层以及上级医疗机构之间的连续化和谱系化的接力，是不同医疗机构之间的"合作"与"整合"。分级诊疗的主要含义包括以下几方面内容[2]：

（一）基层首诊

基层首诊就是要对健康实行连续性的、责任式的管理。在群众自愿的原则下，通过政策引导，鼓励常见病、多发病患者首先到辖区内基层医疗卫生机构就诊。基层医疗卫生机构的全科医生（家庭医生）是首诊医生，为患者提供诊疗服务，实现"小病"在基层医疗卫生机构治愈。而对于超出基层医疗卫生机构功能定位和服务能力的"大病"，则根据病情救治需要、基层救治能力、当地医疗条件、个人就医意愿等因素，由医患双方决定是否转往上级医院进行救治。

（二）双向转诊

坚持科学就医、方便群众、提高效率，完善双向转诊程序，建立健全转诊指导目录，重点畅通慢性期、恢复期患者向下转诊渠道，逐步实现不同级别、不同类别医疗机构之间的有序转诊。双向转诊包括两个方面：一是上转，即基层首诊的患者从基层医疗卫生机构上转至上级医院，接受专科医生进一步诊疗；二是下转，即在经过上级医疗卫生机构治疗后，患者进入稳定恢复期时，再由上级医疗卫生机构将患者下转回基层医疗机构，接受后期的康复治疗。

（三）急慢分治

明确和落实各级各类医疗机构急慢病诊疗服务功能，三级医院作为区域医疗中心，承担着救治急危重病患者和疑难病患者的责任；二级医院主要负责辖区内常见病、多发病的诊治及急症患者的抢救，以及部分病种的专科住院治疗，承接三级医院下转的康复期患者；基层医疗卫生机构以实现公共卫生及保健功能为主，促进和维护社区居民健康是其主要职责，例如社区居民的预防保健、慢性病管理等。急危重症患者可以直接到二级以上医院就诊。完善"治疗—康复—长期护理"服务链，为患者提供科学、适宜、连续性的诊疗服务。

（四）上下联动

侧重医疗卫生服务体系中各层级医疗卫生机构诊疗功能的有机整合与协同，通过统筹城乡医疗资源，引导不同级别、不同类别医疗机构建立目标明确、权责清晰的分工协作机制，以促进优质医疗资源下沉，推动医疗资源合理配置和纵向流动。一方面，各级医疗卫生机构按照其分工定位，为患者提供医疗保健服务，体现其整体性。另一方面，在医疗卫生系统整体中，建立各级医疗卫生机构明晰的协作机制，协调各层级医疗卫生机构的纵向联合及同级医疗卫生机构间横向联合，保证为患者提供连续性医疗服务，同时提高基层医疗卫生技术水平。

二、意义

建立分级诊疗制度，加强分级诊疗制度的顶层设计，明确开展基层首诊、双向转诊的路径和关键环节，有利于优化医疗资源配置、降低医疗费用、完善医疗服务体系结构，推动解决我国"看病难、看病贵"的难题，是构建和谐医患关系的一剂良药，更是深化我国医药卫生体制改革的有效措施。甚至有人形容："分级诊疗体系建成之时就是中国医改成功之日。"具体而言，在以下几个方面凸显了分级诊疗的重要意义。

（一）为实现"健康中国"战略提供基础和保障

分级诊疗制度是基本医疗卫生服务体系的核心制度，为建设"健康中国"提供坚实的体系基础和制度保障。工业化、城镇化、人口老龄化、疾病谱变化、生态环境及生活方式的变化等，给维护和促进我国人民健康带来一系列新的挑战，医疗卫生服务供给总体不足与健康需求之间不断增长的矛盾依然突出。为了解决这一系列矛盾，我国推出以"共建共享全民健康"为主题的建设"健康中国"战略。大幅提升健康服务能力是其中重要的战略任务之一，即为群众提供优质高效的医疗服务。这需要建设体系完整、分工明确、功能互补、密切协作、运行高效的整合型医疗卫生服务体系。构建分级诊疗体系成为完成这项任务的"金钥匙"。通过分级诊疗，可以优化医疗卫生服务模式，调整资源和服务布局，提升诊疗体系总效率，从而适应新时代的健康需求，为居民提供全生命周期的、连续的健康管理和服务。

（二）促进深化新一轮医药卫生体制改革 [3]

新一轮医药卫生体制改革已经进入深水区，医疗资源分配严重不均衡，三级医疗机构间功能越位、错位现象日益显现，甚至有人开始怀疑，"摸着石头"是否可以渡过医改这条"大河"，新医改已经到了"啃硬骨头"的攻坚阶段。公立医院改革就是啃下这块"硬骨头"的重要利器。通过公立医院改革，强化公立医院的公益性，破除其逐利机制，落实政府的领导责任、保障责任、管理责任、监督责任，构建起布局合理、分工协作的医疗服务体系，从而有效缓解群众"看病难、看病贵"问题。通过分级诊疗可以带动整个医疗体系的变化，减少大医院对基层卫生机构骨干和患者的"虹吸"现象。推动建立分级诊疗制度是医改新的战略布局，意味着就医格局的调整。从这个意义上讲，构建分级诊疗体系不仅是一项措施，更是新的医疗卫生服务体系的调整，它将促进公立医院改革，破除医改瓶颈，进一步深化我国新一轮医药卫生体制改革。

（三）有利于合理配置卫生资源，提高资源利用率 [4]

目前我国卫生资源配置不合理，医疗资源主要集中在城市，基层卫生资源比较匮乏，资源浪费与资源短缺现象长期存在。一方面，拥有大部分优质资源的大医院承担着大量一般性门诊服务，造成资源浪费；另一方面，基层医疗机构优质资源不足，影响其功能发挥。建立分级诊疗体系，可以引导患者有序分流，大部分常见病、多发病在基层得到解决，从而缓解大医院的就医压力，使大医院可以集中医疗资源去解决疑难重症并开展科研、教学工作。同时也有助于提高基层医疗资源的利用效率，减少资源闲置，从而促进卫生资源合理配置，为各级医疗机构的协调发展提供有利条件。

（四）有利于缓解"看病难、看病贵"的问题

《2013年我国卫生和计划生育事业发展统计公报》显示，三级医院次均门诊费用256.7元，人均住院费用11 722.4元，而社区卫生服务中心两项费用分别为86.5元和2482.7元，乡镇卫生院两项费用分别为52.7元和1267.0元 [5]，可见基层的医疗费用远低于三级医院。建立分级诊疗制度，可在基层解决大部分的医疗需求，有利于降低医疗费用，在一定程度上解决"看病贵"的难题。分级诊疗制度可以引导一些常见病、多发病患者在基层就诊，有效地缓解了大医院"看病难"的现状，使得疑难杂症和危重患者能够在大医院得到及时有效的治疗，缓解耗费大量时间排队挂号等待诊疗的现象，同时也保障和提升居民享受医疗服务的稳定性和持续性。

（五）有利于缓和医患矛盾

近些年来，医患关系紧张已成为社会矛盾中的突出问题，而且形势不容乐观。造成医患关系紧张的原因是多样的，比如较长的排队挂号时间，相对较短的诊疗时间，医患缺乏沟通等。完善的分级诊疗体系，能够优化配置医疗卫生资源，引导患者合理就诊，为患者提供良好的就医环境，医务人员与患者的沟通时间也随之增多，有利于患者与医务人员的充分交流。同时分级诊疗的实现也促使基层医务人员能够与患者建立长期稳定的关系，得到患者的认可，从而构建良好的医患关系。

（六）有利于应对慢性病、老龄化等带来的卫生挑战

随着老龄化社会的到来，慢性病已经成为卫生界面临的主要挑战，慢性病包括心血管疾病、癌症、糖尿病等，慢性病成为我国居民的主要死亡病因，而且用于慢性病治疗的费用也占到卫生支出的68%左右。我国居民慢性病的发病率不断上升，成为重要的社会公共卫生问题，是医疗费用增长的主要原因。由慢性病所致的人、财、力的消耗给国家带来巨大的社会负担。实行分级诊疗，可以利用基层医疗卫生机构的覆盖广与服务距离近的特点，将一些需要长期、联合、重复治疗的慢性病患

者留在基层医疗卫生机构，接受全科医生的持续随访，在提高基层医疗卫生机构资源利用率的同时，更好地应对老龄化与慢性病带来的卫生挑战。

三、分级诊疗体系建立的条件

构建完善的分级诊疗体系需要包括合理的政府职责定位、健全的医疗机构分工协作机制、基本药物制度、医疗保险制度、医疗机构人事管理制度、激励补偿机制、优良的基层医疗服务能力等在内的多方面的支持。而现况是医疗资源配置不均衡、基层医疗服务能力不足、人才缺乏等，多数地方并不具备强制实施分级诊疗的条件。但推行分级诊疗势在必行，如何顺应医疗服务需求，逐步建设分级诊疗体系，必须具备以下几个条件。

（一）制订并实施良好的配套政策——跟得上

分级诊疗体系建设是一个横跨政治、经济、社会、卫生乃至文化等各领域的综合性改革。改革牵涉医疗保险、价格、人事、薪酬、考核、分配等卫生体制内的多个环节和内容。从这个层面上看，分级诊疗体系建设是一个系统工程。此外，医疗卫生服务具有较强的专业性，在构建分级诊疗体系时，需要对体系内各级医疗卫生机构进行细致的分工，同时各级医疗卫生机构需要进行良好的协作。因此需要制订并实施"跟得上"的配套政策，给予制度环境支持。

1. 明确功能定位 从政策上明确和细化不同医疗机构的具体功能定位，使分级诊疗体系内的各机构各司其职，保持合理公平的竞争和良好的分工协作关系。

2. 制订统一的转诊标准和流程 相关政府部门牵头，制订统一的分级诊疗工作标准，明确双向转诊的标准和规范统一的转诊流程，从而避免转诊过程中，患者的诊疗信息，尤其是相关治疗"脱钩"。

3. 制订行政管理办法，保证分级诊疗实施 卫生行政部门制订相关管理办法，加强对双向转诊的监管和约束，定期对双向转诊工作进行考核与评价，以法律的形式明确各方的权利和义务。

4. 建立激励和约束机制，规范转诊行为 通过建立有效引导和规范医疗机构诊疗行为的激励和约束机制，同时市场制与政府制并轨而行，从而规范和规制转诊行为。建立完善的财政补偿机制可以提高各级医院参与分级诊疗的积极性，避免趋利行为，促使转诊的双向流通，尤其是下转患者。

5. 建立完善的医务人员人事管理制度 从薪酬、个人发展等角度激发基层和上级医院的医务人员参与分级诊疗的积极性。

6. 扎实推进药品供应保障制度建设 当前基本药物种类较少，这限制了基层医疗卫生服务机构的发展和双向转诊工作的开展。应因地制宜地适当补充基层基本药物目录，允许社区采购常见多发病、慢性病患者常规治疗药物，保证转诊患者用药的连续性。

7. 及时完善医疗保险制度[6]　发挥各类医疗保险对医疗服务供需双方的引导作用和对医疗费用的控制作用，这包括几个方面：

（1）推进医保支付方式改革，强化医保基金收支预算，建立以按病种付费为主，按人头付费、按服务单元付费等为辅的复合型付费方式，探索基层医疗卫生机构慢性病患者按人头打包付费。

（2）完善不同级别医疗机构的医保差异化支付政策，适当提高基层医疗卫生机构医保支付比例，对符合规定的转诊住院患者可以连续计算起付线，促进患者有序流动。

（3）将符合条件的基层医疗卫生机构和慢性病医疗机构按规定纳入基本医疗保险定点范围。

（二）提高基层医疗卫生机构的服务能力——接得住

基层"接得住"是指基层的医疗卫生机构有足够的医疗服务技术水平来为"首诊"的患者及下转的康复患者提供良好的诊疗服务，这是成功建立分级诊疗体系的保障。分级诊疗体系中，要求做到"基层首诊"和"双向转诊"，这要求基层医疗卫生机构具有足够的医疗服务能力。只有这样，才能真正发挥"健康守门人"作用，并为康复的患者提供科学、有效的保健康复服务，否则可能出现首诊诊断及转诊失误，即不该转诊的转诊，需要转诊的却由于未能有效诊断耽误治疗。此外，只有切实提高基层医疗卫生机构的医疗能力，才能提高民众对其的信任度，他们才愿意到基层医疗卫生机构进行首诊，从而正确引导患者的求医行为。提高基层医疗卫生机构的服务能力，需要从以下几个方面着手：

1. 培养全科医生队伍　人才是制约基层医疗卫生服务能力的关键问题，在分级诊疗体系中，全科医生是患者接触到的第一个医生，由其进行初步诊断和治疗，一者治愈"小病"，二者他们的诊疗结果是判定是否转诊的重要依据。建立足够数量合格的全科医生队伍是解决基层医疗服务能力的重要举措之一。除了通过举办培训班，提供进修机会，专家到社区进行技术指导等方式来提高现有基层医务人员诊疗水平之外，还需要填补全科医生的巨大缺口。更需要重视的现实问题是，医务工作者和医学生加入这个队伍的积极性不高。解决这一问题需要改善以下几个方面：

（1）医学教育上的同质性，从源头上就要将全科医生与专科医生平等对待，保证生源质量和教育质量。

（2）职能分工的不可替代性和非重叠性，即全科医生的工作不应与专科医生重叠，不能被专科医生替代，在资格准入和职称评定上建立与专科医师相互平行的评审体系，保证全科医生得到与专科医生相同的职业地位。

（3）合理的收入分配，保证全科医生的收入与同等水平专科医生相当，甚至鉴于其主要在基层开展服务，待遇应适当有所提高[7]。

2．加强基层医疗卫生机构建设　根据基层医疗卫生机构的服务区域、服务人群、服务需求等对基层医疗卫生机构的床位进行合理配置，增设床位，以满足其救治首诊患者及接收下转患者的需要。

3．制定完善的管理办法　制定落实基层医疗卫生机构的医疗考核标准体系及办法，在进行绩效考核时要强调分级诊疗相关指标的权重。此外需要加强对基层医疗质量的绩效考核，提高基层医疗管理水平。

4．各级医疗卫生机构协作，共同提高基层医疗水平　利用上级医院医疗资源，通过加强医疗机构间的合作，提高基层医疗机构的医疗水平，包括鼓励三级医院医疗骨干力量定期到基层医疗机构提供技术支持，对基层医务工作者进行专业培训，帮助与上级医院协调沟通；扩大社区远程会诊范围，提高远程会诊平台利用率，提高社区诊断水平；此外还可以通过落实医生多点执业政策，建立社区医生制或家庭医生制度等措施来切实提高基层医疗机构的医疗服务水平。

（三）促进上级医院下转患者——舍得放

在分级诊疗的构建过程中，核心的难点在于上级医院与基层医疗机构内在利益难以协调。目前我国医院普遍实行的是按服务项目付费制度，医务人员的收入来源于提供的服务数量乘以均次服务价格，医生的收入与工作量直接相关。这极大影响了上级医院医生将慢性病、术后康复等适宜下转的患者转至基层医疗机构的积极性[8]。制订相应的激励约束机制和利益协调机制，发挥财政补助和绩效考核的作用，重点解决上级医院"舍得放"的问题。

1．通过薪酬补偿机制，适当提升上级医院医疗服务的价格水平，合理补偿医生的专业技术服务，提高医务人员收入待遇，以此推动康复期患者和一般常见病患者的有效下转。

2．进一步完善医师多点执业等措施，从根本上斩断医务人员收入与患者就诊费用之间的利益关联，提高下转患者的意愿。

3．建立科学、合理的工作质量考核体系，将上级医院医生下转患者以及参与基层医疗工作所占用的时间和精力科学合理地纳入职称晋升、工作绩效等评估考核体系，起到激励和约束的双重作用。

4．在医院管理层面，将下转患者以及对口基层医疗机构支援等作为医院绩效考核的重要内容，将绩效考评结果作为核拨大医院专项经费补助的参考依据之一。

（四）提高群众对基层医疗机构的信任——愿意去

在国外，由于社区全科医生的超高准入标准使得社区居民普遍认可全科医生，这是执行分级诊疗的基础，即患者愿意参与到分级诊疗体系中。而我国目前基层医疗卫生机构的医疗水平显然不能挽留住社区居民的求医意愿。较低的基层医疗卫生机构诊疗水平，社区医生极低的准入门槛，以及居民对分级诊疗认知不够等都极大负面影响了其对社区"首诊"的信任，导致很多居民选择越级诊疗[9]。要积极倡导社会诚信，提倡契约精神，增强医患互相信任，尤其要提高广大居民对全科医生的信任程度，提高对社区首诊的认可程度，才能引导医疗需求转向基层，从而使患者进入分级诊疗体系，避免基层医疗卫生机构单纯地成为"转诊通道"。此外，还需要从以下几个方面改善居民去基层医疗机构就诊的意愿。

1．利用医疗保险制度，促进患者分流。利用医保报销制度，通过拉开基层与城市三级医院之间的报销差距，适当拉开不同级别医院服务项目的价差，引导患者到基层社区就医以及回归社区康复治疗，促进患者分流。

2．由于基本药物制度的推行限制了基层医疗卫生机构的药品种类，很多患者难以在基层医疗机构获得常用药物，这也使其对分级诊疗产生抵触情绪。改善基本药物制度，使患者可以在基层医疗机构获得相关药物，提高其到基层医疗机构的就诊意愿。

3．通过健康教育和政策宣传，提高居民对基层医疗机构的医疗卫生服务职能和范围的正确认知，从思想意识层面上促进居民到基层医疗机构就诊和康复的意愿。

（五）完善医疗信息服务网络——搭平台

各级医疗卫生机构之间无障碍的医疗信息共享是构建完善的分级诊疗体系的重要条件之一。如果医疗信息交流不畅，各级医疗卫生机构之间无法有效沟通，同时患者的各种检验结果和疾病信息在各级医疗卫生机构之间不能相互得到认可，这会影响医生的诊疗效率，更重要的是由此产生的重复诊疗和医疗费用增加会进一步恶化目前已经非常紧张的医患关系。建设区域卫生信息共享平台，完善医疗信息服务网络，为各级医疗卫生机构顺畅沟通搭建平台，从而实现区域内医疗卫生信息的高度共享与交换，以及患者疾病和就医信息的共享，有效提高就诊效率及质量[10]。

四、目标

建立分级诊疗体系旨在扭转当前不合理的医疗资源配置格局，解决资源配置不均衡问题，帮助群众建立更科学、更合理的就诊倾向，依托各级医疗卫生机构，探索合理配置资源、有效盘活存量、提高资源配置使用效率的医疗卫生服务体系架构，缓解医患矛盾，解决"看病难、看病贵"的医疗难题。

为了达到上述目的，2015 年国务院办公厅发布的《关于推进分级诊疗制度建设的指导意见》中指出了我国分级诊疗的阶段性目标任务[2]：

"到 2017 年，分级诊疗政策体系逐步完善，医疗卫生机构分工协作机制基本形成，优质医疗资源有序有效下沉，以全科医生为重点的基层医疗卫生人才队伍建设得到加强，医疗资源利用效率和整体效益进一步提高，基层医疗卫生机构诊疗量占总诊疗量比例明显提升，就医秩序更加合理规范。

到 2020 年，分级诊疗服务能力全面提升，保障机制逐步健全，布局合理、规模适当、层级优化、职责明晰、功能完善、富有效率的医疗服务体系基本构建，基层首诊、双向转诊、急慢分治、上下联动的分级诊疗模式逐步形成，基本建立符合国情的分级诊疗制度。"

第二节　分级诊疗的理论依据

理论是一系列概念、定义和命题的有机组合，它通过确定变量间的关系来表达对事物或现象的系统认识，并以此来解释和预测事物或现象。在构建分级诊疗体系时，必须以相应的理论作为依据和指导，才能有序有效地完成各项改革任务。由于分级诊疗体系是一个非常复杂的系统，在这个系统中涉及患者及卫生体系内的各个部门，这不仅指业务功能间的合作协调，更包括各自的利益均衡，若想将这繁杂的网络脉络理清，需要不同改革领域相关的理论支持。只有在适当的理论指导下，才有可能建立一个规划合理、分工明确、运转高效的分级医疗服务体系，即分级诊疗体系。

一、社会分工理论

（一）社会分工理论内涵

社会分工理论最早由古典经济学的代表人物亚当·斯密*提出，他认为劳动分工是经济生活的核心现象，社会经济组织结构是经济学研究的中心。而涂尔干在

注：* 亚当·斯密（Adam Smith，1723—1790），英国苏格兰人，经济学的主要创立者，被誉为该领域的"鼻祖"。

《社会分工论》^{**}中主要从三个方面研究社会分工：

1. 社会分工的功能，即与之相应的社会需要。涂尔干指出，分工所产生的道德影响要比它的经济作用更重要，在两人或多人之间建立团结感，才是它真正的功能。

2. 产生社会分工的原因。涂尔干认为，社会容量和社会密度是分工变化的直接原因。在社会发展过程中，分工之所以能够不断进步，是因为社会密度的恒定增加和社会容量的普遍扩大，他强调人口增加是分工的主要原因。

3. 社会分工的反常形式，即强迫分工。此外，涂尔干指出，另一种反常形式是不协调分工，是由不适当的分工组织出现导致社会成员行动不协调。

（二）社会分工理论与分级诊疗

1. 社会分工理论解释了分级诊疗的必然性　涂尔干的社会分工理论认为，社会密度的恒定增加和社会容量的普遍扩大促使社会分工不断进步。目前我国医疗服务市场规模和居民对医疗服务需求不断扩大，相应医疗服务供应量也逐渐增加；此外，由于居民的生存期延长，导致医疗服务需求密度大幅增加。在这样的背景下，对医疗卫生服务提出了更高的要求，分级诊疗势在必行。分级诊疗体系内的各级卫生服务机构的职能、责任和功能定位，即分工也要随之发生改变。分工越来越专业化，同时各级医疗卫生机构需要相互沟通和协调，按照各自的规模、能力分配不同的医疗服务内容，并且顺应于同一医疗卫生服务机制，即分级诊疗。

2. 社会分工理论为良好运行分级诊疗提供了理论基础　社会分工理论认为，在分工、分级不断细化的过程中，管理成本的提升、管理层次的冗余都不利于提升服务效率，因此需要对分工的不同行业进行适当的整合、优势互补，形成产业集群，其中有三种分工形式，包括垂直分工、横向分工和职能分工[11]。在分级诊疗体系中，需要各级医疗卫生机构分工协作，如何对这些医疗机构进行统一有效的管理是实现分级诊疗良好运行的重要课题。虽然基层医疗卫生机构与上级医院之间的规模、服务能力、服务功能差别决定了各自承担不同的分工和职能，但实质仍然是竞争关系，进一步调整协作各方的利益分配机制，有效协调其间的"垂直分工"以及利益划分是实现双赢的有效途径。

此外，亚当·斯密的社会分工理论指出，分工不仅促进经济发展，并且使生产

注：^{**}涂尔干：即埃米尔·杜尔凯姆（Émile Durkheim，1858—1917），又译为迪尔凯姆、涂尔干。犹太裔，法国社会学家、人类学家。与卡尔·马克思、马克斯·韦伯（Max Weber）并列为社会学的三大奠基人。《社会分工论》是涂尔干1893年的博士论文。

过程发生质变，这促进了生产过程中的标准化，以及各个生产环节的连续性和互补性。医疗卫生服务体系是一个产业链，该体系内的各级医疗卫生机构进行分工时需要有明确的标准和规范，同时保证各自的分工有互补性和连续性，这样才能避免重复的分工和无序竞争，使得医疗卫生资源利用率最优，而居民获得连续有效的医疗服务。

二、产业链理论

（一）产业链理论内涵

产业链是指各产业部门之间基于一定的技术、经济关联并依据特定的逻辑关系和时空布局关系，客观形成的链条式关联形态。产业链是一种相关资源的组合，这种组合不是无序的，而是要求围绕着某项核心价值或技术来加以优化和提升，而对于产业链是否优化的判别标准是最大限度地实现其资源的全部价值，即优化的标准是着眼于"结构"和"动态"，关注"环节"而不是"点"。产业链是特定的产业群内相关企业集合，群内的相关企业是一种长期的战略联盟关系，企业间是相互独立的，但在各方承诺的关键性领域中可以进行有效协作。通过产业链及结构的分析，可以发现产业链上的薄弱环节，找到有效管理和改善的切入点，消除阻碍整个产业系统发展的瓶颈，以修正和强化整个链条。

（二）产业链理论与分级诊疗

分级诊疗体系就是一个以医疗卫生服务为产业，基于医疗卫生服务技术，依据疾病种类、患病程度以及人群健康状况变化周期，构建的具有特定逻辑关系和时空布局关系，分级的、连续的、链条关联的形态，也就是说，分级诊疗体系就是一个"产业链"。如同企业的产业链，分级诊疗体系也包括有供应链、需求链、价值链、技术链、生产链、能力链、契约链、资金链、信息链等。与产业链相似的是，医疗服务体系内的各机构是相互独立的，但在构建分级诊疗这一关键性领域中需要进行有效协作，实现医疗卫生资源最大优化，这需要各个医疗卫生机构要在信任契约、沟通协调、利益分配、监督激励等运行机制方面共同作用，才能推动分级医疗的有序展开。但分级诊疗体系也有区别于产业链的特点，在企业的产业链条中，上一级企业生产出的产品是下一级企业的投入，直到完成整个产品的生产为止，而分级诊疗体系中基层医疗卫生机构与上级医疗卫生机构之间的连接不是以医疗服务为产品的产品链，而是一个提供不同内涵（服务的内涵由患者的患病状况、医疗机构的功能定位等决定）的服务产品的连续性服务链，呈现出的是患者在各级医疗卫生机构的分级流动，最终得到完整连续的医疗服务。利用产业链理论，可以帮助分析分级诊疗体系这一特殊的"产业链"上的薄弱环节，提取链条中的关键控制点，为构建完善的分级诊疗体系提供理论指导。

三、激励相容理论

（一）激励相容理论内涵

激励相容理论认为，在市场经济中，每个理性的经济人都会有自利的一面，个人会按照自利的规则行为行动，如果有一种制度安排，使得行为人追求个人利益的行为，恰好与企业实现集体价值最大化的目标相吻合，则这一制度安排就是"激励相容"。激励相容就是研究在道德风险的情况下，如何保证拥有信息优势的一方按照契约的另一方的意愿行动，从而使双方都能趋向于效用最大化，即实现个人利益与集体利益一致化。现代经济学理论与实践表明，贯彻"激励相容"原则，可以有效地解决个人利益与集体利益之间的矛盾冲突，使行为人的行为方式、结果符合集体价值最大化的目标。参与者理性实现个体利益最大化的策略，与机制设计者所期望的策略一致，从而使参与者自愿按照机制设计者所期望的策略采取行动。

（二）激励相容理论与分级诊疗

激励相容理论为分级诊疗的顺利实施提供了方法和理论。构建完善的分级诊疗体系，必须解决均衡各方利益的问题，包括来自于医疗卫生机构与患者之间，各级医疗卫生机构之间，以及医务人员与医疗卫生机构之间和医务人员与患者之间等。根据激励相容理论，解决这一问题，需要建立起共容利益，这其中关键是要处理好信息有效性和激励相容的问题。政府必须建立起相应的制度安排，使得政府、医生、患者和其他相关利益主体在新制度的框架下追求自己的利益，从而激励医生主动寻求降低医疗卫生服务成本，患者愿意加入分级诊疗体系进行诊疗活动，最终盘活分级诊疗体系的良性运转。在分级诊疗体系中涉及诸多利益相关者，需要通过树立激励相容的改革理念，激发各个利益相关者的积极性，并以此保障与促进分级诊疗的有效运转[12]。结合利益相关集团间的行为关系，可以找出影响分级诊疗体系构建的重要激励因素，为优化分级诊疗体系提供理论基础。

四、系统论

（一）系统论内涵

系统论是研究系统的一般模式，结构和规律的学问，它研究各种系统的共同特征，寻求并确立适用于一切系统的原理、原则和数学模型。该理论由生物学家路德维希·冯·贝塔朗菲*创立，核心思想是系统的整体观念。贝塔朗菲强调，任何系统都是一个有机的整体，它不是各个部分的机械组合或简单相加，系统的整体功能是各要素在孤立状态下所没有的性质。他用亚里士多德的"整体大于部分之和"的名言来说明系统的整体性，反对那种认为各要素性能好，整体性能一定好，以局部说明整体的机械论的观点。同时他还认为，系统中各要素不是孤立地存在着，而是每个要素在系统中都处于一定的位置上，起着特定的作用。要素之间相互关联，构成了一个不可分割的整体。要素是整体中的要素，如果将要素从系统整体中割离出来，它将失去要素的作用。

（二）系统论与分级诊疗

系统论为构建协调完整的分级诊疗体系提供了理论基础。应用系统论可以帮助协调分级诊疗体系中各要素间的关系以提高系统的整体功能，特别是提高分级诊疗体系的运作效率。医疗卫生服务体系就是一个完整的系统，各级医疗卫生机构、患者以及其他医疗相关部门都是这个系统中的要素，这些要素为了实现健康的共同目标组成了一个完整的系统，并在系统中被分配了不同的角色。如上段所述，贝塔朗菲指出整体大于它各部分的总和，即总体发挥的作用大于各要素作用之和，这不仅是简单的加和作用，更是协同作用。系统中各个要素在忠实于自己的角色同时，需要相互联系，相互合作，优势互补，使系统的总体效果达到最优。医疗卫生服务系统中包含各种类型的医疗机构，包括有公立的综合医院、专科医院、基层医疗卫生服务机构以及民营医院等，要实现构建完善的分级诊疗制度的目标，必须有整体性观念，在充分调动各个要素充分发挥自己的作用的同时，必须要求各要素相互联系发挥协同作用，发挥分级诊疗系统的最优作用，即实现医疗服务体系整体的最优化[13]。

五、健康整合理论

（一）健康整合理论的内涵

针对欧洲兴起的服务整合潮流，世界卫生组织巴塞罗那办公室在2001年将整合性保健服务（integrated care）定义为集诊断、治疗、护理、康复和健康促进等多种卫生服务的投入、提供、管理和组织于一体，是促进服务可及性，提高服务质量、患者满意度和效率的一种手段。健康整合是指通过对健康体系不同层次的变革，能使该体系以更高效的方式，提供更有效、更连续、更协调或更经济的服务，

*注：贝塔朗菲（Ludwig von Bertalanffy，1901—1972），美籍奥地利生物学家，一般系统论和理论生物学创始人。

使人群健康状况得以改善的理论方法及实践方式的总和。健康整合可以分为四个层次：

（1）卫生体系与其他社会系统的整合，包括心理、精神等社会服务系统，信息、投资、保险、人才等要素系统，法律、文化等支持系统。

（2）卫生系统内部子系统的整合，包括医疗系统、疾病防控子系统、支付子系统、监管子系统等。

（3）子系统内部要素的整合，例如激励因素、信息因素、行为因素、组织与管理因素等。

（4）健康体系与外部环境的整合，例如交通、人口、经济等[14]。

健康整合理论的提出主要回答两个方面问题：

（1）从卫生政策发展的角度来说，新健康观背景下医改的顶层设计，需要有统筹层次更高的概念作为相应支撑和理论出发点，为健康体系难以回避的断裂和碎片问题找到症结和解决方式。

（2）从卫生政策与管理学研究的角度来说，整合的观念借助于复杂的系统理论，相比之前非系统观和一般系统观，更有助于分析多主体、多系统间的复杂关系，在机制问题上取得突破。

因此，健康整合既是一个政策概念也是一个理论概念，即健康整合理论是处理断裂和碎片问题的健康要素理论的整合。

（二）整合理论与分级诊疗

健康整合理论为构建完善的分级诊疗体系提供了更深层次、更具有操作性的理论指导。健康整合中既有要素层面的整合，包括人力、资金、服务、管理、信息、技术、机构、药品等，也包括机制层面的整合。在构建分级诊疗体系中，发展合格的基层医疗卫生机构的"健康守门人"队伍成为最重要的人力需求。通过人力资源的整合，包括培养全科医生和家庭医生、跨级别医生团队、跨专业服务团队、社会工作团队等，成为解决这一问题的有效途径。通过整合包括初级卫生保健、社区康复护理、精神护理、慢性病管理服务、家庭服务等涵盖健康所有环节的医疗卫生服务，使分级诊疗体系顺利运转成为可能。

减少患者医疗费用是分级诊疗的重要目的之一，而这需要包括体检、健康管理与医疗记录等患者相关的医疗信息整合作为重要支持，继而才能减少患者在转诊过程中的费用负担，也可以为患者提供更优质的医疗服务。此外更具深意的是机制、制度、体制层面的整合，机制整合包括制订促进家庭服务、初级保健和医院服务协调的策略，分析信息和转诊体系对病案管理的要求和影响，涉及多机构联合的管理机制（例如一体化管理、人才共享计划等）；制度层面的整合包括基层首诊制度、社区守门人制度、双向转诊制度、检查结果共享制度等；体制整合包括服务系统和支付系统的整合、卫生部门与医保部门的整合等。

六、卫生服务连续性理论

（一）卫生服务连续性理论内涵

卫生服务连续性理论的内涵应从两个角度进行解析：从卫生服务利用者的角度上讲，卫生服务的连续性是指卫生服务利用者从出生到死亡的整个生命周期过程中，无论在健康或疾病的状态下，都能获得卫生服务机构所提供的在时间和空间上连续的卫生服务；从卫生服务提供者的角度上讲，卫生服务的连续性是指在良好的卫生服务协调性的前提下，通过建立并完善居民健康档案、信息共享、双向转诊等诸多机制、条件与要素，向卫生服务利用者提供无缝隙的、连续的、不重复的卫生服务。

（二）卫生服务连续性理论与分级诊疗

开展卫生服务连续性研究，明确与分级诊疗有关的环节和作用机制，并以此为依据采取对策措施，对促进分级诊疗的实施有重要意义。分级诊疗的实施要保证患者在转诊过程中，始终获得的是连续性的医疗服务。卫生服务连续性应该包括四个方面的连续性，即人际关系的连续、机构的连续、学科之间的连续和信息的连续 [15]。在分级诊疗体系中，人际关系的连续体现在两种人际关系中，包括卫生服务利用者和提供者之间，以及卫生服务提供者之间的关系。这两种人际关系要建立起长期有效持续信任的关系，以使得卫生服务的提供过程因为人与人之间的连续关系而更加协调和有序。机构的连续包括三方面内容：

（1）保证转诊的顺畅与连续。仅依靠转诊来保证双方机构提供者之间的人际关系的连续是远远不够的，需要区域内不同层级的卫生机构针对转诊制订有效的规范、协议等内容，用以确定长期合作的转诊机构间的相互关系、权责及利益分配等。

（2）对各层级、类别机构的资源配置、任务分工做出科学合理的调整，让各层级、类别的卫生机构协调、有序地发展，这也是实现卫生服务连续性提供的重要基础条件之一。

（3）不同层级、不同类别机构间，业务的相互学习、培训交流与指导也是连续性卫生服务重要的基础条件。上下级机构间的交流，尤其是上级卫生机构对下级卫生机构在业务上的指导、对人员的培训有利于机构卫生服务提供能力的提高，也有利于不同机构的卫生服务提供人员之间的交流、熟悉与信任的建立，从而使整个机构层面的连续性服务提供得到加强。卫生服务提供者需要掌握、熟悉和了解不同医学领域的知识，才能更加系统、全面地分析患者疾病的发生、发展。

此外还需要多个卫生服务提供者能够良好的协作与配合，进行学科间的互补与融合，才能为卫生服务利用者提供全方位的医疗服务，这体现了学科的连续性。信息的连续是卫生服务连续性的基础，也是实现分级诊疗的重要条件。在双向转诊过程中，卫生服务利用者在不同层级、类别的卫生服务机构之间流动，进入不同的机构接受不同的卫生服务提供者的服务，利用者相关信息的连续可以减少利用者的信息重复，提高诊疗效率，进一步降低利用者的医疗费用。

除了上述几种理论之外，经济学、管理学、社会学等多学科领域的相关理论，例如资源配置理论、公共管理理论和行政管理理论等，也为构建完善的分级诊疗体系提供了清晰的思想脉络和理论支撑。

参考文献

[1] 吕键. 论深化医改进程中分级诊疗体系的完善. 中国医院管理, 2014, 34 (6): 1-3.

[2] 国办发 [2015] 70 号. 国务院办公厅关于推进分级诊疗制度建设的指导意见. 中国政府网, 2015.

[3] 付强. 促进分级诊疗模式建立的策略选择. 中国卫生经济, 2015, 34 (2): 28-31.

[4] 邢春利. 从社区角度分析医联体模式下分级诊疗的实施现状. 北京: 北京中医药大学, 2016.

[5] 中华人民共和国国家卫生和计划生育委员会. 2013 年我国卫生和计划生育事业发展统计公报, 2014.

[6] 王虎峰, 刘芳, 廖晓诚. 适应分级诊疗新格局创新医保支付方式. 中国医疗保险, 2015, (6): 12-15.

[7] 王清波, 胡佳, 代涛. 建立分级诊疗制度的动力与阻力分析——基于利益相关者理论. 中国卫生政策研究, 2016, 9 (4): 9-15.

[8] 陆琳, 马进. 公立医院与基层医疗卫生机构分工协作机制研究及政策建议. 中国医院管理, 2011, 31 (11): 17-19.

[9] 李宇飞, 王虎峰, 李颖, 等. 患者视角下北京市某区基层首诊制影响因素质性研究. 中国医院管理, 2016, 36 (2): 4-6.

[10] 刘春富. 区域医疗信息共享与分级诊疗结合模式研究. 观察与思考, 2012,

　　　　（8）：76-77.

[11] 邹晓旭，高昭昇，姚瑶，等．基于社会分工理论的分级医疗服务体系理论研
　　　　究．中国医院管理，2015，35（7）：21-23.

[12] 姚毓春，刘元胜．激励相容视角下的医疗卫生体制改革．中国卫生经济，
　　　　2010，29（12）：26-27.

[13] 夏琳．我国双向转诊制度优化研究．上海：上海交通大学，2012.

[14] 张亮，张研，唐文熙，等．健康整合——引领卫生系统变革．北京：科学出
　　　　版社，2014.

[15] 赵允伍，王珩，李念念，等．医疗服务连续性对分级诊疗的影响机制研究．
　　　　卫生经济研究，2016，（5）：6-9.

第二章　分级诊疗制度与健康中国建设

　　健康是促进人的全面发展的必然要求，是经济社会发展的基础条件。实现国民健康长寿，是国家富强、民族振兴的重要标志，也是我国各族人民的共同愿望。随着社会发展，健康的内涵和外延不断扩展，从个人健康到健康社区、健康城市，再到健康国家，从个体，到群体，再到集体，最终健康是一种社会发展的形态。"民之所望，政之所为。"推进健康中国建设，是全面建成小康社会、基本实现社会主义现代化的重要基础，是全面提升中华民族健康素质、实现人民健康与经济社会协调发展的国家战略，是积极参与全球健康治理、履行"2030 年可持续发展议程"国际承诺的重大举措。而健全优质、高效、整合型的分级诊疗医疗卫生服务体系，推动分级诊疗制度建设是实现健康中国伟大目标基本路径，符合当前全球、区域和各国卫生事业的发展潮流。

第一节　健康中国战略

一、健康中国战略发展沿革

　　"健康中国"最早可追溯至 2007 年，党的十七大将"逐步实现人人享有基本医疗卫生服务"确立为全面建设小康社会和构建社会主义和谐社会的一项重大任务。围绕十七大提出的目标，以深化医药卫生体制改革为动力，（原）卫生部组织数百名专家开展了"健康中国 2020"战略制定，针对发展我国卫生事业和改善人民健康具有战略性、全局性、前瞻性的重大问题进行深入研究，于 2012 年 4 月形成了《健康中国 2020 战略研究报告》。报告分析了实现 2020 年国民健康发展所面临的机遇与挑战，提出了发展目标、战略重点、行动计划及政策措施。

　　2015 年 3 月 5 日，在第十二届全国人民代表大会第三次会议的《政府工作报告》中提出："健康是群众的基本需求，我们要不断提高医疗卫生水平，打造健康中国。""健康中国"这一新提法首次写入《政府工作报告》。这是民意在国家最高施政层面的体现，也无疑为政府的医疗卫生工作提出了更高要求。

　　2015 年 10 月 29 日，中国共产党第十八届中央委员会第五次全体会议（简称十八届五中全会）通过十八届五中全会全体会议公报。公报指出："推进健康中国建设，深化医药卫生体制改革，理顺药品价格，实行医疗、医保、医药联动，建立覆盖城乡的基本医疗卫生制度和现代医院管理制度，实施食品安全战略。"标志着建设"健康中国"上升为国家战略。

党的十八届五中全会做出"推进健康中国建设"的战略决策之后，在国务院医改领导小组的领导下，2016 年 3 月，成立了以卫生计生委、发展改革委、财政部、人力资源社会保障部、体育总局等部门为主，环境保护部、食品药品监管总局等 20 多个部门参加的起草工作组及专家组。编制工作坚持充分发扬民主，协调各方参与，组织有关部门、智库和专家开展了专题研究、平行研究和国际比较研究，借鉴国内其他领域和国际国民健康中长期发展规划经验，广泛听取地方、企事业单位和社会团体等多方面意见，并向社会公开征集意见。并在 2016 年 8 月 19 日—20 日召开的全国卫生与健康大会上征求了全体与会代表意见，反复修改。2016 年 8 月 26 日，中共中央政治局会议审议通过了《"健康中国 2030"规划纲要》（以下简称《纲要》）。

《纲要》是新中国成立以来首次在国家层面提出的健康领域中长期战略规划。编制和实施《纲要》是贯彻落实党的十八届五中全会精神、保障人民健康的重大举措，对全面建设小康社会、加快推进社会主义现代化具有重大意义。同时，这也是我国积极参与全球健康治理、履行我国对联合国"2030 可持续发展议程"承诺的重要举措。

全国卫生与健康大会

2016 年 8 月 19 日至 20 日，全国卫生与健康大会在北京召开，中共中央总书记、国家主席、中央军委主席习近平出席会议并发表重要讲话。习近平强调，没有全民健康，就没有全面小康。要把人民健康放在优先发展的战略地位，以普及健康生活、优化健康服务、完善健康保障、建设健康环境、发展健康产业为重点，加快推进健康中国建设，努力全方位、全周期保障人民健康，为实现"两个一百年"奋斗目标、实现中华民族伟大复兴的中国梦打下坚实健康基础。

二、健康中国战略指导思想及指导原则

《纲要》指出：推进健康中国建设，必须高举中国特色社会主义伟大旗帜，全面贯彻党的十八大和十八届三中、四中、五中全会精神，以马克思列宁主义、毛泽

东思想、邓小平理论、"三个代表"重要思想、科学发展观为指导，深入学习贯彻习近平总书记系列重要讲话精神，紧紧围绕统筹推进"五位一体"总体布局和协调推进"四个全面"战略布局，认真落实党中央、国务院决策部署，坚持以人民为中心的发展思想，牢固树立和贯彻落实新发展理念，坚持正确的卫生与健康工作方针，以提高人民健康水平为核心，以体制机制改革创新为动力，以普及健康生活、优化健康服务、完善健康保障、建设健康环境、发展健康产业为重点，把健康融入所有政策，加快转变健康领域发展方式，全方位、全周期维护和保障人民健康，大幅提高健康水平，显著改善健康公平，为实现"两个一百年"奋斗目标和中华民族伟大复兴的中国梦提供坚实健康基础。

推进健康中国建设主要遵循以下原则：

1．健康优先 把健康摆在优先发展的战略地位，立足国情，将促进健康的理念融入公共政策制定实施的全过程，加快形成有利于健康的生活方式、生态环境和经济社会发展模式，实现健康与经济社会良性协调发展。

2．改革创新 坚持政府主导，发挥市场机制作用，加快关键环节改革步伐，冲破思想观念束缚，破除利益固化藩篱，清除体制机制障碍，发挥科技创新和信息化的引领支撑作用，形成具有中国特色、促进全民健康的制度体系。

3．科学发展 把握健康领域发展规律，坚持预防为主、防治结合、中西医并重，转变服务模式，构建整合型医疗卫生服务体系，推动健康服务从规模扩张的粗放型发展转变到质量效益提升的绿色集约式发展，推动中医药和西医药相互补充、协调发展，提升健康服务水平。

4．公平公正 以农村和基层为重点，推动健康领域基本公共服务均等化，维护基本医疗卫生服务的公益性，逐步缩小城乡、地区、人群间基本健康服务和健康水平的差异，实现全民健康覆盖，促进社会公平。

三、健康中国战略目标

《纲要》围绕总体健康水平、健康影响因素、健康服务与健康保障、健康产业、促进健康的制度体系等方面设置了若干主要量化指标，使目标任务具体化，工作过程可操作、可衡量、可考核。据此，《纲要》提出健康中国"三步走"的战略目标，即到2020年，主要健康指标居于中高收入国家前列；到2030年，主要健康指标进入高收入国家行列。并展望2050年，建成与社会主义现代化国家相适应的健康国家。

《纲要》量化了2030年需要在5个领域实现13个关键绩效指标（key performance indicators，KPIs）。其中健康水平方面5个（人均预期寿命、婴儿死亡率、5岁以下

儿童死亡率、孕产妇死亡率和城乡居民达到《国民体质测定标准》合格以上的人数
比例），健康生活方面 2 个（居民健康素养水平和经常参加体育锻炼人数），健康服
务与保障方面 3 个（重大慢性病过早死亡率、每千常住人口执业 [助理] 医师数和
个人卫生支出占卫生总费用的比重），健康环境方面 2 个（地级及以上城市空气质
量优良天数比率和地表水质量达到或好于Ⅲ类水体比例），健康产业方面 1 个（健
康服务业总规模）（表 2-1）。并据此制定了普及健康生活、优化健康服务、完善健
康保障、建设健康环境、发展健康产业的 5 项战略主题和任务，形成了成果导向、
以终为始、个体和环境、政府和市场、驱动因素和结果因素平衡兼顾的建设健康中
国的战略地图。

表2-1　健康中国建设主要指标

领域	指标	2015 年	2020 年	2030 年
健康水平	人均预期寿命（岁）	76.34	77.3	79.0
	婴儿死亡率（‰）	8.1	7.5	5.0
	5 岁以下儿童死亡率（‰）	10.7	9.5	6.0
	孕产妇死亡率（1/10 万）	20.1	18.0	12.0
	城乡居民达到《国民体质测定标准》合格以上的人数比例（%）	89.6（2014 年）	90.6	92.2
健康生活	居民健康素养水平（%）	10	20	30
	经常参加体育锻炼人数（亿人）	3.6（2014 年）	4.35	5.3
健康服务与保障	重大慢性病过早死亡率（%）	19.1（2013 年）	比 2015 年降低 10%	比 2015 年降低 30%
	每千常住人口执业（助理）医师数（人）	2.2	2.5	3.0
	个人卫生支出占卫生总费用的比重（%）	29.3	28 左右	25 左右
健康环境	地级及以上城市空气质量优良天数比率（%）	76.7	> 80	持续改善
	地表水质量达到或好于Ⅲ类水体比例（%）	66	> 70	持续改善
健康产业	健康服务业总规模（万亿元）	—	> 8	16

四、健康中国战略任务

《纲要》坚持以人民健康为中心，站在大健康、大卫生的高度，紧紧围绕健康

影响因素（包括遗传和心理等生物学因素、自然与社会环境因素、医疗卫生服务因素、生活与行为方式因素）确定《纲要》的主要任务，包含了健康生活与行为、健康服务与保障、健康生产与生活环境等方面。以人的健康为中心，按照从内部到外部、从主体到环境的顺序，依次针对个人生活与行为方式、医疗卫生服务与保障、生产与生活环境等健康影响因素，提出普及健康生活、优化健康服务、完善健康保障、建设健康环境、发展健康产业等五个方面的战略任务：

（一）普及健康生活

从健康促进的源头入手，强调个人健康责任，通过加强健康教育，提高全民健康素养，广泛开展全民健身运动，塑造自主自律的健康行为，引导群众形成合理膳食、适量运动、戒烟限酒、心理平衡的健康生活方式。

（二）优化健康服务

以妇女、儿童、老年人、贫困人口、残疾人等人群为重点，从疾病的预防和治疗两个层面采取措施，强化覆盖全民的公共卫生服务，加大慢性病和重大传染病防控力度，实施健康扶贫工程，创新医疗卫生服务供给模式，发挥中医治未病的独特优势，为群众提供更优质的健康服务。

（三）完善健康保障

通过健全全民医疗保障体系，深化公立医院、药品、医疗器械流通体制改革，降低虚高价格，切实减轻群众看病负担，改善就医感受。加强各类医保制度整合衔接，改进医保管理服务体系，实现保障能力长期可持续。

（四）建设健康环境

针对影响健康的环境问题，开展大气、水、土壤等污染防治，加强食品药品安全监管，强化安全生产和职业病防治，促进道路交通安全，深入开展爱国卫生运动，建设健康城市和健康村镇，提高突发事件应急能力，最大程度减少外界因素对人体健康的影响。

（五）发展健康产业

区分基本和非基本，优化多元办医格局，推动非公立医疗机构向高水平、规模化方向发展。加强供给侧结构性改革，支持发展健康医疗旅游等健康服务新业态，积极发展健身休闲运动产业，提升医药产业发展水平，不断满足群众日益增长的多层次、多样化健康需求。

五、健康中国的实现

为保障规划目标的实现，《纲要》从深化体制机制改革、加强健康人力资源建

设、推动健康科技创新、建设健康信息化服务体系、加强健康法治建设和加强国际
交流合作六个方面，提出保障战略任务实施的政策措施，强调加强组织领导，要求
各地区党委、政府、各部门将健康中国建设纳入重要议事日程，完善考核机制和问
责制度，营造良好的社会氛围，做好实施监测，确保《纲要》落实。同时，在《纲
要》指引下，研究编制"十三五"医改规划和"十三五"卫生与健康规划，通过五
年规划实施，落实《纲要》提出的各项任务要求。

　　编制出台《纲要》，进一步凝聚全社会对健康中国建设的共识，提振建设健康
中国的信心，保持科学合理预期，为卫生健康领域改革发展创造良好的氛围，全面
提升全民健康水平，同时有利于履行联合国"2030可持续发展议程"国际承诺，展
现良好国家形象。

（一）以深化改革为动力

　　全面深化改革，建立完善相关制度，深化体制机制改革，建立健全基本医疗卫
生制度，为健康中国目标的实现提供制度保障。

（二）以建立完善整合型医疗卫生服务体系为主体

　　推动信息化和科技创新，实现卫生发展模式以治疗疾病为中心转向以维护健康
为中心，整合碎片化服务体系，构建与居民健康需求相匹配的整合型医疗卫生服务
体系，完善科技、人才、信息支撑，为打造健康中国提供物质基础和必要条件。

（三）以建立有利于维护和促进健康的公共政策为根本

　　经济社会发展模式要以健康为中心，构建有利于健康的自然环境、社会环境、
管理体制、筹资体系、法制体系等，建设健康友好型社会。

（四）以强化对主要健康问题和影响因素的有效干预为重点

　　针对主要健康问题和影响因素，确定优先领域，制订一批切实可行的重大行
动，使健康中国建设"十三五"规划落到实处。

第二节　分级诊疗与健康中国的实现

一、分级诊疗基本形势

　　从政策上来看，我国一直在支持推进分级诊疗体系的构建和完善，尤其是新
一轮医改以来，国家逐步加强分级诊疗的顶层设计，不断明确其实施路径和关键环
节。2009年3月17日，《中共中央国务院关于深化医药卫生体制改革的意见》提出：
"逐步实现社区首诊、分级医疗和双向转诊。"2013年11月12日，党的十八届三中

全会通过的《中共中央关于全面深化改革若干重大问题的决定》提出："完善合理分级诊疗模式，建立社区医生和居民契约服务关系。"2014年3月5日，第十二届全国人民代表大会第二次会议的《政府工作报告》中要求："健全分级诊疗体系，加强全科医生培养，推进医师多点执业，让群众能够就近享受优质医疗服务。"2015年3月6日，国务院办公厅印发的《全国医疗卫生服务体系规划纲要（2015—2020年）》指出："建立并完善分级诊疗模式，……逐步实现基层首诊、双向转诊、上下联动、急慢分治。"2015年9月8日，国务院办公厅发布《关于推进分级诊疗制度建设的指导意见》，部署加快推进分级诊疗制度建设，形成科学有序的就医格局，提高人民健康水平，进一步保障和改善民生。

目前，各地结合上述文件要求开展了积极探索与实践。从地方推行情况来看，部分省市积极响应国家号召推进分级诊疗体系的建设，一些省市树立了带头模范，并且各有特点。截至2015年底，全国已有24个省份出台了分级诊疗相关文件，公立医院综合改革试点城市全部启动该项改革，超过50%的县（区、市）启动基层首诊负责制试点[1]。各地也根据实际情况，对分级诊疗工作开展了积极探索、并对不同分级诊疗模式进行了尝试。例如：福建省厦门市把"慢病一体化管理"作为分级诊疗制度改革的切入点；上海市已经逐渐落实家庭医生签约服务；江苏省南京市基本医疗保险实行差异化支付政策；福建省三明市运用医保杠杆建立参保对象分级诊疗和转诊的程序，推进分级诊疗落实等。

总体来看，分级诊疗的地方实践取得了阶段性成效，但仍处于探索阶段，仍面临着基层医疗卫生机构服务能力不足；不同级别和类型医疗机构功能定位不清、缺少分工协作；分级诊疗体系内部缺乏有效的激励约束机制；患者转诊标准不明确，转诊渠道不畅通；群众缺乏在基层就诊的意愿等问题。这些问题影响分级诊疗试点的成效，也是导致分级诊疗"呼声高落地难"，甚至"只闻楼梯响不见人下来"尴尬现象的重要原因[2]。

二、健康中国分级诊疗的意义

（一）分级诊疗是实现健康中国的重要制度保障

要实现健康中国建设的这一宏伟蓝图仍面临诸多困难，而建立分级诊疗制度，是合理配置医疗资源、促进基本医疗卫生服务均等化的重要举措，是深化医药卫生体制改革、建立中国特色基本医疗卫生制度的重要内容，对于促进医药卫生事业长远健康发展、提高人民健康水平、保障和改善民生具有重要意义，将为健康中国和基本医疗卫生制度建设提供坚实的体系基础和制度保障[3]。

（二）建立完善的分级诊疗制度有利于医改目标的实现

我国医改进入攻坚阶段，随着覆盖全民的社会基本医疗保障制度基本建立并逐步完善，全面深化医疗服务供给领域改革，努力优化基本医疗服务供给逐渐成为医改攻坚阶段的重要任务。统筹推进分级诊疗模式的建立与完善，既是农村地区基本实现"小病不出村，常见病不出乡，大病不出县"阶段性改革目标的重要抓手，也是破解城市公立医院改革难题的路径选择。建立完善的分级诊疗体系有利于促进优质医疗服务资源向医疗服务领域中的"三基"（基层、基础、基本）环节的配置，促进城乡基层医疗机构基础建设与基本能力的提升，推动以全科医生培养与专科医师制度为基本构成的医疗服务人才队伍建设，为有效缓解群众"看病难、看病贵"的问题奠定坚实基础[4]。

三、健康中国分级诊疗的目标

《纲要》提出，提供优质高效的医疗服务要从完善医疗卫生服务体系、创新医疗卫生服务供给模式，以及提升医疗服务水平和质量三个方面着手。创新医疗卫生服务供给模式需要建立专业公共卫生机构、综合和专科医院、基层医疗卫生机构"三位一体"的重大疾病防控机制，建立信息共享、互联互通机制，推进慢性病防、治、管整体融合发展，实现医防结合。建立不同层级、不同类别、不同举办主体医疗卫生机构间目标明确、权责清晰的分工协作机制，不断完善服务网络、运行机制和激励机制，基层普遍具备居民健康"守门人"的能力。完善家庭医生签约服务，全面建立成熟完善的分级诊疗制度，形成基层首诊、双向转诊、上下联动、急慢分治的合理就医秩序，健全"治疗—康复—长期护理"服务链。引导三级公立医院逐步减少普通门诊，重点发展危急重症、疑难病症诊疗。完善医疗联合体、医院集团等多种分工协作模式，提高服务体系整体绩效。

而深化医药卫生体制改革作为推进健康中国建设的核心环节之一，是一项长期艰巨复杂的系统工程，需要吸取前期医改的经验和教训，是我国健康中国建设研究领域的基本问题与战略思考[5]。

为全面深化医药卫生体制改革，推进健康中国建设，根据《中华人民共和国国民经济和社会发展第十三个五年规划纲要》《中共中央国务院关于深化医药卫生体制改革的意见》和《"健康中国2030"规划纲要》，国务院于2016年12月27日印发了《"十三五"深化医药卫生体制改革规划》（以下简称《"十三五"规划》）[6]，部署加快建立符合国情的基本医疗卫生制度，推进医药卫生治理体系和治理能力现代化。

《"十三五"规划》提出，"十三五"期间，要在分级诊疗、现代医院管理、全民医保、药品供应保障、综合监管等5项制度建设上取得新突破，同时统筹推进相关领域改革。首要任务是建立科学合理的分级诊疗制度。坚持居民自愿、基层首诊、政策引导、创新机制，以家庭医生签约服务为重要手段，鼓励各地结合实际推行多种形式的分级诊疗模式，推动形成基层首诊、双向转诊、急慢分治、上下联动的就医新秩序。到2017年，分级诊疗政策体系逐步完善，85%以上的地市开展试点。到2020年，分级诊疗模式逐步形成，基本建立符合国情的分级诊疗制度。

四、健康中国分级诊疗的实现

分级诊疗是我国当前医改的重要内容，是实现健康中国目标的重要保证，扎实有序推进分级诊疗制度建设，标志着我国医改进入新阶段，医疗服务发展模式开始转型。健康中国分级诊疗目标的实现需要把握以下几个方面。

（一）建立深化医药卫生体制改革的政策网络，加强顶层设计

我国当前促进分级诊疗的措施和形式，很多都停留在机构间松散联合上，真正触及医疗联合体内部的资源配置调整、运行管理、经济补偿和激励监管等机制改革的并不多，医院更多还是从自身内部的经济效益出发，想着做大、做强，缺少构建分级诊疗体系的内生动力。医院的管理和运行受到卫生计生、财政、物价、人保、民政等不同部门的约束，条块分割的卫生服务体系导致医院并不能实行属地化和统一有效的管理。尽管国务院办公厅以发文的形式出台了《关于推进分级诊疗制度建设的指导意见》（以下简称《指导意见》），但是并没有形成正常运转、实际运行有效的政策网络机制[7]。

因此，分级诊疗制度的建立须加强顶层设计，医药卫生体制改革的政策网络应包括涉及医改的所有政治资源，包括卫生计生、发展改革、财政、人社、民政等相关部门，下设医院管理委员会、支付方式委员会、医药价格委员会、公共卫生委员会等，通过区域的主要负责人负责，从而让每个相关部门都参与进来，使方案制订者和监管者合一，有效促进责、权、利的统一。建立深化医改的政策网络有利于破除部门的藩篱，触及医疗机构的内部改革，加强医疗机构的监管，建立以患者为中心的医疗体系，促进各地分级诊疗框架的落实监督，调控卫生资源的合理分布[7]。

（二）明确各级各类医疗机构诊疗服务功能定位

我国医疗机构缺乏明确的功能定位，造成不同层级的医疗机构无法各司其职，急慢分治标准不明确，医疗服务行为错乱，比如三级医院诊治常见病等普通门诊患者的现象普遍存在；反之，患者也无法选择合适的就诊机构。因此，有必要对各级

医疗机构的功能明确定位。《指导意见》明确规定了各级医疗机构的功能定位。如城市三级医院主要提供急危重症和疑难复杂疾病的诊疗服务；城市三级中医医院充分利用中医药（含民族医药，下同）技术方法和现代科学技术，提供急危重症和疑难复杂疾病的中医诊疗服务和中医优势病种的中医门诊诊疗服务；城市二级医院主要接收三级医院转诊的急性病恢复期患者、术后恢复期患者及危重症稳定期患者；县级医院主要提供县域内常见病、多发病诊疗，以及急危重症患者抢救和疑难复杂疾病向上转诊服务。基层医疗卫生机构和康复医院、护理院等（以下统称慢性病医疗机构）为诊断明确、病情稳定的慢性病患者、康复期患者、老年病患者、晚期肿瘤患者等提供治疗、康复、护理服务。

此外，除了明确各级各类医疗机构诊疗服务功能定位，还应该对疾病和诊疗科目的相应分级，制订具体可操作的实施目录或准则，实现诊疗科目和疾病分级与医疗机构的功能和技术相互匹配。

（三）加强卫生资源合理布局，健全完善医疗卫生服务体系

卫生资源是指提供各种卫生服务所使用的投入要素的总和，包括卫生人力资源、卫生物力资源、卫生财力资源以及卫生信息和技术等。在卫生资源分布严重不均的中国，资源冗余地区的医疗机构实际能够划分的层级多，资源贫乏地区的医疗机构实际能够划分的层级少，而分级过多、过少都不利于卫生服务效率的提高，而人、财、物的保障是不同医疗机构能够有效运行的必不可少的零件，牵一发而动全身 [7]。只有在各种卫生资源合理布局的情况下，才能很好地对医疗体系进行分级，进而构建双向转诊机制。因此，建立和完善基于分级诊疗需求的医疗资源宏观调控机制，政府需加大医疗卫生资源调控力度，做好卫生规划和卫生资源配置工作。此虽属于基础性工作，但对分级诊疗具有重要意义 [8]。

1. 加强基层医疗卫生人才队伍建设

要将分级诊疗工作真正落到实处，人才是关键。国内外的相关经验证明，改变我国"倒金字塔"型医疗体系必须加强基层人才队伍建设 [9]。通过基层在岗医师转岗培训、全科医生定向培养、提升基层在岗医师学历层次等方式，多渠道培养全科医生，逐步向全科医生规范化培养过渡。加强全科医生规范化培养基地建设和管理，规范培养内容和方法，提高全科医生的基本医疗和公共卫生服务能力，发挥全科医生的居民健康"守门人"作用。建立全科医生激励机制，在绩效工资分配、岗位设置、教育培训等方面向全科医生倾斜。此外，还应该加强康复治疗师、护理人员等专业人员培养，满足人民群众多层次、多样化健康服务需求。

2. 大力提高基层医疗卫生服务能力

提升基层卫生服务能力是推进分级诊疗制度的基础。基层卫生服务能力的提高可以从以下着手。通过政府举办或购买服务等方式，科学布局基层医疗卫生机构，合理划分服务区域，加强标准化建设，实现城乡居民全覆盖。通过组建医疗联合体、对口支援、医师多点执业等方式，鼓励城市二级以上医院医师到基层医疗卫生机构多点执业，或者定期出诊、巡诊，提高基层服务能力。合理确定基层医疗卫生机构配备使用药品品种和数量，加强二级以上医院与基层医疗卫生机构用药衔接，满足患者需求。强化乡镇卫生院基本医疗服务功能，提升急诊抢救、二级以下常规手术、正常分娩、高危孕产妇筛查、儿科等医疗服务能力。大力推进社会办医，简化个体行医准入审批程序，鼓励符合条件的医师开办个体诊所，就地就近为基层群众服务。提升基层医疗卫生机构中医药服务能力和医疗康复服务能力，加强中医药特色诊疗区建设，推广中医药综合服务模式，充分发挥中医药在常见病、多发病和慢性病防治中的作用。在民族地区要充分发挥少数民族医药在服务各族群众中的特殊作用。

3. 全面提升县级公立医院综合能力

我国县级医院服务覆盖人口9亿多，占全国居民总数70%以上，但其承担的医疗服务与其功能定位仍不匹配，县级医院服务能力应该进一步提升[10]。根据服务人口、疾病谱、诊疗需求等因素，合理确定县级公立医院数量和规模。按照"填平补齐"原则，加强县级公立医院临床专科建设，重点加强县域内常见病、多发病相关专业，以及传染病、精神病、急诊急救、重症医学、肾内科（血液透析）、妇产科、儿科、中医、康复等临床专科建设，提升县级公立医院综合服务能力。在具备能力和保障安全的前提下，适当放开县级公立医院医疗技术临床应用限制。县级中医医院同时重点加强内科、外科、妇科、儿科、针灸等中医特色专科和临床薄弱专科、医技科室建设，提高中医优势病种诊疗能力和综合服务能力。通过上述措施，提高县域内就诊率，基本实现大病不出县。

4. 整合推进区域医疗资源共享

区域医疗资源共享能够减少资源浪费，提高医疗资源利用效率，有利于科学有序诊疗的实现。区域医疗资源共享可以通过整合二级以上医院现有的检查检验、消毒供应中心等资源，向基层医疗卫生机构和慢性病医疗机构开放。探索设置独立的区域医学检验机构、病理诊断机构、医学影像检查机构、消毒供应机构和血液净化机构，实现区域资源共享。加强医疗质量控制，推进同级医疗机构间以及医疗机构与独立检查检验机构间检查检验结果互认。

（四）建立分级诊疗的衔接机制

分级诊疗就诊衔接包括人、财、物、技术设备以及政策等虚拟和实体的衔接。

1．加快推进医疗卫生信息化建设

加快全民健康保障信息化工程建设，建立区域性医疗卫生信息平台，实现电子健康档案和电子病历的连续记录，以及不同级别、不同类别医疗机构之间的信息共享，确保转诊信息畅通。提升远程医疗服务能力，利用信息化手段促进医疗资源纵向流动，提高优质医疗资源可及性和医疗服务整体效率，鼓励二、三级医院向基层医疗卫生机构提供远程会诊、远程病理诊断、远程影像诊断、远程心电图诊断、远程培训等服务，鼓励有条件的地方探索"基层检查、上级诊断"的有效模式，促进跨地域、跨机构就诊信息共享。发展基于互联网的医疗卫生服务，充分发挥互联网、大数据等信息技术手段在分级诊疗中的作用。

2．建立完善利益分配机制

通过改革医保支付方式、加强费用控制等手段，引导二级以上医院向下转诊诊断明确、病情稳定的慢性病患者，主动承担疑难复杂疾病患者诊疗服务。完善基层医疗卫生机构绩效工资分配机制，向签约服务的医务人员倾斜。

3．构建医疗卫生机构分工协作机制

以提升基层医疗卫生服务能力为导向，以业务、技术、管理、资产等为纽带，探索建立包括医疗联合体、对口支援在内的多种分工协作模式，完善管理运行机制。上级医院对转诊患者提供优先接诊、优先检查、优先住院等服务。鼓励上级医院出具药物治疗方案，在下级医院或基层医疗卫生机构实施治疗。对需要住院治疗的急危重症患者、手术患者，通过制订和落实入、出院标准和双向转诊原则，实现各级医疗机构之间的顺畅转诊。基层医疗卫生机构可以与二级以上医院、慢性病医疗机构等协同，为慢性病、老年病等患者提供老年护理、家庭护理、社区护理、互助护理、家庭病床、医疗康复等服务。充分发挥不同举办主体医疗机构在分工协作机制中的作用。

（五）建立分级诊疗激励约束机制

分级诊疗不仅是为了调控患者的就医行为，让患者有序就医，还应该调控医疗机构的运行导向，让医疗机构实现患者的利益最大化。从理性人的角度来说，没有相应的激励约束机制，绝大多数人还是会直接去技术水平高的医院就诊，而这是我们不希望看到的。从国外相关的实践来看，如英国、德国等依托国家立法或严格的医疗保障制度推行社区首诊制和逐级转诊制[11]，所以完善的激励约束机制是构建分级诊疗体系的必备条件。

1. 建立基层签约服务制度

通过政策引导，推进居民或家庭自愿与签约医生团队签订服务协议。签约医生团队由二级以上医院医师与基层医疗卫生机构的医务人员组成，探索个体诊所开展签约服务。签约服务以老年人、慢性病和严重精神障碍患者、孕产妇、儿童、残疾人等为重点人群，逐步扩展到普通人群。明确签约服务内容和签约条件，确定双方责任、权利、义务及其他有关事项。根据服务半径和服务人口，合理划分签约医生团队责任区域，实行网格化管理。签约医生团队负责提供约定的基本医疗、公共卫生和健康管理服务。规范签约服务收费，完善签约服务激励约束机制。签约服务费用应由医保基金、签约居民付费和基本公共卫生服务经费等渠道解决。签约医生或签约医生团队向签约居民提供约定的基本医疗卫生服务，除按规定收取签约服务费外，不得另行收取其他费用。探索提供差异性服务、分类签约、有偿签约等多种签约服务形式，满足居民多层次服务需求。慢性病患者可以由签约医生开具慢性病长期药品处方，探索多种形式满足患者用药需求。

2. 促进医保无缝对接

国际经验表明，医保政策是推进分级诊疗有效的杠杆[12]。建立分级诊疗制度应及时调整完善医保政策。发挥各类医疗保险对医疗服务供需双方的引导作用和对医疗费用的控制作用。推进医保支付方式改革，强化医保基金收支预算，建立以按病种付费为主，结合按人头付费、按服务单元付费等复合型付费方式，探索基层医疗卫生机构慢性病患者按人头打包付费。继续完善居民医保门诊统筹等相关政策。完善不同级别医疗机构的医保差异化支付政策，适当提高基层医疗卫生机构医保支付比例，对符合规定的转诊住院患者可以连续计算起付线，促进患者有序流动。将符合条件的基层医疗卫生机构和慢性病医疗机构按规定纳入基本医疗保险定点范围。

3. 健全医疗服务价格形成机制

合理制定和调整医疗服务价格，有利于激励引导医疗机构落实功能定位以及患者合理选择就医机构。根据价格总体水平调控情况，按照总量控制、结构调整、有升有降、逐步到位的原则，在降低药品和医用耗材费用、大型医用设备检查治疗价格的基础上，提高体现医务人员技术劳务价值的项目价格。理顺医疗服务比价关系，建立医疗服务价格动态调整机制。

（六）引导社会资本参与分级诊疗

新医改以来，国家政策对社会资本办医逐渐松绑，民营医院在社会办医政策下取得长足发展。据《2014 中国卫生和计划生育统计年鉴》显示[13]，截至 2013 年年底，全国民营医院已经达到 11 313 所，数量占全国医院比例的 45.78%。民营医院的蓬勃发展满足了不同层次患者对医疗服务的多元化需求，已然成为我国卫生事业体系的重要组成部分。分级诊疗体系的构建并不能只依赖于公立医院而存在，在社会办医背景下，吸纳民营医院加入分级转诊体系，发挥其真正作用，实现"公私互补、错位竞争"，形成"基层首诊、分级诊疗、急慢分治、双向转诊、上下联动"的局面，才是分级诊疗真正意义所在[14]。分级诊疗是现阶段我国医改的重中之重，应该探索和鼓励民营医院参与分级诊疗体系中，为居民提供多层次、差异化服务。分级诊疗与社会办医政策如何有效衔接、融合、互补，为民营医院的发展在真正意义上起指导作用，这应是当前各级部门决策者、管理者值得关注与思考的问题。

分级诊疗是一项长期、复杂的系统工程，而中国由于各地实际情况差别较大，因此分级诊疗的推行需要顶层设计和地方实践相结合，应该从长计议，稳步推进。只要政府高度重视，相关部门积极参与，统筹协调，正确引导，全社会齐心协力，一定会早日实现"基层首诊、双向转诊、上下联动、急慢分治"的目标，打造"健康进家庭、小病在基层、大病到医院、康复回基层"的新格局，建立"基层接得住""医保能报销"和"患者真受益"的有中国特色的分级诊疗制度，进而实现全民健康这一伟大目标。

参考文献

[1] 卫生计生委. 卫生计生委介绍 2015 年深化医改工作进展和 2016 年深化医改重点工作任务.（2016-04-28），http：//www.gov.cn/xinwen/2016-04/28/content_5068770.htm

[2] 李显文. 对我国分级诊疗模式相关问题的思考. 卫生经济研究，2015，（3）：18-20.

[3] 肖月，赵琨. 分级诊疗为健康中国打基础. 中国卫生，2016，（8）：82-83.

[4] 付强. 促进分级诊疗模式建立的策略选择. 中国卫生经济，2015，34（2）：28-31.

[5] 方鹏骞，闵锐. 新常态下的健康中国建设. 中国卫生，2016，（3）：65-67.

[6] 国务院. 国务院关于印发"十三五"深化医药卫生体制改革规划的通知（国发〔2016〕78 号），（2016-12-27），http：//www.gov.cn/zhengce/content/2017-01/09/content_5158053.htm

[7] 杨坚，卢珊，金晶，等. 基于系统思想的分级诊疗分析. 中国医院管理，2016，36（1）：1-5.

[8] 王虎峰，元瑾. 对建立分级诊疗制度相关问题的探讨. 中国医疗管理科学，

2015，5（1）：11-15.

[9] 臧芝红，廉爽. 谈基于国际视角下的我国医联体发展. 解放军医院管理杂志，
    2014，21（2）：117-119.

[10] 中国政府网.《全面提升县级医院综合能力工作方案》的解读.（2014-08-26）.
    http：//www.nhfpc.gov.cn/yzygj/s3594r/201408/8c33f49de7174bc497015b4f71fd2
    4d8.shtml

[11] 卢祖洵，姚岚，金建强，等. 各国社区卫生服务简介及特点分析. 中国全科
    医学，2002，5（1）：38-39.

[12] 梅诗晔. 台湾、新加坡的双向转诊制度及启示. 医学与哲学，2013，34（12A）：
    70-72.

[13] 国家卫生和计划生育委员会. 2014 中国卫生和计划生育统计年鉴. 北京：中
    国协和医科大学出版社，2014.

[14] 赵大仁，何思长，张瑞华，等. 我国民营医院与分级诊疗政策的博弈模型研
    究. 中国卫生事业管理，2016，33（4）：250-251，285.

第三章　我国分级诊疗服务的发展沿革

第一节　新中国医疗卫生体系的建立

　　1949 年，刚刚从百孔千疮的旧中国走出来的中华人民共和国，面对的是一个烂摊子——经济萧条、社会危机重重，老百姓普遍营养不良，传染病、寄生虫疾病肆虐。全国各级各类医疗机构只有 3670 个，其中大小医院 2600 所，门诊部 769 个，卫生人员总数 54.44 万，就是这些很少的卫生资源也大多集中于大城市和沿海地区，广大农村都处于缺医少药甚至无医无药的状况，无力解决当时人民群众大量的健康问题。全国基本不存在疾病预防体系，无法应对和处理流行疾病和疫情，人口平均预期寿命不到 35 岁，婴儿死亡率高达 200‰ [1]。在这种情况下，随着国家和社会的逐步稳定，新中国大力发展医疗卫生服务体系，用不到 30 年的时间，到 20 世纪 70 年代，逐步建立了比较完整的三级医疗卫生服务体系，用较少的投入解决了全国人民的基本医疗问题，并与当时的医疗保障制度一道，引以为傲的被国际权威机构誉为"以最少投入获得了最大健康收益"。

一、改革开放前的医疗卫生服务体系

　　新中国成立到改革开放前，我国实行高度集中的计划经济体制，全民所有制和集体所有制在经济部门占 90% 以上。计划经济条件下，国家是医疗卫生事业当然的和唯一的举办者。受制于经济发展水平和国家以重工业为重心的经济政策，这一时期我国的医疗卫生事业从属于工业化和现代化的整体性目标，特色鲜明，以保护劳动力为目的，以公共卫生和预防保健为导向。整个医疗服务体系一直较为薄弱，但仍然从无到有，逐步形成了布局相对合理的、服务覆盖广大城乡居民的医疗卫生体系。

　　1950 年 8 月，第一届全国卫生工作会议召开，针对当时的卫生工作状况，确定了"面向工农兵、预防为主、团结中西医"的卫生工作三大方针。1952 年召开的第二届全国卫生工作会议，增加了"卫生工作与群众运动相结合"作为卫生工作的第四条方针，奠定了新中国成立后 30 年我国卫生工作的战略和方向，医疗卫生领域逐步建立起独具特色的四个体系。

（一）国家直接举办不同层次的医疗机构，逐步形成以三级医疗机构为基础的医疗服务体系

中华人民共和国成立后，我国各类医疗机构数量迅速增加（图 3-1）。三级医疗体系在城镇由市级医院、区级医院和街道、厂矿门诊组成，在"企业办社会"的大环境下，城市居民主要为各企事业机构的"单位人"，企业医院承担了大量的基本医疗服务工作，加之公费医疗、劳动保护等方面的限制，居民就医的首选也是单位医院或系统内的医院（如铁路医院、农垦医院等），客观上促成了基层医疗为主体的城市医疗服务体系。农村的三级医疗服务体系则是由县医院、乡镇卫生院和村卫生室组成。国家较为重视基层医疗卫生机构的建设，在人员培训、经费提供和器械配置上，有所倾斜。尤其是在 1965 年毛泽东发表的"626 指示"，号召"把医疗卫生工作的重点放到农村去"之后的十余年间，大批城市里的医务工作者组成医疗队，下乡巡回医疗，为农牧民服务。这期间，医疗资源进一步倾向于农村，以全国病床数分布为例，1965 年农村只占总数的 40%，到 1975 年，这个比重已提高到 60%，保证大多数人享有最基本的医疗卫生服务。

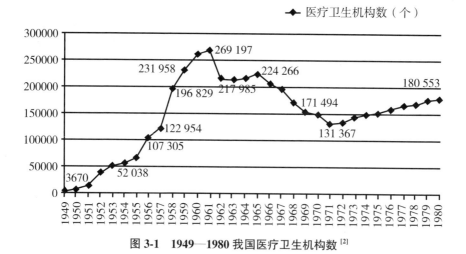

图 3-1　1949—1980 我国医疗卫生机构数 [2]

（二）以预防为主的公共卫生服务体系，开展爱国卫生运动

城市里，在各个工厂、单位、区县建立了基层卫生防疫组织，大量短期培养以基础医疗为主的医生，将卫生工作主要放在疾病的预防和传染病的消除上。大幅度降低了"四害"（老鼠、苍蝇、蚊子、臭虫）的密度，为控制疟疾、血吸虫病等主要地方病的传播，给民众注射多种传染性疾病的疫苗，使人们免受天花、白喉、肺结核等疾病侵害，取得了很好的效果，改变了中国旧时传染病、地方病肆虐的情况，大大提高了广大人民群众的身体健康水平。

（三）建立了低成本、广覆盖，基本惠及全民的医疗保障体系

在城市实施劳保医疗和公费医疗。劳保医疗是指为保障国有企业职工身体健康，对企业工人职员实行免费，对职工家属实行半免费的社会保障制度。1951 年 2 月 26 日，国家（原）政务院公布了《中华人民共和国劳动保险条例》，标志着以企业职工福利基金为支撑的劳保医疗制度的建立。1953 年 1 月 26 日，（原）劳动部颁布了《中华人民共和国劳动保险条例实施细则修正草案》，将劳保医疗制度惠及全民所有制职工的直系亲属。公费医疗是指针对国家机关、事业单位工作人员以及大专院校学生在规定的范围内实行的免费治疗和预防疾病的政府福利型保险制度。政府及所属事业单位的国家工作人员自 1952 年 7 月开始实行以国家干部为主体、财政提供经费的公费医疗制度。公费医疗、劳保医疗制度建立之初运行平稳，但 1955 年后，国家工作人员由供给制改为工资制，企业就业人数也不断增加，公费医疗和劳保医疗的支出急剧攀升，国家不得不陆续出台政策对建立不久的医疗保障制度进行修补。在 1966 年到 1979 年这一阶段，城市医疗保障制度基本上没有大的改动，只是在控制医疗费用的使用上，采取了一些限制性的管理手段，如对转诊手续的规定、对报销药品的限制等。而在广大农村，自 20 世纪 50 年代开始，农村人民公社在中国农村成了经济体制的主体，并在其带动下形成了全国 93% 的人民公社参与其中的农村合作医疗制度，鼎盛时期覆盖了中国 90% 的农村人口。城市国家公职人员的公费医疗制度、国有企业职工的劳保医疗制度和农村合作医疗制度，实现了覆盖城乡的基本医疗保障体系。

（四）鼓励中西医结合，以国家调控为主的药品供应保障体系

新中国成立时，中国医疗服务 80% 为中医，中国的中医医师不到 40 万，而西医医师不足 4 万，医疗从业人员也大多缺少必要的医疗培训。建国初，提倡中西医结合，大力发展西医，在这个方针下医学水平得到了很快的提高，西医医师数量也大量增长。随着在城市里各大医院很快地建立起来，医疗水平也随着大中型医院的建立以及人才的增多慢慢提高。在完全由政府进行资源配置的情况下，由国家负责药品的生产配送，保障了基本的药品供应。

二、农村合作医疗的兴起与发展

1958 年 8 月 17 日，中共中央政治局扩大会议通过了《中共中央关于在农村建立人民公社问题的决议》，到当年 10 月，全国成立了 2.6 万多个人民公社，有 99% 以上的农民参加了人民公社，农村人民公社成为当时中国农村经济体制的主体。在

公社中实行全部资源公社所有制、在农民中实行平均分配制度、取消了自留地、压缩了社员家庭副业，在很大程度上挫伤了农民的积极性。但在农村人民公社的带动下，农村合作医疗制度逐步形成。

农村合作医疗制度的前身是在一些地方土地改革后的农业互助合作运动的启发下，由群众自发集资创办的具有公益性质的保健站和医疗站。1956 年 6 月 30 日，第一届全国人民代表大会第三次会议通过的《高级农业生产合作社示范章程》中规定："合作社对于因公负伤或因公致病的社员要负责医治，并且酌量给以劳动日作为补助，"从而首次赋予集体介入农村社会成员疾病医疗的职责。随后，许多地方开始出现以集体经济为基础，集体与个人相结合、互助互济的集体保健医疗站、合作医疗站或统筹医疗站。可以说，从建国初到 20 世纪 50 年代末，农村合作医疗处于各地自发举建的阶段。

1959 年 11 月，（原）卫生部在山西省稷山县召开全国农村卫生工作会议，正式肯定了农村合作医疗制度。此后，这一制度在广大农村逐步扩大。1965 年 9 月，中共中央批转原卫生部党委《关于把卫生工作重点放到农村的报告》，强调加强农村基层卫生保健工作，极大地推动了农村合作医疗保障事业的发展。到 1965 年底，全国已有山西、湖北等 10 多个省（自治区、直辖市）的一部分市县实行了合作医疗制度，并进一步走向普及化；即使在"文化大革命"中，由于合作医疗深受农民欢迎，到 1976 年，全国已有 90% 的农民参加了合作医疗，从而基本解决了广大农村社会成员看病难的问题，为新中国农村医疗保障事业的发展写下了光辉的一页。农村合作医疗的几大特点也决定了它成为农民医疗保障的基本主体。

（一）合作医疗以农村居民为保障对象

在城市居民有医疗保障的情况下，农村合作医疗是在农村土地改革后农业互助合作运动的基础上建立起来的，完全是农民自己的保障体系，只保护农村人民公社内部各社员的身体健康。

（二）合作医疗以自愿为原则

农村合作医疗的主要目的是公社内农民的互助互济，始终保持着自愿的原则，自愿参加，自愿退出，不强制。而国家的政策支持、合作医疗本身的公益性、农民受益的广泛传播等方面也促使其逐渐成为农村医疗保障的主要力量。

（三）合作医疗是以集体经济为基础的

合作医疗在建国后 30 年始终与人民公社的集体经济制度相适应。它的经费主要由人民公社补助，农民只要交很少的钱即可得到医疗保障。

（四）合作医疗以全方位服务为内容

虽然合作医疗的层次低，设施简陋，但从过去数十年的实践来看，它又有着十分丰富的内容。在实行合作医疗的地区，它不仅为社员提供一般的门诊和住院服务，而且承担着儿童计划免疫、妇女孕产期保健、计划生育、地方病疫情监测等任务，并按照预防为主、防治结合的方针开展各种预防工作和饮食及饮水卫生、爱国卫生运动工作等。

农村合作医疗的主要做法是：在人民公社（乡政府）领导下，由农业生产合作社（生产大队或生产队）、农民群众和医生共同筹资建保健站。在自愿的原则下，每个农民缴纳几角钱保健费，免费享受预防保健服务及免收挂号、出诊费、注射费。保健站巡回医疗，医生分片负责所属村民的卫生预防和医疗工作。保健站经费来源主要是农民缴纳保健费、农业社公益金提取和业务收入（药品利润）。采取记工分与发奖金结合的办法解决保健站医生（即赤脚医生）报酬。

依靠农村人民公社建立起来的农村合作医疗制度不仅解决了农民看病自掏腰包的问题，还从根源上阻断了在农村有可能发生的各类病情，做好各方面的医疗预防、基本治疗等工作，在一定程度上提高了农民的健康状况。虽然这一期间农村合作医疗在全国发展很快，但它当时并没有真正从建立农村医疗保障制度的角度入手，没有从合作医疗基金筹集、管理、分配、使用，从供方、需方、第三方的权利责任等关键环节上去规范，在很大程度上带有政治运动的色彩。因而，它的基础是很脆弱的。在20世纪70年代末至80年代初期，农村合作医疗随着改革开放的逐渐深入，也遭到了彻底的破坏，并开始慢慢消失在人们的视线中。农村合作医疗在改革开放前的30年里解决了90%以上的农民看病难的问题，这是一个创举，但它随着人民公社的瓦解而消失。[3]

"赤脚医生"的由来

计划经济时代的中国医疗体系中最具象征意义的一个组成部分就是赤脚医生。毛泽东的"626指示"公开发表之后，卫生部和教育部确定在农村中学设置卫生班，加快培养不脱产的卫生员和半农半医的医生。与此同时，全国各地城市医院也组织巡回医疗队到农村服务并进行医疗培训。1968年，《红旗》杂志发表文章介绍（原）上海市川沙县江镇公社半农半医工作的经验，将半农半医的初级卫生保健人员称为"赤脚医生"。赤脚医生对缓解农村缺医少药的情况、保障农民的医疗可及性发挥了重要的作用。值得一提的是，赤脚医生的工作并不仅限于治疗常见病，也包括卫生知识宣传、推广计划免疫、改善农村卫生环境、新法接生等多方面工作，对于农村卫生保健水平的提高起到了很大作用。但是，赤脚医生毕竟不是专门的医生，自始没有经过严格的医疗训练，而且当时普遍采取"三土"（土医、土药、土法）、"四自"（自种、自采、自制、自养药材）方针，造成医疗水平普遍很低。在 20 世纪 70 年代末至 80 年代初期，农村合作医疗制度随着改革开放的逐渐深入，遭到了彻底的破坏，"赤脚医生"也开始慢慢消失在人们的视线中。

三、改革开放前中国卫生体系对分级诊疗的影响与问题

建国初至改革开放前的 30 年，中国建立了城乡医疗卫生服务体系，医疗机构数、卫生技术人员数稳步增长，保障了人民群众的就医供给；在城镇建立劳保医疗和公费医疗制度，在农村建立合作医疗制度；中医药得到继承和发展，在防病治病中发挥了重要作用；爱国卫生运动和疾病预防，"赤脚医师"和农村合作医疗的兴起，走村串寨，送医送药的小分队，城乡卫生服务差距明显缩小。这一阶段，我国在国民生产总值很低的情况下，用仅占 GDP 3% 左右的卫生投入，较好地解决了医疗公平性的问题，以占世界卫生总费用支出不到 1% 的比例，为世界上 22% 的人口提供了基本医疗卫生服务，在最低水平上满足了社会最基本的医疗卫生需求，改善了国民健康水平。人口平均预期寿命从 1949 年的 35 岁左右增加到了 20 世纪 80 年代早期的 70 岁。1960 年到 1980 年人口平均预期寿命的增长幅度在很大程度上超过了其他国家。1978 年，世界卫生组织在阿拉木图召开的会议上，曾将中国的医疗卫生体制推崇为世界范围内基层卫生推动计划的典范。新中国时期的医疗服务体系建设使城乡居民都能得到比较有序的诊疗服务，满足了基本的医疗需求，可以视为分级诊疗的雏形和基础。

但是，从总体上看，计划经济时期我国卫生事业存在着体制僵化、机制不活、供给短缺、能力不强等问题。医疗供给是走以劳动密集型发展为主的道路，大量使用经过短期培训的非熟练型医务工作者。强调以预防为主，着重基本医疗手段，而不是发展个人医疗，固然较大程度地解决了公共卫生的问题。但这样的服务体系只能提供基本的卫生服务供给，对于医疗服务也是最基本的保障，人员技术、药品供应、机构床位等都不能提供满足人民群众更高的需求。此外，各级医疗机构存在大量的运行和管理问题。如管理混乱、制度不全、质量不高、设备陈旧的状况，看病难、住院难、手术难的矛盾突出。另外医院长期作为纯福利单位，"独家办、大锅饭、一刀切、不核算"的严重弊端，缺乏自我发展活力。这些问题都影响了卫生体系的成

效和提升，进一步说明是当时的卫生体系只能提供和保障较低水平的诊疗服务。

总结这个阶段我国卫生体系取得成效的原因和条件：

1．社会经济环境的日益改善使居民健康水平得以迅速提高。随着国家经济形势的好转，卫生投入逐年增加，医疗机构建设、卫生技术人员培养等方面持续提高水平，但当国家政治经济形势发生波动时，卫生服务也必然受到影响，由20世纪60—70年代卫生服务机构数的波动可见一斑（图3-1）。

2．高度组织化的社会结构可以有效地推动医疗卫生服务的开展。计划经济时期，集体经济占社会经济的绝对主体，城乡居民隶属于某级集体或组织，社会结构严整，有利于统筹管理，城市的全民所有制经济和农村合作社制度，是保证基本医疗推行到城乡基层并落实到家庭和个人的核心条件，一旦这一条件被打破，整个体系就会解体。

3．国家对医疗服务和药品生产具有强大的控制力。医疗卫生事业作为政府主导的公共事业部门，与各个社会部门一道，在这一计划经济阶段得到了政府的有力掌控，政府通过计划手段进行管理，同时确保医疗卫生事业的资金投入。有效整合了有限的卫生资源，实现了低水平、广覆盖和免费医疗。各级、各类医疗卫生机构的服务目标定位明确，即提高公众健康水平，不以营利为目的。医疗服务体系的骨干部分是政府部门直接创办的国有机构，末端为隶属于城乡集体经济的集体所有制机构。医疗卫生服务收入与机构和从业人员个人经济利益之间没有联系。从卫生系统的可及性、筹资公平性和健康公平性来看，取得了较高的绩效。

经济体制、社会结构、国家政策等，这些是当时比较成功的服务体系的前提和基础。一旦这些条件发生改变，整个服务体系也必然发生变化，甚至解体。

第二节　中国医疗卫生体系的解体与重构

一、改革开放初期中国的社会、经济、政治体制改革

1978年12月，党的十一届三中全会提出，把全党工作的重点转移到社会主义现代化建设上来。标志着中国改革开放进入了第一个阶段，从1978年12月中共十一届三中全会召开到1984年10月中共十二届三中全会《中共中央关于经济体制改革的决定》发表，是中国改革的初步探索和局部试验阶段。这一阶段的基本特点是：以实践是检验真理唯一标准的大讨论为契机，开展了一场声势浩大的思想解放运动，冲破了教条主义的藩篱，极大地解放了人们的思想，为中国改革的兴起做了

思想准备。其中最重要的成果是完成了指导思想上的三个转变，即从以阶级斗争为纲转变到以经济建设为中心，从封闭转变到开放，从固守陈规转变到大胆改革。以这三个具有全局意义的战略转变为标志，中国进入了以改革、开放、发展和思想解放为鲜明特色的新的历史时期。1982年9月1日，中国共产党第十二次全国代表大会在北京召开。邓小平在大会开幕词中第一次明确提出了"建设有中国特色的社会主义"这一崭新的科学命题。"十二大"以后，我国经济体制改革全面展开。

从1984年10月中共中央作出《关于经济体制改革的决定》开始，我国开展了以城市为中心全面改革的探索。这一时期，改革的重点从农村转移到城市，从经济领域扩展到政治、科技、教育及其他社会生活领域。改革的深度和广度都较前一时期有显著进展，故称之为全面改革的探索阶段。然而，中国的改革开放也不是一帆风顺的。到20世纪80年代后期，中国在改革进程中出现了一些问题，主要是物价涨幅较大，市场秩序混乱，重复建设比较严重等。针对这种情况，1988年9月，中共十三届三中全会作出了《关于治理经济环境整顿经济秩序全面深化改革的决定》，目的是治理经济环境，整顿经济秩序，调整完善政策，为深化改革扩大开放创造一个良好的社会经济环境。到1992年初邓小平南巡谈话的发表，我国深化改革的这段历程，从理论上，是总结改革经验，从实践上，是整顿调整，以便确立更加全面的改革思路，确保中国的改革开放事业能够顺利稳妥地向前推进。

1979年到1991年，中国的政治、经济、社会体制都经历了巨大的变革，而在这个由计划到市场，由封闭到开放的改革大潮中，传统的医疗服务和保障体系都经受了巨大的冲击，随经济体制一道，进行了市场化的改革与发展。

二、计划经济阶段医疗卫生服务体系的解体

改革开放后，中国计划经济阶段的医疗卫生体系逐渐与市场取向的体制转轨不相适应。经济体制方面，城市单位体制的削弱和农村集体经济的瓦解，使医疗卫生服务失去了依托。大量国营和集体企业因为不适应市场体制，经济效益大大滑坡。1995年，全国国有企业的亏损面45%左右。全国有4万多个停产、半停产企业，涉及的职工已达700万人。另外，还有200万下岗人员和700万失业人员。一般来说，困难企业职工和下岗失业人员的基本医疗保障实际上已经到了名存实亡的地步。作为城市经济主体的企业不景气，"企业办社会"无法维系，基层医院陷入困境；大量的下岗职工使"单位人"的局面被打破，城镇居民的劳保无处报销，就医无法约束，因此，原本承担大量城市居民就医任务的基层、厂矿医院为主体的城市基层医疗体系遭到冲击。在农村，随着人民公社和赤脚医生退出历史舞台，农村合

作医疗制度也失去载体。全国的合作医疗在 20 世纪 70 年代中后期到达顶峰后，就开始逐年减少，到 80 年代初基本解体。大部分的大队卫生室承包给了赤脚医生个人经营，他们的医疗方式也发生了很大的变化。由于不再实行合作医疗，群众看病完全自费，农民也基本失去了医疗保障。城乡经济体制的改革和社会结构的变迁，使计划经济时期医疗体系运作的基本条件被打破，进而使整个体系瓦解。

改革开放初期，国家在改革和发展模式选择中过分重视经济增长，医疗卫生事业没有得到应有的重视，更多地是服从于其他体制改革的需要，政府投入严重不足。在卫生总费用中，国家财政所承担的份额从 1979 年的 32.2% 迅速下降到 1999 年的 15.8%，而个人负担部分却从 1979 年的 20.3% 上升到 55.9%，人均卫生费用也同步上涨（表 3-1）。同时，公费医疗和劳保医疗失控，医疗费用迅速增加，1978 年，公费、劳保医疗两项费用总支出仅 27 亿元，到 1995 年，则已达 654 亿元，17 年中增长了 24 倍。而政府举办的各级医院又缺乏经费支持，只能通过增加服务项目和收费来维持运转，客观上促进了医疗费用的上涨，城市的医疗体系也随之调整。

此外，市场经济的深入使中国不能再人为地维持医疗服务和药品生产的低价格；随着人民生活水平的提高和医疗技术的进步，整个社会对健康的期望值越来越高。由经济体制变化引发的城乡居民医疗保障制度的解体，进而对原来的三级医疗网络造成了冲击。社会脉络的变化，导致了计划经济时期建立的医疗卫生体系的逐渐陷入困境，最终到了非改革没有出路的地步（图 3-2）。

表3-1　1979—1999年中国卫生总费用及支出构成表（亿元）

指标	1979 年		1984 年		1989 年		1994 年		1999 年	
	数额	构成比	数额	构成比	数额	构成比	数额	构成比	数额	构成比
政府卫生支出	40.64	32.2%	89.46	37.0%	167.83	27.3%	342.28	19.4%	640.96	15.8%
社会卫生支出	59.88	47.5%	73.61	30.4%	237.84	38.6%	644.91	36.6%	1145.99	28.3%
个人卫生支出	25.67	20.3%	79.00	32.6%	209.83	34.1%	774.05	44.0%	2260.55	55.9%
卫生总费用	126.19	100%	242.07	100%	615.5	100%	1761.24	100%	4047.5	100%
人均卫生费用（元）	12.94	-	23.20	-	54.61	-	146.95	-	321.78	-

来源：《中国卫生统计年鉴 2012》

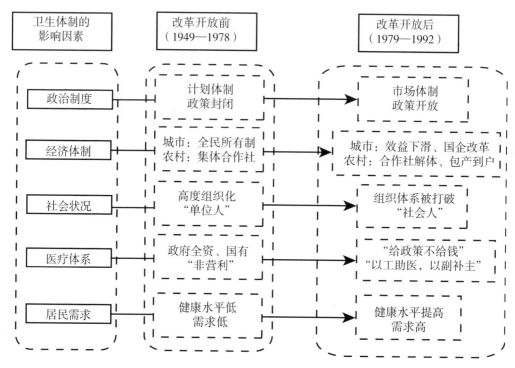

图 3-2　改革开放前后卫生体制剧变因素分析

三、医疗卫生事业市场化改革的孕育

在整个 20 世纪 80 年代，和其他领域的改革一样，卫生领域改革的核心思路是放权让利，扩大医院的自主权，基本上是复制国企改革的模式。由于当时的大背景是百废待兴，医疗卫生还不能放在首要位置来考虑，政府财力也极为有限，于是改革的手段从最初就十分明确——"给政策不给钱"。党的十一届三中全会后，（原）卫生部提出要"运用经济手段管理卫生事业"。1979 年 4 月 28 日，（原）卫生部、财政部、国家劳动总局联合发出了《关于加强医院经济管理试点工作的意见》[4]。旋又开展"五定一奖"（即定任务、定床位、定编制、定业务技术指标、定经费补助、完成任务奖励）。各地在"五定一奖"试点中注意改变职工吃医院大锅饭的状况，提高了人们加强经济管理的观念，提高了效益，增加了收入，增强了活力。

1982 年 1 月 30 日，（原）卫生部颁发《全国医院工作条例》[5]，提出"搞好划区分级分工医疗，建立逐级技术指导关系，实行转诊、转院制度。上级医院要对下级医院进行技术指导，培训提高医务人员，输送技术骨干。""城市医院要与厂矿、基层医疗机构、县医院挂钩协作，开展技术指导，帮助提高技术水平。"这是改革开放时期最早提出的分级诊疗的要求。

四、中国医改的开端

1985年4月25日，国务院批转了（原）卫生部1985年3月29日上报的《关于卫生工作改革若干政策问题的报告》，其中提出："必须进行改革，放宽政策，简政放权，多方集资，开阔发展卫生事业的路子，把卫生工作搞活。"[6] 由此，中国的全面医改正式启动。在这样的大背景下，1985年被称为"中国医改元年"。

这份报告认为："当时的主要问题是，卫生事业发展缓慢，与我国经济建设和人民群众的医疗需要不相适应。"医院病床数和医护人员不足，每年都有很多需要住院的病人住不进医院。造成这种状况的主要原因，一是卫生事业经费和投资严重不足，医疗收费标准过低，医疗机构亏损严重；二是在政策上限制过严，管得过死，吃"大锅饭"的问题也很严重，没有把各方面办医的积极性调动起来。首次鼓励卫生部门"以工助医、以副补主"，兴办卫生企业。报告还明确提出卫生机构的建设，要实行大、中、小型相结合，以中、小型为主，要同城镇建设和城市小区建设同步进行，做到统一规划，合理布局。要注意加强专科重点建设和疗养院、康复机构的建设。随着经济和科学技术的发展，逐步用现代技术装备各级卫生机构。鼓励多种形式办医，发展集体卫生机构，支持个体开业行医，鼓励在职医务人员应聘到附近农村、街道卫生院、门诊部兼职；允许医生、护士、助产士等在完成定额工作量的前提下，利用业余时间看病、接生、护理病人或从事其他医疗卫生服务工作。各级医疗机构特别是基层医疗机构，要积极开展出诊，大力发展家庭病床。这份报告对中国的医疗体系从举办、管理、补助经费等多个方面提出了改革放开的要求，努力提高医疗供给，揭开了医院市场化改革的序幕。

国务院国发 [1989] 10号文件批转的（原）卫生部、财政部等五部委发布的《关于扩大医疗卫生服务有关问题的意见》，进一步提出了市场化的具体措施。如积极推行各种形式的承包责任制。医疗卫生事业单位与卫生主管部门签订定任务、定编制、定质量和经费包干合同[7]。在确保按合同要求完成任务的前提下，单位可以根据国家有关规定，自行管理、自主经营、自主支配财务收支，并决定本单位集体福利和奖励基金分配形式。允许有条件的单位和医疗卫生人员在完成承包任务的前提下，从事有偿业余服务，有条件的项目也可进行有偿超额劳动。这项卫生政策刺激了医院创收，弥补收入不足，同时也影响了医疗机构公益性的发挥，医疗卫生资源配置不合理问题越来越突出，百姓"看病难、看病贵"问题日渐显现。

1989年11月29日，（原）卫生部向全国颁发了在我国实行医院分级管理的办法和标准——《医院分级管理办法（试行草案）》，该《办法》把医院按其任务、功能不同划分为三级十等。各级医院之间应建立与完善双向转诊制度和逐级技术指导关系。三级医院划分如下：一级医院（病床数在 100 张以内）是直接向一定人口的社区提供预防、医疗、保健、康复服务的基层医院、卫生院。二级医院（病床数在 101～500 张之间）是向多个社区提供综合医疗卫生服务和承担一定教学、科研任务的地区性医院。三级医院（病床数在 500 张以上）是向几个地区提供高水平专科性医疗卫生服务和执行高等教育、科研任务的区域性以上的医院。三级特等医院和三级甲等医院是等级医院中最具权威的医院。由此，国家确定了对医院进行分级管理，并进行了全国性的医院评审工作，明确各级医院的功能定位，为实施分级诊疗打下了基础。

第三节　城市卫生服务网络的改革与发展

一、社会主义市场经济体制建立

从 1992 年初邓小平发表南巡讲话到 2003 年 10 月中共十六届三中全会召开，是中国改革开放的整体推进、重点攻坚阶段，以创立社会主义市场经济体制的基本框架为核心内容的综合改革阶段。1992 年，中国共产党第十四次全国代表大会确立了建立社会主义市场经济体制的改革目标，掀起了新一轮的改革浪潮。市场和市场化一时之间成为最时兴的名词。几乎在一夜之内，方方面面、各行各业都要向市场化进军了。卫生系统当然也不甘落后地加入了这个进军。1993 年，中共十四届三中全会通过了《中共中央关于建立社会主义市场经济体制若干问题的决定》，进一步明确了社会主义市场经济体制和社会主义基本制度密不可分的关系，同时指出要建立适应市场经济要求，产权清晰、权责明确、政企分开、管理科学的现代企业制度。在卫生医疗领域，继续探索适应社会主义市场经济环境的医疗卫生体制。

1993 年 12 月 15 日，国务院作出关于实行分税制财政管理体制的决定，于 1994 年进行了分税制财政体制改革。这一改革是中华人民共和国成立以来政府间财政关系方面涉及范围最广、调整力度最强、影响最为深远的重大制度创新，提高了中央财政收入比重，相应削弱了地方财力。这使得地方政府公立卫生机构的经费补助日益减少，甚至直接将其变卖，强行推向市场。绝大多数医疗机构被迫通过各种医疗市场收入来维持运转，结果是整个医疗服务体系全面走上了商业化、市场化的道路。

二、城市卫生服务体系改革

1992 年 9 月 23 日，国务院下发《关于深化卫生医疗体制改革的几点意见》，提出要改革卫生管理体制，提高卫生服务整体效能；拓宽卫生筹资渠道，完善补偿机制；转换运行机制，推进劳动、人事及工资改革；加强经营开发，增加卫生经济实力；改革医疗保健制度，完善健康保障体系；扩大对外开放，开拓国际医药卫生市场[8]。随着新一轮改革浪潮的掀起，（原）卫生部贯彻文件提出的"建设靠国家，吃饭靠自己"，医院要在"以工助医"和"以副补主"等方面取得新成绩。此后，点名手术、特殊护理和特殊病房等新事物像雨后春笋般在医疗系统涌现。这项卫生政策刺激了医院创收，弥补收入不足，同时，也影响了医疗机构公益性的发挥，酿成"看病难问题"突出，群众反映强烈的后患。同时，卫生系统的内部围绕政府主导还是市场改革的争论日渐兴起。

1994 年 2 月 26 日，国务院第 149 号令发布《医疗机构管理条例》，对医疗机构的规划布局和设置审批、登记、执业、监督管理，以及相关法律责任进行了规定，将医院机构执业管理工作纳入了法制轨道。

1997 年 1 月 15 日，为解决医疗卫生机构、药品生产流通体制等多方面因素对医疗保险改革进程的制约，中共中央、国务院出台《关于卫生改革与发展的决定》，明确了中国卫生事业是政府实行一定福利政策的社会公益事业，重申政府对发展卫生事业负有重要责任，明确提出：医院药品收入实行"收支两条线"管理，也就是医药分开核算、分别管理和医院门诊药房分离。改革城市卫生服务体系，积极发展社区卫生服务，逐步形成功能合理、方便群众的卫生服务网络[9]。该决定确定我国新时期卫生工作的方针为：以农村为重点，预防为主，中西医并重，依靠科技与教育，动员全社会参与，为人民健康服务，为社会主义现代化建设服务。推动了形式多样、内容丰富的医疗卫生服务体系改革探索。在区域卫生规划、医疗机构分类管理、发展中外合资合作医疗机构、改革医疗服务定价机制等方面进行了一系列探索。

2000 年 2 月 21 日，国务院办公厅转发国务院体改办、（原）卫生部、药品监管局、中医药局等 8 部委局办起草的《关于城镇医药卫生体制改革的指导意见》。该意见要求，建立新的医疗机构分类管理制度，将医疗机构分为非营利性和营利性两类进行管理。"鼓励各类医疗机构合作、合并，共建医疗服务集团。""营利性医疗机构医疗服务价格放开，依法自主经营，照章纳税。"这些措辞被解读成为完全"市场化"的医改开了绿灯。

2000 年 11 月 4 日，（原）卫生部、国家中医药管理局印发《城镇医疗机构分类登记暂行规定》。

另外，相关文件还要求各地"创造公平有序的竞争环境，发挥民办非营利性医疗机构和营利性医疗机构在满足多层次医疗保健需求、调整医疗服务结构和体制创新方面的作用。"

在 20 世纪 90 年代，医疗费用快速上升，由公立医院营利化导向而导致的医疗资源向大城市和高端服务集中的趋势已经非常明显。为了应对这些问题，（原）卫生部也陆续采取了分类管理、区域卫生规划和医药分开等手段。但是，由于政府投入始终缺位，以及配套措施的缺乏，使这些问题都没有很好地得到解决。伴随着公立医疗机构营利性是与非的争议，各项探索性改革仍在进行。总体来看，缺乏整体性、系统性的改革，一些深层次的问题有待下一步解决。

2001 年 7 月 23 日，（原）卫生部印发《卫生事业第十个五年计划纲要》。提出"大力发展社区卫生服务。社区卫生组织主要承担基本医疗、预防保健、健康教育等任务，并可积极开展伤残康复、家庭病床、护理、慢病防治、健康咨询等服务，形成社区卫生服务组织和综合医院、专科医院双向转诊制度和合理分工、方便、快捷、高效的城市卫生服务体系。"这个被当时称为"新型城市医疗卫生体系"的概念的提出，标志着我国城市卫生服务体系在传统三级医疗服务网络的基础上，有了新的转变和发展。为今后城市分级诊疗服务的开展打下了基础。

三、发展城市社区卫生服务

社区卫生服务是开展分级诊疗的关键环节，是基层医疗服务体系的核心部分。社区卫生服务起源并发展于欧美国家，我国自 20 世纪 80 年代开始引进并逐步发展，大体经历了引进、宣传、交流、研究、培训、试点等一系列的实践。1997 年，《关于卫生改革与发展的决定》最早明确提出了要在全国范围内积极发展社区卫生服务，为城市社区卫生服务的开展和发展奠定了政策基础。

1999 年 7 月 16 日，（原）卫生部、国家发展计划委员会等 10 个部（委、局）联合印发《关于发展城市社区卫生服务的若干意见》，指出了社区卫生服务的定义、发展社区卫生服务的重要意义、总体目标、基本原则及相关的措施，指导在政府区域规划主导下的基层医疗机构建设。部分城市进行了开创性的探索。

2000 年 2 月 21 日，《关于城镇医药卫生体制改革的指导意见》要求，"建立健全社区卫生服务组织、综合医院和专科医院合理分工的医疗服务体系。社区卫生服务组织主要从事预防、保健、健康教育、计划生育和常见病、多发病、诊断明确的慢性病的治疗和康复；综合医院和专科医院主要从事疾病诊治，其中大型医院主要从事急危重症、疑难病症的诊疗，并结合临床开展教育、科研工作。要形成规范的社区卫生服务组织和综合医院、专科医院双向转诊制度。"该指导意见及配套文件明确提出了有利于社区卫生服务发展的定额补助、税收优惠等支持政策，对完善新时期我国的卫生服务体系具有重大意义。随后，（原）卫生部印发了《城市社区卫生服务机构设置原则》《城市社区卫生服务中心设置指导标准》《城市社区卫生服务设置指导标准》《城市社区卫生服务基本工作内容（试行）》等政策文件，为规范卫生服务的发展提出了明确规定。

2002 年 8 月 20 日，（原）卫生部、中医药管理局等 11 个部（委、局）印发了《关于加快发展城市社区卫生服务的意见》（卫基妇发［2002］186 号），对加快发展社区卫生服务，实施促进社区卫生服务发展的政策，提高社区卫生服务队伍水平，严格社区卫生服务的监督管理，加强社区卫生服务工作的组织领导等方面，做出了统一部署和要求，标志着我国社区卫生服务迈入了改革、加快发展的阶段。到 2005 年底，我国基本完成了城市社区卫生服务的框架建设。

在基本完成社区卫生服务布局的基础上，国家开展了一系列活动不断提升社区卫生服务水平，如不断提高经费投入，以各种方式给予补贴；开展国家、省、市级的示范社区卫生服务中心评选；推动实施国家基本公共卫生服务项目等，大大提升了社区卫生服务机构的服务能力和水平，初步完善了城市基层卫生服务体系，为分级诊疗的开展打下了很好的基础。

第四节　中国分级诊疗制度的雏形

一、科学发展与改善民生

从 2003 年 10 月中共十六届三中全会召开起，中国改革开放进入以完善社会主义市场经济体制为基本内容的制度创新阶段。2003 年 10 月 11 日至 14 日，党的十六届三中全会召开，会议明确提出"坚持以人为本，树立全面、协调、可持续的发展观，促进经济社会和人的全面发展"；强调"按照统筹城乡发展、统筹区域发展、统筹经济社会发展、统筹人与自然和谐发展、统筹国内发展和对外开放的要求"，着力推动科学发展、促进社会和谐，完善社会主义市场经济体制，推进改革和发展。[10]

医疗卫生事业关系到全国人民的健康，是民生大事。医疗领域存在的问题，绝非单纯医疗机构或者卫生系统一个部门的责任，实际上是改革开放 30 年来，多方面积累的社会矛盾在卫生领域的综合反映。片面地追求 GDP 的发展导致的环境污染和生态恶化、职业病泛滥和传染病卷土重来；市场监管不力造成的食品卫生问题泛滥；收入分配不平等造成的医疗服务不公平；转型期的社会问题带来的人群生存压力过大和健康透支等，这些都在客观上加重了医疗领域问题的严重性。"以人为本"是政府提出的最深入人心的口号，而"政府以人为本，人以健康为本"，所以，把医改作为建设和谐社会的头等大事是最好的切入点。2007 年 10 月，党的十七大报告把人人享有基本医疗卫生服务作为全面建设小康社会和构建社会主义和谐社会的重要奋斗目标之一，为卫生工作指明了方向。

二、基本医疗保障制度的建立和完善

为使医疗服务体系有效运转，解决老百姓看病难、看病贵的问题，医疗保障制度的建立和完善必不可少。2004 年（原）卫生部公布的《国家卫生服务调查》报告显示：中国内地城市没有任何医疗保险的人口占 44.8%，农村为 79.1%。民众"看病难、看病贵"等现实矛盾日渐突出。2006 年 10 月 11 日，党的十六届六中全会通过《中共中央关于构建社会主义和谐社会若干重大问题的决定》，第一次提出了要"建设覆盖城乡居民的基本卫生保健制度，为群众提供安全、有效、方便、价廉的公共卫生和基本医疗服务。"

鉴于传统医保制度的解体，我国重新构建了三大基本医疗保障制度。

（一）城镇职工基本医疗保险

1995 年 1 月，国务院在江苏镇江、江西九江开始职工医疗保险"社会统筹和个人账户相结合"的试点，以求实现"人人享有初级卫生保健"的目标。轰动一时的"两江模式"开辟了中国医保改革的先河。1996 年，社会统筹与个人账户相结合的社会医疗保险制度在 40 多个城市扩大试点，以求进一步探索具体方式和运行机制。1998 年 12 月 14 日，国务院在总结"两江"医改试点经验的基础上，颁布了《国务院关于建立城镇职工基本医疗保险制度的决定》（国发〔1998〕44 号），要求在全国范围内建立覆盖全体城镇职工、社会统筹和个人账户相结合的基本医疗保险制度，确定了中国医疗保险制度改革的基本目标、基本原则和主要政策。职工医保是我国最早建立和完善的基本医疗保障制度。

（二）新型农村合作医疗

2002 年 10 月 30 日，《中共中央、国务院关于进一步加强农村卫生工作的决定》（中发〔2002〕13 号）明确指出，要"建立以大病统筹为主的新型合作医疗制度和医疗救助制度，使农民人人享有初级卫生保健""到 2010 年，新型农村合作医疗制度要基本覆盖农村居民。"2003 年 1 月 16 日，国务院办公厅转发了（原）卫生部、财政部和农业部的《关于建立新型农村合作医疗制度的意见》（国办发 [2003] 3 号）。随后，国家逐步提高新农合的保障水平和推广力度，成为保障广大农民的新的医疗保障体系。

（三）城镇居民基本医疗保险制度

为解决城镇居民中未就业人员等游离在医保边缘人群的医疗保障问题，实现建立基本覆盖全体城乡居民医疗保障体系的目标。2007 年 4 月，国务院常务会议决定开展城镇居民基本医疗保险制度试点。《国务院关于开展城镇居民基本医疗保险试点的指导意见》（国发 [2007] 20 号）要求："2007 年在有条件的省份选择 2 至 3 个城市启动试点，2008 年扩大试点，争取 2009 年试点城市达到 80% 以上，2010 年在全国全面推开，逐步覆盖全体城镇非从业居民。"此后，国家密集出台了一系列关于城镇居民基本医疗保险政策建设和完善的政策文件。

截至 2009 年底，城镇职工基本医保参保人数 21 937.4 万人，城镇居民基本医保参保人数 18 209.6 万人，新型农村合作医疗，参合人口数达 8.33 亿人，参合率 94.2%。基本医疗保障制度的建立和完善，一方面重铸了城乡居民的医疗保障体系，是改善民生、构建和谐社会的重要举措；另一方面，随着医保体系管理的逐步完善，释放的居民的医疗需求，为分级诊疗等一系列医疗体系改革的启动奠定了坚实的基础。

三、新医改的启动

随着市场化的不断演进，政府对卫生事业投入的绝对额逐年增多，但是政府投入占总的卫生费用的比重却在下降，政府的投入不足，再加上卫生政策失当，在 2000 年，之前就有一些地方开始公开拍卖、出售乡镇卫生院和地方的国有医院。2003 年，SARS 事件又是对卫生体系的一次严峻的考验，这一事件直接暴露出了公共卫生领域的问题，促使人们反思现行卫生政策，客观上影响和推动了卫生体制的改革。在 2000 年至 2005 年这个阶段，是各种改革趋势交叉最多的一个时期，随着改革的不断深入，市场化在发挥了很大作用的同时也显露出了一些弊端，市场主导和政府主导的争论也逐渐深入，这为下一个阶段的到来埋下了伏笔。城市社区卫生服务工作受到重视，医院产权改革的脉络逐步明晰。从中央文件的印发到地方政府的尝试，改革的领域和层次在不断提高的同时，操作的方法和手段也日益纯熟。

2005 年 1 月 10 日，时任中共中央政治局委员、国务院副总理吴仪在全国卫生工作会议工作报告上对卫生工作作出批示："解决群众看病难、看病贵的问题需要标本兼治、综合治理。"2005 年 3 月 5 日，第十届全国人大第三次会议的《政府工作报告》中指出，要"加快卫生事业改革和发展。……切实把医疗卫生工作的重点放在农村，加强农村卫生基础设施和卫生队伍建设。推进新型农村合作医疗制度试点，探索建立医疗救助制度。……开展城市医疗服务体制改革试点。大力发展社区卫生服务。积极发展中医药事业。深入整顿和规范医疗服务收费和药品购销秩序，切实解决群众看病难、看病贵的问题。"

2006 年 6 月 30 日，国务院第 141 次常务会议决定成立由国家发展改革委和（原）卫生部牵头，财政部、（原）人事部等部门参加的深化医药卫生体制改革部际协调工作小组。主要任务是研究提出深化医药卫生体制改革的总体思路和政策措施，标志新一轮医改研究制订工作正式启动。2007 年 3 月 23 日，工作小组委托世界银行、世界卫生组织、国务院发展研究中心、北京大学、复旦大学、麦肯锡（中国）公司和北京师范大学等七家国内外机构开展"中国医药卫生体制改革总体思路和框架设计"的独立平行研究。2008 年 10 月 14 日，国家发改委公布《关于深化医药卫生体制改革的意见（征求意见稿）》，新一轮医改大方向逐渐明朗。

2009 年 4 月 6 日，令亿万国民高度关注的新医改方案终于正式公布。方案指出，要把基本医疗卫生制度作为公共产品向全民提供，强化政府在基本医疗卫生制度中的责任。[11]

四、中国分级诊疗制度的初步探索

纵观我国自新中国成立到 2009 年新医改的启动，医疗卫生服务体系随着政治、经济体制的变革，卫生事业的发展，医疗保障制度的建立和重组也进行着不断的调整。医改对中国医疗卫生体制的深刻变化，医疗机构所有制结构由单一公有制变为多种所有制并存；公立医疗机构扩大了经营管理自主权；不同医疗机构之间的关系从分工协作走向全面竞争。医疗保障体制方面，虽然传统的公费医疗、劳保医疗和农村合作医疗制度不复存在，但新的城镇职工、居民医疗保险和新农合重新覆盖了95% 以上的城乡居民。为分级诊疗的实施提供了基础和手段[12]。

在构建分级诊疗制度的过程中，回顾新中国成立到 2009 年新医改的开始，60年的历史经验可以给我们以启示：

1. 构建有效的分级诊疗服务体系需要相应社会管理制度的支持　20 世纪 60—70 年代相对有序的医疗体系，是建立在相对严谨的计划经济社会结构基础之上的，将居民的就医行为主要约束在其"单位"范围内，这在当今社会虽然是不可复制的，但可以采取有效的管理制度予以引导，如以医保制度引导居民有效就医，使居民逐步接受分级诊疗。

2. 分级诊疗的服务提供应与居民需求相适应　在新中国成立初期，人民群众首先需要医疗服务从无到有，尽快覆盖到广大城乡居民。采取低成本、广覆盖的保障体系，强调以预防为主，着重基本医疗手段是适宜当时国情的。而新的分级诊疗服务需要首先迎合居民的高质量医疗服务需求，在通过三大基本医疗保障制度实现广覆盖的同时，明确各级医疗体系的功能定位和服务标准，不断提升技术服务水平，使居民认可并接受分级诊疗。

3. 基层医疗仍然是分级诊疗的核心和关键　旧的医疗体系解体的原因，除了经济变革和保障制度解体的因素外，基层医疗的低水平也是重要因素。虽然近年来国家大力发展城市社区卫生服务体系和农村医疗体系，但仍然存在不足，甚至某些分级功能定位超出了现有基层医疗机构的服务能力，故而需要进一步提升基层的服务能力。

4. 分级诊疗的顺利开展还要涉及市场机制和政府宏观调控的作用　市场经济不是万能的，市场机制的调节作用会发生力度不够、动态不平衡状态，即所谓的市场失灵。这时候，需要政府发挥宏观调控作用，纠正或补充市场调节作用。可是，政府作用也可能力度不够、方向有偏差，即政府失灵。改革开放前的卫生医疗体系运转不畅，是市场机制没有充分发挥作用，处于市场失灵状态；改革开放后，我国政府处于失灵状态，促使中国医疗系统市场失灵。解决办法就是既要纠正卫生系统市场功能不全，即要进行卫生医疗体制机制改革，也要纠正政府职能地位作用的失误或功能不全，就是要在卫生系统充分发挥市场机制的调节作用。政府和市场协调作用才能使分级诊疗体系有效运转。

回顾过去，分级诊疗虽然没有在早期的正式文件中明确提出，但城乡医疗服务网络建设、医疗机构分级管理、基本医疗保障制度的建立等卫生事业的发展，都是分级诊疗服务落地的前提和基础，新中国卫生事业发展的历史沿革，为2009年启动的新医改奠定了坚实的基础。

参考文献

[1] 中国改革信息库，www.reformdata.org.cn/index.html.

[2] 国家统计局官网，www.stats.gov.cn/.

[3] 鲁轶. 改革开放以来中国农村基层医疗卫生工作的历史考察. 武汉：武汉大学，2012.

[4] 卫生部、财政部、国家劳动总局关于加强医院经济管理试点工作的意见，

1979.4.28

[5] 卫生部. 全国医院工作条例. 卫医字 [1982] 第 5 号，1982.

[6] 国务院批转卫生部关于卫生工作改革若干政策问题的报告的通知，1985.4.

[7] 关于扩大医疗卫生服务有关问题的意见. 国发 [1989] 10 号，1989.

[8] 国务院. 关于深化卫生医疗体制改革的几点意见，1992.

[9] 中共中央、国务院关于卫生改革与发展的决定，1997.

[10] 邹晓旭，高昭昇，姚瑶，等. 基于社会分工理论的分级医疗服务体系理论研究. 中国医院管理，2015，35（7）：21-23.

[11] 马丽平，陈晔，杨婷婷. 我国医疗服务体系发展历程及思考. 中国医院，2013，17（5）：24-26.

[12] 曹荣桂. 中国医院改革 30 年——历史进程、主要成就与面临的挑战. 中国医院，2008，12（9）：1-8.

第四章　新医改下的分级诊疗制度建设

改革开放的 30 年里，我国医药卫生事业发展的成效显著，取得了一系列突破性进展[1]。主要包括：有效控制了危害广大人民群众健康的重大传染病；建立了基本覆盖城乡居民的医疗保障制度框架；建立了较完善的医疗卫生服务体系；不断完善医药生产、流通、监管体系；居民健康水平不断提高。然而，我国医药卫生体制深层次的问题依然广泛存在。例如：政府卫生投入不足，医院管理体制和运行机制不完善，城乡和区域医疗卫生事业发展不均等，药品生产流通秩序不规范，医药费用不断快速上涨，医疗保障制度尚不健全、保障范围小且保障水平较低，居民个人卫生经济负担过重，"看病难"和"看病贵"问题仍然突出。这些问题加剧了我国经济社会发展的双重疾病负担，我国疾病防治任务严峻，是全面建设小康社会面临的重大挑战。我国医药卫生事业发展长期滞后于经济和其他社会事业发展，在新的历史条件下，存在着体制性、机制性和结构性缺陷，还不足以应对卫生问题的挑战。基于此，2009 年伊始，国家出台改革文件，正式推行新型医药卫生体制改革。在深刻总结以往卫生改革经验的基础上，立足中国国情，又注重借鉴国际经验，聚焦供给侧结构性改革，探索解决中国医药卫生体制面临的问题和具体办法。至此，中国开始掀起了一场举世瞩目的医药卫生体制改革浪潮。2015 年 9 月 8 日，国务院颁布《国务院办公厅关于推进分级诊疗制度建设的指导意见》（国办发 [2015] 70号）[2]，指导各地推进分级诊疗制度建设，至此分级诊疗制度建设成为推进新医改的一项重要举措。

第一节　新医改后我国卫生政策实践

一、中国新医改攻坚之旅的启程

医药卫生事业是关系亿万人民健康，事关千家万户百姓福祉的重大民生问题。为建立中国特色医药卫生体制，逐步实现人人享有基本医疗卫生服务的目标，提高全民健康水平。2009 年 3 月 17 日颁布的《中共中央国务院关于深化医药卫生体制改革的意见》[3]，坚持"以人为本、立足国情、公平与效率统一、统筹兼顾"四大基本原则，在科学发展观的指导下，中国医疗卫生体制改革开启了破冰之旅。在逐步深化医疗卫生体制改革过程中，初步建成了国家基本药物制度，推行药品"零加成"销售；完善国家医疗保险制度，逐步实现全民医保；健全基层医疗服务体系，转变基层医疗机构补偿机制，强化以全科医生为重点的基层医疗卫生队伍建设，促进基本公共卫生服务均等化；推进公立医院改革试点，调整公立医院布局和结构，完善公立医院补偿机制改革，加快形成多元化办医格局，着力缓解公众"看病难，看病贵"的迫切问题。

国务院于 2012 年 3 月印发《"十二五"期间深化医药卫生体制改革规划暨实施方案》[4]，标志着我国医疗体制改革迈入深水区。该阶段坚持以群众反映突出的重大问题为导向，以公立医院改革为重点，深入推进医疗、医保、医药三医联动，巩固完善基本药物制度和基层医疗卫生机构运行新机制，统筹推进相关领域改革。

国务院于 2016 年 12 月印发《"十三五"深化医药卫生体制改革规划》，标志我国步入新医疗体制改革的攻坚时期，致力于在分级诊疗、现代医院管理、全民医保、药品供应保障、综合监管等 5 项制度建设上取得新突破。努力建立覆盖城乡居民的基本医疗卫生制度，实现人人享有基本医疗卫生服务，基本适应人民群众多层次的医疗卫生需求。

二、新医改初级阶段（2009—2011 年）的改革进程与实践

2009—2011 年为新医改初级阶段。新医改初级阶段着力推进了五项重点改革[5]：

1. 已初步搭建起我国全民基本医保的制度框架，将全体城乡居民纳入基本医疗保障制度，切实减轻群众个人支付的医药费用负担。

2. 国家基本药物制度的初步建立，有效改善了我国药品供应保障体系，保障人民群众的安全用药。

3. 逐步完善基层医疗卫生服务体系，方便公众就医，充分发挥中医药作用，降低医疗服务和药品价格。

4. 已建立基本公共卫生服务制度，促进了基本公共卫生服务逐步均等化，使全体城乡居民都能享受基本公共卫生服务，最大限度地预防疾病。

5. 公立医院改革试点取得了新的进展，公立医疗机构服务水平普遍提高，切实解决群众"看好病"问题。

在此阶段，我国建成一个世界上覆盖人口最多的医疗保障网，重新构建了一个崭新的基层医疗卫生服务平台，人民群众从中得到明显的实惠，同时也积累了丰富的医药卫生体制改革经验，为下一步深化体制改革奠定了良好基础。

（一）基本医疗保障制度建设

1．基本医疗保障覆盖面扩大，基本医疗保障水平不断提高

我国基本医疗保障制度建设逐渐得到推进。城镇职工基本医疗保险（以下简称城镇职工医保）、城镇居民基本医疗保险（以下简称城镇居民医保）和新型农村合作医疗（以下简称新农合）已经覆盖了我国城乡全体居民 [6]。城镇非公有制经济组织从业人员、灵活就业人员和农民工参加城镇职工医保的深入推进。城镇居民医保和新农合筹资标准和保障水平逐步提高。城镇职工医保、城镇居民医保和新农合对政策范围内的住院费用报销比例显著提升。门诊费用报销范围和比例逐步扩大。

2．基本医疗保障基金管理规范落实，基本医疗保障管理服务水平提高

按照各类医保基金"以收定支、收支平衡、略有结余"的原则 [7]，城镇职工医保基金、城镇居民医保基金的年度结余和累计结余得到有效控制，结余过多的地方采取提高保障水平等办法，把结余逐步降到合理水平。初步建立了医保经办机构与医药服务提供方的谈判机制和付费方式改革，药品、医疗服务和医用材料支付标准合理化，控制成本费用。落实异地就医结算机制，探索出异地安置的退休人员就地就医、就地结算办法。基本医疗保险关系转移接续可行办法，解决农民工等流动就业人员基本医疗保障关系跨制度、跨地区转移接续问题。做好城镇职工医保、城镇居民医保、新农合、城乡医疗救助之间的衔接。城乡一体化的基本医疗保障管理制度落地见效，并逐步整合基本医疗保障经办管理资源。

3．基本医疗保障制度对分级诊疗建设的影响

医疗保险体系是分级诊疗的制度支撑，分级诊疗体系必须依靠医疗保险体系来建立和运作。医疗保险体系与分级诊疗相辅相成。随着医疗保险体系的不断完善，医保引导基层就医趋势日益显著。通过资源支撑、基金支撑和机制支撑充分发挥全民医保的支撑、平衡、协调、激励、制约和监控等作用，全面提高基层卫生服务组织的医疗服务提供能力，从而提高基层组织在分级诊疗政策中的地位，推动分级诊疗的实施。分级诊疗受复杂和多样化的医疗保险体制约束。对纳入医保定点的地区而言，三大医保制度基本都规定了不同级别医院实行不同的起付线和补偿比，患者个人在没有选择能够实时结算、部分报销的医疗机构就诊时，就要自费就诊，患者在不同医院之间转诊过程中，也多支付一次起付线。此外，由于各机构属于不同的行政管理关系，在协调上手续繁多，无形中增加了患者的费用负担。虽然，基本医疗保障制度的建立为分级诊疗制度建设提供了制度保障。但是，基本医疗保障制度并没有起到分流患者、激励患者下沉的作用。同时，基本医疗保障制度中的医保支付制度可能是未来维系和激励分级诊疗制度健康发展的重要选择。然而，医保体系

建立中面临的一些问题，也阻碍了分级诊疗的实施。与分级诊疗相适应的医保政策不应止于支付比例的调整，在现实操作中，"不转诊不报销"的恶性举措屡见不鲜，医疗保险体系的经济杠杆作用并未得到有效发挥，如何使用医疗保险体系推动分级诊疗顺利实行尚任重道远。

（二）初步建立国家基本药物制度

1. 国家基本药物制度的建立

（1）完善国家基本药物目录管理：围绕公共卫生和人民群众常见病、多发病和重点疾病，以及基本医疗卫生保健需求，积极组织开展以循证医学证据为基础的药品成本效益和药物经济学等分析评估，遴选国家基本药物，保证人民群众基本用药。

（2）建立基本药物生产供应保障机制：国家不断加强政府宏观调控和指导，积极运用国家产业政策，引导科研机构及制药企业开发并生产疗效好、不良反应小、质量稳定、价格合理的基本药物，避免低水平重复生产和盲目生产。完善基本药物生产供应保障措施，采取各种措施，保证基本药物正常生产供应。

（3）建立基本药物集中生产配送机制：鼓励药品生产企业按照规定采用简易包装和大包装，降低基本药物的生产成本；引导基本药物生产供应的公平有序竞争，不断提高医药产业的集中度；建立基本药物集中配送系统，减少基本药物流通环节。

（4）建立医疗机构基本药物配备和使用制度：根据诊疗范围优先配备和使用基本药物，制定治疗指南和处方集，建立基本药物使用和合理用药监测评估制度，加强临床用药行为的监督管理，促进药品的合理使用。

（5）强化基本药物质量保障体系：加强基本药物质量监管，强化医药企业质量安全意识，明确企业是药品质量第一责任人，督促企业完善质量管理体系，建立基本药物质量考核评估制度，严格生产经营管理，保证公众用药安全。

（6）完善基本药物支付报销机制：政府卫生投入优先用于基本药物的支付，不断扩大医疗保障覆盖范围，逐步提高基本药物的支付报销比例，提高公众对基本药物的可及性。

（7）完善基本药物的价格管理机制：完善基本药物价格形成机制，健全基本药物价格监测管理体系，降低群众负担。

2. 基本药物制度对建立分级诊疗制度的影响

基本药物由世界卫生组织于1977年提出，是指能够满足基本医疗卫生需求，剂型适宜、保证供应、基层能够配备、国民能够公平获得的药品，主要特征是安全、必需、有效、价廉[8]。中国国家基本药物制度是对基本药物目录制定、生产供应、采购配送、合理使用、价格管理、支付报销、质量监管、监测评价等多个环节实施有效管理的制度。对于常见病、多发病、慢性病的常规治疗药物和习惯性药物，基层卫生机构配备基本药物无法满足公众用药需求。基层初步执行基本药物制度，大医院不受基本药物目录约束，患者下转后用药限制将导致无法实现连续性医疗。基本药物报销比例一定程度上缓解患者的经济负担，但基本药物政策在各地的落实及供给情况参差不齐，在双向转诊的过程中，基层经常缺药、少药，尤其是许多慢性病的治疗用药不在基本药物目录内，难以满足患者的转诊需求，治疗方案难以持续，基层用药范围过窄以及基层和大医院用药的不公平在一定程度上制约分级诊疗的落实。国家基本药物制度保证基本药物足量供应和合理使用，有利于保障群众基本用药权益，转变"以药补医"机制，也有利于促进药品生产流通企业资源优化整合。这对于实现人人享有基本医疗卫生服务，维护人民健康，体现社会公平，减轻群众用药负担，推动卫生事业发展，具有十分重要的意义。基本药物制度有利于破除"以药养医"的传统格局，削弱大型公立医院对药品收入的路径依赖，打破在医疗市场垄断地位；居民在基层医疗卫生机构获得安全、经济、有效、可及的药物，为双向转诊提供基础保障；有效破解"转上不转下"的僵局，有益于"小病在基层，大病进医院，康复回社区"分级诊疗模式的形成。同时，基本药物制度也是规范基层医疗机构功能的重要手段，为分级诊疗制度提供了政策铺垫。但基本药物制度的实施中仍存缺陷。基本药物制度执行过于机械，叫停了非基本药物的供应，导致"孤儿药""救命药"供不应求，缩小了基层医疗卫生服务范围，也限制了基层机构的创新性。患者为满足自身需求，被迫转向二、三级医院，这显然不符合分级诊疗政策的初衷。如何通过基本药物制度促进分级诊疗的实施，基本药物制度仍需不断完善与发展。

（三）基层医疗卫生服务体系

1. 基层医疗卫生机构建设

2009—2011年为新医改初级阶段，各级医疗机构严格按照功能定位与区域卫生规划发展，农村三级医疗卫生服务网络逐渐得到完善。县级医院发挥龙头作用，乡镇卫生院、社区卫生服务中心建设标准得到完善。公立医院资源过剩地区，进行医疗资源重组，充实和加强基层医疗卫生机构。根据社会力量举办的基层医疗卫生机构提供的公共卫生服务，采取政府购买服务等方式给予补偿；对其提供的基本医疗服务，通过签订医疗保险定点合同等方式，由基本医疗保障基金等渠道补偿。同时，国家鼓励有资质的人员开办诊所或个体行医，鼓励医生多点执业。

2. 基层医疗卫生队伍建设

全科医师是在基层工作的临床医生，是对个人、家庭和社区提供优质、方便、经济有效的一体化服务的基层医学人才，是健康管家服务的主要提供者[9]。制定并实施免费为农村定向培养全科医生和招聘执业医师计划，并不断完善城市医院对口支援农村制度。城市三级医院要与 3 所左右县级医院（包括有条件的乡镇卫生院）建立长期对口协作关系，继续实施"万名医师支援农村卫生工程"。基层医生采取到城市大医院进修、参加住院医师规范化培训等方式，不断提升基层医疗服务水平。

3．基层医疗卫生机构补偿机制

2010 年 12 月出台的《国务院办公厅关于建立健全基层医疗卫生机构补偿机制的意见》[10] 指出，在基层医疗卫生机构实施基本药物制度，要按照保障机构有效运行和健康发展、保障医务人员合理待遇的原则同步落实补偿政策，建立稳定的补偿渠道和补偿方式；基层医疗卫生机构运行成本通过服务收费和政府补助补偿。政府负责其举办的乡镇卫生院、城市社区卫生服务中心和服务站按国家规定核定的基本建设、设备购置、人员经费及所承担的公共卫生服务业务经费，按定额定项和购买服务等方式补助。医务人员的工资水平，与当地事业单位工作人员平均工资水平相衔接。基层医疗卫生机构提供的医疗服务价格，按扣除政府补助后的成本制定。对基层医疗卫生机构实行收支两条线等管理方式逐步铺开。政府对乡村医生按地方人民政府规定的补助标准承担的公共卫生服务等任务给予合理补助，同时坚持以投入换机制，大力推进基层医疗卫生机构综合改革，引导基层医疗卫生机构主动转变运行机制，提高服务质量和效率，发挥好承担基本公共卫生服务和诊疗常见病、多发病的功能。

4．基层医疗卫生机构运行机制

基层医疗卫生机构平稳运行和发展，调动了基层医疗卫生机构和医务人员积极性。基层医疗卫生机构通过使用适宜技术、适宜设备和基本药物，使得民族医药在内的中医药等得到大力推广，城乡居民享有安全、有效和低成本医疗服务。乡镇卫生院要转变服务方式，组织医务人员在乡村开展巡回医疗；城市社区卫生服务中心和服务站对行动不便的患者要实行上门服务、主动服务。全面实行人员聘用制，基本实现能进能出的人力资源管理制度。收入分配制度得到完善，建成以服务质量和服务数量为核心、以岗位责任与绩效为基础的考核和激励制度。鼓励地方制订分级诊疗标准，开展社区首诊制试点，建立基层医疗机构与上级医院双向转诊制度。

5．基层医疗卫生机构建设对分级诊疗制度的影响

基层医疗卫生机构建设是制约分级诊疗制度建立的关键所在。我国面临基层医疗卫生机构医疗服务能力不足、基层医疗卫生机构发展参差不齐、基层医疗设备配

备不足、基层医学人才严重匮乏等一系列问题，直接导致居民对基层医疗卫生机构缺乏信任，居民基层首诊意愿不高。所以，患者不愿意去基层医疗机构就诊和基本医疗机构不能接住上级医院转下的患者是当前分级诊疗制度建设的瓶颈。因此，强化基层医疗卫生机构建设是实施分级诊疗和基层首诊的基础与前提。加强基层医疗卫生机构建设，提高基层医疗卫生机构的医疗服务能力，是分级诊疗和基层首诊的必由之路。

（四）基本公共卫生服务制度初步建立

在我国新医改初级阶段，国家深刻意识到基本公共卫生服务均等化对我国国民健康和医药卫生体制改革的意义所在。在此阶段，国家给予了基本公共卫生服务逐步均等化的政策倾斜，并取得了显著成效，也为分级诊疗制度建设奠定了良好的政策基础。

1．基本公共卫生服务与国家重大公共卫生服务项目

该阶段明确了基本公共卫生服务项目和服务内容，并逐步在全国统一建立居民健康档案，并实施规范管理。定期为65岁以上老年人做健康检查，为3岁以下婴幼儿做生长发育检查，为孕产妇做产前检查和产后访视，为高血压、糖尿病、精神疾病、艾滋病、结核病等人群提供防治指导服务。普及健康知识，继续实施结核病、艾滋病等重大疾病防控和国家免疫规划、农村妇女住院分娩等重大公共卫生项目。

2．公共卫生服务能力建设与公共卫生服务经费

国家高度重视基层医疗卫生服务能力建设。精神卫生、妇幼卫生、卫生监督、计划生育等专业公共卫生机构的设施条件得到重点改善。重大疾病以及突发公共卫生事件预测预警和处置能力显著加强。中医药预防保健方法和技术得到推广和应用，落实传染病医院、鼠防机构、血防机构和其他疾病预防控制机构从事高风险岗位工作人员的待遇政策。专业公共卫生机构人员经费、发展建设经费、公用经费和业务经费由政府预算全额安排，服务性收入上缴财政专户或纳入预算管理。按项目为城乡居民免费提供基本公共卫生服务。提高公共卫生服务经费标准。

3．基本公共卫生服务均等化对分级诊疗的影响

基本公共卫生服务均等化有三方面含义：一是城乡居民无论年龄、性别、职业、地域、收入等，都享有同等权利；二是服务内容将根据国力改善、财政支出增加而不断扩大；三是以预防为主的服务原则与核心理念。

基本公共卫生服务是由疾病预防控制机构、城市社区卫生服务中心、乡镇卫生院等城乡基本医疗卫生机构向全体居民提供，是公益性的公共卫生干预措施，主要起疾病预防控制作用。基本公共卫生服务是医疗卫生体系的重要组成部分，也是推

动公共卫生均等化、有效实施分级诊疗制度的卫生网底工程。公共卫生工作逐年得到重视，但目前基层医疗卫生机构缺乏专业的公共卫生人员。为完成基本工作，机构将大量的公共卫生工作安排给全科医生，使得基层医疗卫生机构和全科医生疲于应对公共卫生服务，分身乏术，一方面弱化了公共卫生服务能力，同时掣肘着基层首诊、分级诊疗效率。

（五）推进公立医院改革试点

1．探索建立公立医院管理体制、运行机制和监管机制

公立医院改革是我国医药卫生体制改革的重中之重。在推进公立医院改革试点阶段，公立医院改革坚持维护公益性和社会效益原则，鼓励各地积极探索政事分开。试点推进人事制度改革，鼓励公立医院明确院长选拔任用和岗位规范，逐步完善医务人员职称评定制度，鼓励各级各地区实行岗位绩效工资制度。建立住院医师规范化培训制度。鼓励地方探索注册医师多点执业的办法和形式。不断强化医疗服务质量管理。规范公立医院临床检查、诊断、治疗、使用药物和植（介）入类医疗器械行为，优先使用基本药物和适宜技术，实行同级医疗机构检查结果互认。探索建立由卫生行政部门、医疗保险机构、社会评估机构、群众代表和专家参与的公立医院质量监管和评价制度。严格按照医院预算和收支管理，加强医院成本核算与控制。全面推行医院信息公开制度，接受全社会监督。

2．尝试推进公立医院补偿机制改革

公立医院补偿由服务收费、药品加成收入和财政补助三个渠道改为服务收费和财政补助两个渠道。政府负责公立医院基本建设和大型设备购置、重点学科发展、符合国家规定的离退休人员费用和政策性亏损补偿等，并对公立医院承担的公共卫生任务给予专项补助，保障政府指定的紧急救治、援外、支农、支边等公共服务经费，对中医院（民族医院）、传染病医院、职业病防治院、精神病医院、妇产医院和儿童医院等在投入政策上予以倾斜。严格控制公立医院建设规模、标准和贷款行为。医院由此减少的收入或形成的亏损通过增设药事服务费、调整部分技术服务收费标准和增加政府投入等途径解决。药事服务费纳入基本医疗保险报销范围。积极探索医药分开的多种有效途径。适当提高医疗技术服务价格，降低药品、医用耗材和大型设备检查价格。定期开展医疗服务成本测算，科学考评医疗服务效率。公立医院提供特需服务的比例基本不超过全部医疗服务的10%。各地积极探索建立医疗服务定价由利益相关方参与协商的机制。

3．积极推进多元办医格局的形成

省级卫生行政部门同有关部门，按照区域卫生规划，明确辖区内公立医院的设置数量、布局、床位规模、大型医疗设备配置和主要功能。部分公立医院稳妥转制为民营医疗机构，落实了公立医院转制政策措施，确保国有资产保值和职工合法权益。民营资本举办非营利性医院。民营医院在医保定点、科研立项、职称评定和继续教育等方面，与公立医院享受同等待遇；对其在服务准入、监督管理等方面一视同仁。非营利性医院税收优惠政策切实落实，营利性医院税收政策得到完善。

4. 公立医院改革对分级诊疗制度建设的影响

分级诊疗制度建设的核心在于协调公立医院和基层医疗机构功能定位以及二者的协同发展关系。公立医院改革推进了公立医院从规模扩张向质量效益的转变，三级医院从粗放型管理向精细化管理迈进。改革试图激励公立医院从注重硬件投入向大幅改善医务人员待遇转变。公立医院改革中的财政补助机制与分级诊疗绩效挂钩，可以有效提高医护人员的收入待遇。分级诊疗制度一旦建立，不仅能有效缓解公立医院就诊压力，转变对基层医疗机构的虹吸效应，还将有助于提高基层首诊刚性，提升双向转诊秩序，建立分级诊疗良性就医秩序。同时，公立医院改革也在试图推动优质医疗资源下沉，依靠公立医院自身优势，通过分级诊疗体系带动基层医疗机构服务质量，进而形成公立医院和基层医疗机构良性互动的分级诊疗新局面，重塑我国科学合理的卫生服务体系。

三、新医改深入阶段（2012—2015 年）的我国卫生政策改革与实践

2012—2015 年是新医改深入阶段，按照"保基本、强基层、建机制"的基本原则，坚持"预防为主、以农村为重点、中西医并重"的方针，以维护和增进全体人民健康为宗旨，以基本医疗卫生制度建设为核心，统筹安排、突出重点、循序推进，进一步深化医疗保障、医疗服务、公共卫生、药品供应以及监管体制等领域综合改革，着力在全民基本医保建设、基本药物制度巩固完善和公立医院改革方面取得重点突破。增强全民基本医保的基础性作用，强化医疗服务的公益性，优化卫生资源配置，重构药品生产流通秩序，提高医药卫生体制的运行效率。加快形成人民群众"病有所医"的制度保障，不断提高全体人民健康水平，使人民群众共享改革发展的成果。

（一）全民医保体系逐步健全

全民基本医保发挥了基础性作用，已逐步实现由范围扩大转向质量提升。随着医保支付制度改革，医保经办机构和医疗机构控制医药费用过快增长取得新进展。不断巩固扩大基本医保覆盖面，显著提高基本医疗保障水平，不断完善基本医保管

理体制，从而提高基本医保管理服务水平。医保基金收支预算不断强化，逐步形成以"按病种付费为主，按人头付费、按服务单元付费"等复合付费方式，逐步探索出基层医疗卫生机构慢性病患者按人头打包付费等一系列措施。完善不同级别医疗机构的医保差异化支付和价格政策，促进各级各类医疗卫生机构分工协作机制的建立。

重庆等地在推进分级诊疗过程中，充分发挥医保"杠杆"作用，减轻个人医疗费用负担，逐渐缓解三级医院接诊压力，完善了向基层医疗机构倾斜的医保报销政策，引导群众到基层医疗机构就近、有序就医，确保基层首诊实现，促进分级诊疗落地。在安徽、四川等地区，逐步加强医疗保险的医疗服务管理，对医疗机构的服务监管延伸到对医务人员的服务行为监管，全面推开医保智能监控体系，助推分级诊疗制度的落实。北京市推出六项医保政策：扩大医保社区用药报销范围、提高社区医疗机构门诊报销比例、四类慢性病患者可享受 2 个月长处方报销、上门医疗服务纳入医保报销范围、"家庭病床"报销起付线降低、转诊转院费用纳入医保报销范围，从而切实推进分级诊疗实施。

（二）基本药物制度和基层医疗卫生机构逐渐得到巩固

在此阶段，2013 年 2 月 10 日国务院办公厅颁布《国务院办公厅关于巩固完善基本药物制度和基层运行新机制的意见》（国办发 [2013] 14 号）[11]，我国基层医药卫生体制改革持续扩大，巩固完善国家基本药物制度，深化基层医疗卫生机构管理体制、补偿机制、药品供应和人事分配等方面的综合改革，基层服务网络建设、全科医生制度逐步完善，基层医疗卫生机构得到全面发展。

1. 基层医疗卫生机构综合改革不断深化，基层医疗卫生机构服务能力显著提高

基层医疗卫生机构在编制管理、补偿机制、人事分配等方面的综合改革措施得到完善，巩固了基层改革发展。按照"填平补齐"的原则，村卫生室、乡镇卫生院、社区卫生服务机构标准化建设相继得到支持，基层在岗人员重点接受了具有全科医学特点、促进基本药物使用等针对性和实用性强的培训项目。基层医疗卫生机构用药行为得到进一步规范。基层医疗卫生机构采取主动服务、上门服务的方式，通过巡回医疗，推动服务重心下沉。服务内容转变为基本医疗和基本公共卫生服务。建立健全分级诊疗、双向转诊制度，积极推进基层首诊负责制试点。显著提高基层医疗卫生机构门、急诊量占门、急诊总量的比例。

2. 基本药物制度实施范围拓宽，国家基本药物目录逐步完善

不断巩固政府办基层医疗卫生机构实施基本药物制度的成果，落实基本药物全部配备使用和医保支付政策。各地根据基本药物使用情况，优化了基本药物品种、

类别，慢性病和儿童用药品种适当增加，使用率低、重合率低的药品减少，基本药物数量保持合理趋势，更好地满足群众基本用药需求。全面实行基本药物以省为单位网上集中采购，落实招采合一、量价挂钩、双信封制、集中支付、全程监控等采购政策。

不同地区因地施策，湖南省"以流通领域改革为重点，推动建立规范有序的药品供应保障制度"，建立药品省级价格联动机制，开展药品联合采购试点，探索药品带量采购，推动高值医用耗材阳光挂网采购，来推进分级诊疗实施。宁夏地区制定实施《基层非基本药物目录》规范并指导基层医疗卫生机构疾病诊疗，方便医保报销城乡统筹、门诊统筹和异地就医，贯彻实施《基层非基本药物目录》，推进分级诊疗、双向转诊工作。

3. 全科医生制度建设深入推进，全科医生发挥健康"守门人"作用

新医改将建立"全科医生制度"作为强基层的关键举措，通过规范化培养、转岗培训、执业医师招聘和设置特岗等方式加强全科医生队伍建设，不断强化全科医生规范化培养基地建设和管理，规范培养内容和方法，提高全科医生的基本医疗和公共卫生服务能力。2016年12月27日国务院印发的《"十三五"卫生与健康规划》指出："鼓励二级以上医院成立全科医学科。推进全科医生（家庭医生）能力提高及电子健康档案等工作，发挥全科医生（家庭医生）的居民健康'守门人'作用。实施家庭医生签约服务制度，优先覆盖老年人、孕产妇、儿童、残疾人等人群，以及高血压、糖尿病、结核病等慢性疾病和严重精神障碍患者等。推进和规范医师多点执业。"加快分级诊疗的实施进程。

为贯彻落实国务院医改办等七部委《关于推进家庭医生签约服务的指导意见》（国医改办发〔2016〕1号）精神，2016年12月，湖南省制定出台了《湖南省推进家庭医生签约服务的实施意见》[12]，坚持以医联体和家庭医生签约服务为抓手，加快推进分级诊疗制度。云南省各地全面推行家庭医生签约服务模式，逐步实现家庭医生签约服务全覆盖。北京、上海等地以省（直辖市）为单位，建成涵盖基本药物供应使用、居民健康管理、基本医疗服务、绩效考核等功能的基层医疗卫生信息系统。健全全科医生激励机制，在绩效工资分配、岗位设置、教育培训等方面向全科医生倾斜。加强康复治疗师、护理人员等专业人员培养，满足人民群众多层次、多样化健康服务需求，不断提高基层医疗卫生服务品质。

（三）公立医院改革深入推进

1. 落实政府办医责任，推进补偿机制改革，控制医疗费用不合理增长

以"人民健康"为出发点和立足点，加快推进城市公立医院改革，切实提高

医疗服务质量和水平，提高社会满意度，降低医疗服务成本，控制医疗费用过快增长，不断满足人民群众多层次、多样化的健康服务需求。医改深入时期，国家以破除"以药补医"机制为关键环节，推进医药分开，逐步取消药品加成政策，将公立医院补偿由服务收费、药品加成收入和财政补助三个渠道改为服务收费和财政补助两个渠道。药品"零加成"在全国范围内铺开，通过调整医疗服务价格、加大政府投入和降低医院运行成本等方式确保补偿到位。

2．推进政事分开、管办分开，建立现代医院管理制度

逐步建立现代医院管理制度，加快政府职能转变，逐步理顺政府办医体制。各地区因地制宜，探索有效的组织形式，统筹履行政府办医职责。落实公立医院运营管理自主权。各级行政主管部门从直接管理公立医院转变为行业管理，强化政策法规、行业规划、标准规范的制定和监督指导职责。完善公立医院法人治理结构，落实内部人事管理、机构设置、收入分配、副职推荐、中层干部任免、年度预算执行等自主权。建立健全公立医院内部决策和制约机制，加强院务公开，发挥职工代表大会职能，强化民主管理。

实施公立医院绩效考核制度。已经逐步建立以公益性为导向的考核评价体系，并突出功能定位、职责履行、社会满意度、费用控制、运行绩效、财务管理等指标。定期组织公立医院绩效考核以及院长年度和任期目标责任考核。考核结果与医院财政补助、医保支付、绩效工资总量，以及院长薪酬、任免、奖惩等挂钩，建立激励约束机制。不断强化公立医院精细化管理。完善医疗质量安全管理制度，健全质量监控考评体系，推进临床路径管理，持续改进医疗质量。财务方面全面落实预算管理，开展成本核算，全面分析收支情况、预算执行、成本效率和偿债能力等，将其作为医院运行管理决策的重要依据。推行第三方会计审计监督制度，加强对医院国有资产、经济运行的监管。

3．开展医院管理服务创新

服务理念由"以患者为中心"转变为"以健康为中心"，通过完善医疗质量管理与控制体系，持续提高医院管理水平和医疗服务质量。简化挂号、就诊、检查、收费、取药等流程，积极推进信息化平台建设，推动"互联网＋医疗"发展，改善群众就医体验。全面开展临床路径管理，开展单病种质量控制，规范医疗行为。推广应用基本药物和适宜技术，规范抗菌药物等药品的临床使用，强化医疗护理服务团队建设，实施优质护理工程。

4．县级公立医院改革全面推进城市公立医院改革拓展深化

县级公立医院是农村三级医疗卫生服务网络的龙头[13]。按照"上下联动、内增

活力、外加推力"的原则，加快推进城市公立医院改革试点，拓展深化改革试点内容，创新体制机制，提高服务质量和运行效率。上海、深圳等地，参考三级医院在医疗社会化分工与协作中的经验，整合和发挥自己的优势资源。以患者为中心，以患者利益和服务需求为导向，实现医院与基层医疗卫生机构一体化、专科医师与全科医师一体化、慢性病的防治及康复一体化、医生管理与患者自我管理一体化，突破分级诊疗不同层级医疗机构之间的壁垒。以"医院管理和电子病历"为核心，推进公立医院信息化建设进程，湖北省宜昌地区将信息化作为依托，以"互联网＋分级诊疗"为核心，在市、县、乡三级医疗机构之间搭建远程医疗平台、分级诊疗转诊协作服务平台，建立"基层检查、上级诊断"的层级诊疗模式，畅通绿色转诊通道，实现患者价值最大化的多角度、全方位的资源共享。通过区域医疗信息共享平台，将三级医院的优质技术向基层医疗卫生机构等辐射、拓展和延伸，实现医护专家和诊疗信息的资源共享。

（四）相关领域改革统筹推进

提高基本公共卫生服务均等化水平，推进医疗资源结构优化和布局调整，大力发展非公立医疗机构。放宽社会资本举办医疗机构的准入标准，鼓励有实力的企业、慈善机构、基金会、商业保险机构等社会力量以及境外投资者举办医疗机构，鼓励具有资质的人员（包括港、澳、台地区）依法开办私人诊所。创新卫生人才培养使用制度。深化医学教育改革，重视人文素养培养和职业素质教育，加快建立住院医师规范化培训制度，完善继续医学教育制度。

优化医疗服务体系，重点是提升基层医疗服务能力，完善基本管理和运行机制，调动三级公立医院参与分级诊疗的积极性和主动性，通过"创新诊疗—康复—长期护理"连续服务模式，顺畅"双向转诊"通道。厦门市实施的家庭医生签约服务制度，实行"三师共管"团队服务模式：家庭医生团队主要由家庭医生、健康管理师（或社区护士、公卫医师、医技人员）组成，签约服务团队以家庭医生为管理核心，家庭医生根据签约对象病情需要，帮助推荐联系或预约相应专业的二、三级医院专科医师，科学合理引导公众就医需求。

四、新医改背景下的我国分级诊疗制度建设

（一）分级诊疗制度的正式提出

随着我国医药卫生体制改革的逐年深化，我国的卫生服务体系的发展已初见成效。但是，我国医疗卫生资源总量不足、质量不高、结构与布局不合理、服务体系碎片化、部分公立医院单体规模不合理扩张等问题依然突出[14]。因此，分级诊疗成

为了我国新医改进程的重头戏,逐渐出现在大众的视野中。最初,国家卫生计生委员会、人力资源和社会保障部、发展和改革委员会、中医药管理局于 2014 年联合制定了分级诊疗政策。2015 年 9 月 8 日,国务院办公厅正式印发《国务院办公厅关于推进分级诊疗制度建设的指导意见》(国办发〔2015〕70 号),首次正式提出建立"基层首诊,双向转诊,急慢分治、上下联动"的分级诊疗模式。

(二)分级诊疗政策的当下进程

分级诊疗制度是以提高基层医疗服务能力为重点,以常见病、多发病、慢性病分级诊疗为突破口,完善服务网络、运行机制和激励机制,引导优质医疗资源下沉,形成科学合理就医秩序,逐步建立符合国情的分级诊疗制度,切实促进基本医疗卫生服务的公平可及性。因此国家为顺利推进分级诊疗制度的落地与实行,又陆续制定了相关政策。

2016 年 4 月 26 日,国务院办公厅发布的《深化医药卫生体制改革 2016 年重点工作任务》(国办发〔2016〕26 号)中提出要加快推进分级诊疗制度建设,具体内容包括:

(1)加快开展分级诊疗试点。按照"基层首诊、双向转诊、急慢分治、上下联动"的要求,以综合医改试点省份和公立医院综合改革试点城市为重点,加快推进分级诊疗。

(2)扩大家庭医生签约服务。总结推广地方推进家庭医生签约服务的成熟经验,制订关于健全签约服务和管理的政策文件,建立健全全科医生制度。在 200 个公立医院综合改革试点城市开展家庭医生签约服务,鼓励其他有条件的地区积极开展试点。……明确签约服务内涵和标准,规范签约服务收费,完善签约服务激励约束机制。签约服务费用由医保基金、基本公共卫生服务经费和签约居民个人共同分担。

(3)提升基层服务能力。继续加强基层医疗卫生机构和县级医院能力建设,围绕县外转出率较高的病种,加强适宜技术推广工作,提升县级医院疾病诊疗能力。鼓励城市二级以上医院医师到基层医疗卫生机构多点执业。促进医疗资源向基层和农村流动。进一步完善基层医疗卫生机构绩效工资制度,可按照财务制度规定在核定的收支结余中提取职工福利基金和奖励基金。落实基层医疗卫生机构核定任务、核定收支、绩效考核补助的财务管理办法,加强绩效考核,采取有效措施,既调动基层医疗卫生机构和医务人员的积极性,又防止出现新的逐利行为。

(4)完善配套政策。探索建立包括医疗联合体、对口支援在内的多种分工协作模式,完善推进和规范城市及县域内医疗联合体建设的政策措施。完善不同级别医疗机构的医保差异化支付政策，适当拉开不同级别医疗机构的起付线和支付比例差距，探索基层医疗卫生机构慢性病患者按人头打包付费，对医疗机构落实功能定位、患者合理选择就医机构形成有效的激励引导。制定常见肿瘤、冠心病和脑血管疾病分级诊疗以及独立设置的病理、检验、影像、血液透析机构相关技术文件，明确常见病种出入院标准和双向转诊规范，落实二、三级综合医院功能定位，明确医疗服务能力标准。推动急慢分治。新制修订50个疾病的临床路径，扩大临床路径覆盖面，提高管理质量。

2016年12月27日，国务院发布的《"十三五"深化医药卫生体制改革规划》（国发〔2016〕78号）中提出：在"十三五"期间，要在分级诊疗、现代医院管理、全民医保、药品供应保障、综合监管等5项制度建设上取得新突破，同时统筹推进相关领域改革。其中，分级诊疗如下：

（1）建立科学合理的分级诊疗制度。坚持居民自愿、基层首诊、政策引导、创新机制，以家庭医生签约服务为重要手段，鼓励各地结合实际推行多种形式的分级诊疗模式，推动形成基层首诊、双向转诊、急慢分治、上下联动的就医新秩序。

（2）健全完善医疗卫生服务体系。优化医疗卫生资源布局，明确各级各类医疗卫生机构功能定位，加强协作，推动功能整合和资源共享。合理控制公立综合性医院数量和规模。大力推进面向基层、偏远和欠发达地区的远程医疗服务体系建设，鼓励二、三级医院向基层医疗卫生机构提供远程服务，提升远程医疗服务能力，利用信息化手段促进医疗资源纵向流动，提高优质医疗资源可及性和医疗服务整体效率。推进大医院与基层医疗卫生机构、全科医生与专科医生的资源共享和业务协同，健全基于互联网、大数据技术的分级诊疗信息系统。鼓励社会力量举办医学检验机构、病理诊断机构、医学影像检查机构、消毒供应机构和血液净化机构，鼓励公立医院面向区域提供相关服务，实现区域资源共享。加强医疗质量控制，推进同级医疗机构间以及医疗机构与独立检查检验机构间检查检验结果互认。

实施中医药传承与创新工程，推动中医药服务资源与临床科研有机结合，加强中医适宜技术的应用，充分发挥中医药在"治未病"、重大疾病治疗和疾病康复中的重要作用。在基层中医药服务体系不健全、能力较弱的地区，将中医医院的中医门诊诊疗服务纳入首诊范围。按照军民融合发展战略，将军队医疗机构全面纳入分级诊疗体系。建立健全突发急性传染病医疗救治网络，推进构建陆海空立体化的紧急医学救援网络。

（3）提升基层医疗卫生服务能力。以常见病、多发病的诊断和鉴别诊断为重点，强化乡镇卫生院、社区卫生服务中心基本医疗服务能力建设。提升乡镇卫生院开展急诊抢救、二级以下常规手术、正常分娩、高危孕产妇初筛、儿科、精神疾病、老年病、中医、康复等医疗服务能力。加强县级公立医院综合能力建设和学科建设，重点加强县域内常见病、多发病相关专业科室以及紧缺专业临床专科建设，进一步降低县域外就诊率。规范社区卫生服务管理，推动实施社区卫生服务提升工程。促进先进适宜技术的普及普惠。建立与开展分级诊疗工作相适应、能够满足基层医疗卫生机构实际需要的药品供应保障体系，实现药品使用的上下联动和相互衔接。通过鼓励大医院医师下基层、退休医生开诊所以及加强对口支援、实施远程医疗、推动建立医疗联合体等，把大医院的技术传到基层。实施基层中医药服务能力提升工程"十三五"行动计划。

完善基层管理和运行机制。强化基层医疗卫生机构法人主体地位，落实人事、经营、分配等方面自主权。进一步完善基层医疗卫生机构绩效工资制度，收支结余部分可按规定提取职工福利基金、奖励基金。巩固完善多渠道补偿机制，落实基层医疗卫生机构核定任务、核定收支、绩效考核补助的财务管理办法，加强绩效考核，既调动基层医疗卫生机构和医务人员积极性，又防止出现新的逐利行为。建立基层医疗卫生机构及负责人绩效评价机制，对机构负责人实行任期目标责任制，对其他人员突出岗位工作量、服务质量、行为规范、技术难度、风险程度和服务对象满意度等内容。鼓励有条件的地方实施乡村一体化管理。

（4）引导公立医院参与分级诊疗。进一步完善和落实医保支付和医疗服务价格政策，调动三级公立医院参与分级诊疗的积极性和主动性，引导三级公立医院收治疑难复杂和危急重症患者，逐步下转常见病、多发病和疾病稳定期、恢复期患者。鼓励打破行政区域限制，推动医疗联合体建设，与医保、远程医疗等相结合，实现医疗资源有机结合、上下贯通。以资源共享和人才下沉为导向，将医疗联合体构建成为利益共同体、责任共同体、发展共同体，形成责、权、利明晰的区域协同服务模式。探索通过医师多点执业、加强基层医疗卫生机构药物配备、对纵向合作的医疗联合体等分工协作模式实行医保总额付费等方式，引导医疗联合体内部形成顺畅的转诊机制。

（5）推进形成诊疗—康复—长期护理连续服务模式。明确医疗机构急慢分治服务流程，建立健全分工协作机制，畅通医院、基层医疗卫生机构、康复医院和护理院等慢性病医疗机构之间的转诊渠道，形成"小病在基层、大病到医院、康复回基层"的合理就医格局。城市大医院主要提供急危重症和疑难复杂疾病的诊疗服务，将诊断明确、病情稳定的慢性病患者、康复期患者转至下级医疗机构以及康复医院、护理院等慢性病医疗机构。基层医疗卫生机构和慢性病医疗机构为诊断明确、病情稳定的慢性病患者、康复期患者、老年病患者、晚期肿瘤患者、残疾人等提供治疗、康复、护理服务。显著增加慢性病医疗机构提供康复、长期护理服务的医疗资源。完善相关政策措施，逐步推行日间手术。探索建立长期护理保险制度。加强残疾人专业康复机构建设，建立医疗机构与残疾人专业康复机构密切配合、相互衔接的工作机制。

（6）科学合理引导群众就医需求。建立健全家庭医生签约服务制度，通过提高基层服务能力、医保支付、价格调控、便民惠民等措施，鼓励城乡居民与基层医生或家庭医生团队签约。

遵循医学科学规律，结合功能定位，明确县、乡两级医疗机构的医疗服务范围，对于超出功能定位和服务能力的疾病，为患者提供相应转诊服务。完善双向转诊程序，建立健全转诊指导目录，重点畅通向下转诊渠道，逐步实现不同级别、不同类别医疗机构之间有序转诊。完善不同级别医疗机构的医保差异化支付政策，适当提高基层医疗卫生机构医保支付比例，合理引导就医流向。对符合规定的转诊住院患者连续计算起付线。合理制定和调整医疗服务价格，对医疗机构落实功能定位、患者合理选择就医机构形成有效激励。

第二节　新医改下分级诊疗制度的体系建设

一、分级诊疗服务体系的建设框架

（一）各级各类医疗机构功能定位

1. 基层医疗机构　提供基本医疗、公共卫生、妇幼保健、计划生育等服务。在基本医疗服务方面，主要承担高血压、糖尿病、心脑血管疾病、呼吸系统疾病、肿瘤、慢性肾病等常见病、多发病的一般诊疗。对诊断明确、病情稳定的慢性病患者提供治疗、康复、护理、复查、随访，传染病发现及转诊服务。

2. 县级医疗机构　主要开展县域居民的常见病、多发病诊疗，急危重症抢救与疑难病转诊，负责基层医疗卫生机构人员培训指导，开展传染病防控等公共卫生服务、自然灾害和突发事件紧急医疗救援等工作。根据县域内人口和疾病谱信息，加强常见病、多发病相关专业如急诊急救、重症医学、血液透析、儿科、中医、康复、传染病、精神病等临床专科的学科建设，提升县级公立医院的综合服务能力。

3. 三级医疗机构　逐步减少常见病、多发病复诊和诊断明确、病情稳定的慢性病普通门诊。发挥区域内在急危重症和疑难复杂疾病诊治方面的区域辐射和带动作用。建立由三级医院专科医师、基层医疗机构全科医生、护理人员组成医疗团队，对下转的慢性病患者进行健康管理的机制，引导诊断明确、病情稳定的慢性病患者、康复期患者从三级医院及时转诊至基层医疗卫生机构。三级医院对经基层医疗机构转诊和预约的患者予以优先就诊。

各级医疗机构的功能定位、单体规模的阐述有利于优化医疗资源结构和布局，控制医院规模，明确各级各类医疗机构职责范围，弱化大型医院普通门诊，强化其急诊和专科门诊服务。也为完善不同层级、不同类别医疗机构之间的分工协作机制和利益共享机制奠定基础。

（二）医疗机构的现代化管理体系建设

医疗机构的现代化管理体系包括：建立高效规范的医药卫生机构运行机制，政府主导的多元卫生投入机制，科学合理的医药价格形成机制，严格有效的医药卫生监管体制，可持续发展的医药卫生科技创新机制和人才保障机制，实用共享的医药卫生信息系统，完善的医药卫生法律制度和卫生法律、法规。总之，逐步理顺各机构职责，压实各机构责任，强化对机构的监督管理，确保分级诊疗落地生根。

1．建立高效规范的医药卫生机构运行机制

公共卫生机构收支全部纳入预算管理，转变基层医疗卫生机构运行机制。建立以服务质量为核心、以岗位责任与绩效为基础的考核和激励制度，形成保障公平效率的长效机制。建立规范的公立医院运行机制，公立医院要遵循公益性质和社会效益原则。坚持以患者为中心，建立和完善医院法人治理机构，推进医药分开，积极探索多种有效方式，逐步改革"以药补医"机制。

2．建立政府主导的多元卫生投入机制

明确政府、社会与个人的卫生投入责任，确立政府在提供公共卫生和基本医疗服务中的主导地位。建立和完善政府卫生投入机制。逐步提高政府卫生投入占卫生总费用的比重。完善政府对公共卫生、城乡基层医疗卫生机构、基本医疗保障的投入机制。落实公立医院政府补助政策。鼓励和引导社会资本发展医疗卫生事业。积极促进非公立医疗卫生机构发展，形成投资主体多元化、投资方式多样化的办医体制。

3．建立科学合理的医药价格形成机制

规范医疗服务价格管理，对非营利性医疗机构提供的基本医疗服务，实行政府指导价，其余由医疗机构自主定价。改革药品价格形成机制。发挥医疗保障对医疗服务和药品费用的制约作用。

4．建立严格有效的医药卫生监管体制

强化医疗卫生监管，健全卫生监督执法体系。强化医疗卫生服务行为和质量监管，加强医疗卫生机构的准入和运行监管。完善医疗保障监管。加强药品监管。强化政府监管责任，完善监管体系建设，规范药品的临床使用。

5．建立可持续发展的医药卫生科技创新机制和人才保障机制，推进医药卫生科技进步

加强医药卫生人才队伍建设。加强全科医学教育，完善标准化、规范化的临床医学教育，提高医学教育质量。构建健康和谐的医患关系。加强医德医风建设，优化医务人员执业环境和条件，保护医务人员的合法权益，开展医务社会工作，完善医疗纠纷处理机制，增进医患沟通。在全社会形成尊重医学科学、尊重医疗卫生工作者、尊重患者的良好风气。

6．建立实用共享的医药卫生信息系统

加快医疗卫生信息系统建设，建立并完善医疗保障信息系统和国家、省、市三级药品监管、药品检验检测、药品不良反应监测信息网络，建立基本药物供求信息系统。

7．建立健全医药卫生法律制度，完善卫生法律、法规　建立健全卫生标准体系。加快中医药立法工作。完善药品监管法律、法规。逐步建立健全与基本医疗卫生制度相适应、比较完整的卫生法律制度。推进依法行政，严格、规范执法。

（三）基层医疗卫生人才队伍建设

国家卫生计卫委2017年1月发布的《"十三五"全国卫生计生人才发展规划》[15]提出了七项主要任务：①补齐短板；②需求导向；③提升素质；④突出预防；⑤创新驱动；⑥服务社会；⑦统筹发展。通过实施医师规范化培训，创新教育培养机制；通过改革行业薪酬制度，创新激励保障机制；通过深化职称制度改革，创新评价使用机制；通过顺畅人才流动渠道，创新流动配置机制。从而不断加强基层卫生计生人才队伍建设、急需紧缺专业人才队伍建设、卫生计生专业技术人才队伍建设、公共卫生人才队伍建设、高层次和管理人才队伍建设、健康服务业人才队伍建设、计生和中医药人才队伍建设。

1．加强重点学科建设和重点人才培养

切实加强县级医院临床重点专科建设和人才培养，探索建立省、市、县联动共建机制，加快培育每县1～2个省级临床重点专科，提升县级医院医疗技术水平，确立和巩固县域医疗中心的龙头地位。

2．开展以全科医师为重点的住院医师规范化培训

通过用人单位委托培养、卫生计生行政部门定向培养和培训基地面向社会招收等多种渠道，对基层医疗机构执业医师（含助理）或拟进入基层医疗卫生机构从事

临床工作的毕业生进行住院医师规范化培训或"全科医生转岗培训"。

3．全面深化城乡医疗机构对口支援工作

严格实施二级以上医院专业技术人员晋升高一级职称前到基层服务1年以上的制度。深入开展"万名医师支援农村卫生工程"项目，三级医院对口支援二级医院，二级医院对口支援乡镇卫生院，深入开展"省级专家支援县医院学科建设先锋行动"，深化省、市、县医疗机构对口帮扶和双向协作，帮助基层卫生服务机构提高医疗技术水平、服务质量和管理能力。

4．持续深化医师多点执业试点工作

在所有三级甲等医院全面放开医师多点执业，取消原第一执业地点书面同意和限定两个执业地点的要求，三级甲等医院内具备主治医师以上职称（含主治医师），不担任医疗机构法定代表人或主要负责人者，均可在各医疗机构进行多点执业，不受行政区域和医疗机构举办主体限制。鼓励医师到基层医疗机构和社会资本举办的医疗机构进行多点执业。推动优质医疗资源向基层医疗机构流动，提高基层医疗服务水平，更好地为基层群众提供医疗服务。

（四）基层医疗卫生服务能力建设

通过政府举办或购买服务等方式，科学布局基层医疗卫生机构，合理划分服务区域，加强标准化建设，实现城乡居民全覆盖。通过组建医疗联合体、健康管理联合体、对口支援、医师多点执业等方式，鼓励城市二级以上医院医师到基层医疗卫生机构多点执业，或者定期出诊、巡诊，提高基层服务能力。合理确定基层医疗卫生机构配备使用药品品种和数量，加强二级以上医院与基层医疗卫生机构用药衔接，满足患者需求。继续强化乡镇卫生院基本医疗服务功能，提升急诊抢救、二级以下常规手术、正常分娩、高危孕产妇筛查、儿科等医疗服务能力。大力推进社会办医，简化个体行医准入审批程序，鼓励符合条件的医师开办个体诊所，就地就近为基层群众服务。提升基层医疗卫生机构中医药服务能力和医疗康复服务能力，加强中医药特色诊疗区建设，推广中医药综合服务模式，充分发挥中医药在常见病、多发病和慢性病防治中的作用。在民族地区要充分发挥少数民族医药在服务各族群众中的特殊作用。基本公共卫生服务制度和我国建设分级诊疗制度相互交叉，相互融合，虽然行动要旨有所不同，但是最终都使居民受益，保障居民获得公平的医疗服务。

（五）全面提升县级公立医院综合能力

根据服务人口、疾病谱、诊疗需求等因素，合理确定县级公立医院数量和规模。按照"填平补齐"原则，加强县级公立医院临床专科建设，重点加强县域内常见病、多发病相关专业，以及传染病、精神病、急诊急救、重症医学、肾内科（血液透析）、妇产科、儿科、中医、康复等临床专科建设，提升县级公立医院综合服务能力。在具备能力和保障安全的前提下，适当放开县级公立医院医疗技术临床应用限制。县级中医医院同时重点加强内科、外科、妇科、儿科、针灸、推拿、骨伤、肿瘤等中医特色专科和临床薄弱专科、医技科室建设，提高中医优势病种诊疗能力和综合服务能力。

（六）整合推进区域医疗资源共享

整合二级以上医院现有的检查检验、消毒供应中心等资源，向基层医疗卫生机构和慢性病医疗机构开放。探索设置独立的区域医学检验机构、病理诊断机构、医学影像检查机构、消毒供应机构和血液净化机构，实现区域资源共享。加强医疗质量控制，推进同级医疗机构间以及医疗机构与独立检查检验机构间检查检验结果互认。

（七）医疗卫生信息化建设

加快全民健康保障信息化工程建设，建立区域性医疗卫生信息平台，实现电子健康档案和电子病历的连续记录以及不同级别、不同类别医疗机构之间的信息共享，确保转诊信息畅通。提升远程医疗服务能力，利用信息化手段促进医疗资源纵向流动，提高优质医疗资源可及性和医疗服务整体效率，鼓励二、三级医院向基层医疗卫生机构提供远程会诊、远程病理诊断、远程影像诊断、远程心电图诊断、远程培训等服务，鼓励有条件的地方探索"基层检查、上级诊断"的有效模式，促进跨地域、跨机构就诊信息共享。发展"互联网＋医疗服务"卫生服务模式，充分发挥互联网、大数据等信息技术手段在分级诊疗中的作用。

二、分级诊疗工作规范的建设框架

（一）确定分级诊疗病种范围

各地要按照"常见病、多发病和慢性病患者在基层医疗卫生机构诊疗为主，急危重症、疑难疾病患者在医院诊疗，康复期患者回基层医疗卫生机构诊疗"的总体原则，研究确定分级诊疗试点病种范围。病种范围的确定要充分考虑当地实际和各级医疗卫生机构的功能定位、医疗服务能力等因素，有条件的可根据医疗卫生机构级别和服务能力，细化分级就诊病种目录，引导群众分级就诊。推进按病种收费方式改革，各地要在省级卫生计生部门等规定的按病种收费的病种（含中医优势病种）基础上，在国家推荐的按病种收费目录范围内确定不少于50种疾病按病种收费。以外科手术为主要治疗手段的疾病，要结合推进按病种收费改革，实现县域内诊疗。此外，建立基层签约服务制度，推进居民或家庭自愿与签约医生团队签订服务协议。签约医生团队由二级以上医院医师与基层医疗卫生机构的医务人员组成，负责提供约定的基本医疗、公共卫生和健康管理服务。

（二）明确分级诊疗转诊程序

医疗机构间转诊通道要顺畅，流程手续要简便易行，尽可能简化转诊程序，减少转诊环节，缩短等候时间，方便患者转诊。必要时医护人员应护送患者转诊，做好患者安全转诊和病情交接工作。

1. 双向转诊原则上按照基层医疗机构、二级医院、三级医院的顺序逐级进行。急危重症、疑难复杂病例可直接转三级医院就诊，不得因转诊延误患者治疗。医疗联合体内部各医疗机构之间优先转诊。

2. 基层医疗机构需要转诊的患者，在征得患者或家属同意后，由签约医师或主诊医师填写"双向转诊上转单"，并由本单位负责人审核签字。二级以上医院需向上转诊患者的，转诊管理部门及时联系协调相应医院转诊，"双向转诊上转单"须由相应临床科室负责人签字。

3. 向上转诊患者坚持转诊预约优先。对持"双向转诊上转单"的患者，转入医院在转诊管理部门进行转诊登记后优先安排专科门诊，并优先安排检查、住院等诊疗服务。

4. 二级以上医院诊断明确、病情稳定，符合向下转诊条件的患者，经相应临床科室负责人诊查并征求患者同意，填写"双向转诊下转单"并提供转诊后治疗方案，由医院转诊管理部门联系下级医疗机构落实相关转诊事项。

（三）规范分级诊疗审批程序

卫生计生行政部门要加强对医疗机构规划、设置、审批和医疗服务行为监管，明确双向转诊制度，严格落实首诊责任制和转诊审批责任制，优化转诊流程，牵头制定常见疾病转诊标准，指导相关部门制定完善相关疾病诊疗指南和临床路径，完善新型农村合作医疗制度支付政策，逐步破解"急者进不来，慢者转不走"的僵局。

（四）实施分级诊疗医保差异化支付

实施分级诊疗医保差异在引导居民积极参与基层首诊，不断提升双向转诊率，通过完善社区卫生服务机构定点准入和管理工作，调整参保人员医疗费用报销比例、实行首诊转诊等措施，向社区卫生服务机构予以政策倾斜，调整医疗保险就诊服务模式，推进分级诊疗制度的全面实施。

1. 积极引导基层首诊　对参保人员（含职工医保、居民医保、新农合，下同）

实施不同等级医疗机构的住院起付标准及报销比例，并适时动态调整。

2．大力开展双向转诊　参保人员应在统筹区域内就诊，首诊在基层医疗卫生机构，并逐级转诊到二、三级医疗机构。需要跨区域到三级医疗机构就诊的（急危重症患者除外），由辖区内二级或以上医疗机构出具转诊证明书（或网上转诊），方可按基本医疗保险政策报销医疗费用；未经转诊自行到区域外就诊的，其医疗费用报销比例在原来报销比例基础上逐渐下降，且该降低部分的自付费用不得纳入大病保险补偿。经三级医疗机构救治，病情稳定，并经转诊审批下转至二级医疗机构就诊的，其医疗费用报销比例在原来报销比例基础上逐渐提高。

（五）实施上下联动预约诊疗服务

城市二、三级医院应预留充足号源投放到基层医疗卫生机构。各级城市医院用于基层转诊的号源应每年增加，并实施基层转诊预约优先。积极推进分时段预约诊疗，提高服务效率，改善患者就医感受。城市三级医院对需要住院治疗的预约转诊患者应设立绿色通道。

（六）加强分级诊疗转诊接诊管理

各级医疗机构要结合实际，制定和落实入、出院标准和双向转诊制度，实现各级医疗机构之间的顺畅转诊。上级医院要为下级医院和基层医疗卫生机构向上转诊的患者优先提供接诊、检查、住院等服务，优先满足转诊所需的专家、专科门诊等预约号源。三级医院和有条件的二级医院要成立入院准备中心、检查预约中心、远程会诊中心等内设机构，负责向上转诊需要住院患者的住院预约、床位协调和特殊检查预约等。对向下转诊患者，上级医院要提供患者在住院期间的诊治信息和后续治疗方案。

三、分级诊疗配套机制的建设框架

（一）完善医疗资源合理配置机制

强化区域卫生规划和医疗机构设置规划在医疗资源配置方面的引导和约束作用。制定不同级别、不同类别医疗机构服务能力标准，通过行政管理、绩效考核、医保支付等激励约束措施，引导各级各类医疗机构落实功能定位。重点控制三级综合医院数量和规模，建立以病种结构、服务辐射范围、功能任务完成情况、人才培养、工作效率为核心的公立医院床位调控机制，严控医院床位规模不合理扩张。三级医院重点发挥在医学科学、技术创新和人才培养等方面的引领作用，逐步减少常见病、多发病复诊和诊断明确、病情稳定的慢性病等普通门诊，分流慢性病患者，缩短平均住院日，提高运行效率。对基层中医药服务能力不足及薄弱地区的中医医院应区别对待。支持慢性病医疗机构发展，鼓励医疗资源丰富地区的部分二级医院转型为慢性病医疗机构。

（二）建立基层签约服务制度

通过政策引导，推进居民或家庭自愿与签约医生团队签订服务协议。签约医生团队由二级以上医院医师与基层医疗卫生机构的医务人员组成，探索个体诊所开展签约服务[16]。签约服务以老年人、慢性病和严重精神障碍患者、孕产妇、儿童、残疾人等为重点人群，逐步扩展到普通人群。明确签约服务内容和签约条件，确定双方责任、权利、义务及其他有关事项。根据服务半径和服务人口，合理划分签约医生团队责任区域，实行网格化管理。签约医生团队负责提供约定的基本医疗、公共卫生和健康管理服务。规范签约服务收费，完善签约服务激励约束机制。签约服务费用主要由医保基金、签约居民付费和基本公共卫生服务经费等渠道解决。签约医生或签约医生团队向签约居民提供约定的基本医疗卫生服务，除按规定收取签约服务费外，不得另行收取其他费用。探索提供差异性服务、分类签约、有偿签约等多种签约服务形式，满足居民多层次服务需求。慢性病患者可以由签约医生开具慢性病长期药品处方，探索多种形式满足患者用药需求。

（三）推进医保相关制度改革

发挥各类医疗保险对医疗服务行为和费用的调控引导与监督制约作用，发挥基本医疗保险对医疗服务供需双方的引导和对医疗费用的控制作用。建立各类医疗保险经办机构和定点医疗机构之间公开、平等的谈判协商机制和风险分担机制，有效控制医疗成本。强化医保基金收支预算，建立在总额控制下的按病种付费，按人头付费、按服务单元付费等复合型支付方式，继续完善居民医保门诊统筹等相关政策。与分级诊疗制度相适应，完善不同级别医疗机构医保差异化支付政策，适当拉开不同级别医疗机构的起付线和支付比例差距，鼓励和引导三级医院收治急危重症和疑难复杂疾病患者，促进患者有序流动。提高医保管理服务水平，为转诊参保患者提供周到细致的服务，鼓励医疗联合体内部的双向转诊。

（四）健全医疗服务价格形成机制

合理制订和调整医疗服务价格，对医疗机构落实功能定位、患者合理选择就医机构形成有效的激励引导。根据价格总体水平调控情况，按照"总量控制、结构调整、有升有降、逐步到位"的原则[17]，在取消药品加成、降低药品和医用耗材费用、大型医用设备检查治疗价格的基础上，对医疗服务价格进行结构性调整，提高体现医务人员技术劳务价值的项目价格，探索建立差别化价格政策，进一步拉开不同等级医疗机构间的价格梯度，理顺医疗服务比价关系，建立医疗服务价格动态调整机制，引导患者合理就医。

（五）建立完善利益分配机制

通过改革医保支付方式、加强费用控制等手段，引导二级以上医院向下转诊诊断明确、病情稳定的慢性病患者，主动承担疑难复杂疾病患者诊疗服务。完善基层医疗卫生机构绩效工资分配机制，在核定年度绩效工资总量的基础上，基层医疗卫生机构收支结余的50%用于事业发展，50%作为奖励性绩效工资增量考核发放，纳入绩效工资总量追加。基层医疗卫生机构绩效工资内部分配，向全科医生等承担临床一线任务的人员倾斜。

（六）建立与完善相关的约束机制

有关部门把分级诊疗制度建设成效作为医改督导考核内容，加大对各区及相关部门的督查、考核力度。市有关部门按照职责分工，加强指导，督促各区各单位积极推进工作，及时帮助解决工作中的实际困难。各区要以各级医疗机构转诊率、有效规范转诊人数、平均住院日、人均医疗费用、群众满意度等为主要指标，建立分级诊疗考核评价指标体系和考核评估制度，并将考评结果作为对公立医院和基层医疗卫生机构绩效评价的依据之一，严格奖惩，健全激励约束机制，有力推进分级诊疗制度实施。将督导考核与调查研究有机结合，不断完善政策措施和工作方案，发现和总结好的做法、经验，及时加以推广，促进分级诊疗制度建设持续健康发展。

（七）构建合理的医疗卫生机构分工协作机制

以提升基层医疗卫生服务能力为导向，以业务、技术、管理、资产等为纽带，探索建立包括医疗联合体、对口支援在内的多种分工协作模式，完善管理运行机制，实现城市医院的管理、人才、资源、技术和信息向下延伸，形成相对稳定、紧密衔接的双向转诊渠道。鼓励上级医院出具药物治疗方案，在下级医院或者基层医疗卫生机构实施治疗。对需要住院治疗的急危重症患者、手术患者，通过制订和落实入、出院标准和双向转诊原则，实现各级医疗机构之间的顺畅转诊。基层医疗卫生机构可以与二级以上医院、慢性病医疗机构等协同，为慢性病、老年病等患者提供老年护理、家庭护理、社区护理、互助护理、家庭病床、医疗康复等服务。充分发挥不同主体医疗机构在分工协作机制中的作用。

（八）完善医疗服务质量监管机制

各级卫生计生部门要建立完善分级诊疗考核制度，将医疗机构落实功能定位、双向转诊制度实施情况和基层首诊、平均住院日、转诊率、县域就诊率、群众满意度等纳入对医疗机构的考核内容。将考核结果作为财政投入、医保支付、医院评审评价、负责人任职考核的重要依据。要进一步完善医疗服务行为和医疗质量监管机制，指导各级各类医疗机构规范开展双向转诊，加强医疗质量安全管理，确保医疗质量和医疗安全。

第三节　新医改下分级诊疗制度建设的积极探索与政策愿景

一、国家推进分级诊疗制度建设的指导意见

（一）分级诊疗制度建设的总体要求

1. 分级诊疗制度建设的指导思想

全面贯彻党的十八大和十八届二中、三中、四中全会精神，认真落实党中央、国务院决策部署，立足我国经济社会和医药卫生事业发展实际，遵循医学科学规律，按照"以人为本、群众自愿、统筹城乡、创新机制"的原则，以提高基层医疗服务能力为重点，以常见病、多发病、慢性病分级诊疗为突破口，完善服务网络、运行机制和激励机制，引导优质医疗资源下沉，形成科学合理就医秩序，逐步建立符合国情的分级诊疗制度，切实促进基本医疗卫生服务的公平可及。

2. 分级诊疗制度建设的目标任务

分级诊疗政策体系逐步完善，医疗卫生机构分工协作机制基本形成，优质医疗资源有序有效下沉，以全科医生为重点的基层医疗卫生人才队伍建设得到加强，医疗资源利用效率和整体效益进一步提高，基层医疗卫生机构诊疗量占总诊疗量比例明显提升，就医秩序更加合理规范。分级诊疗服务能力全面提升，保障机制逐步健全，布局合理、规模适当、层级优化、职责明晰、功能完善、富有效率的医疗服务体系基本构建，"基层首诊、双向转诊、急慢分治、上下联动"的分级诊疗模式逐步形成，基本建立符合国情的分级诊疗制度。

（1）基层首诊：坚持群众自愿、政策引导，鼓励并逐步规范常见病、多发病患者首先到基层医疗卫生机构就诊，对于超出基层医疗卫生机构功能定位和服务能力的疾病，由基层医疗卫生机构为患者提供转诊服务。

（2）双向转诊：坚持科学就医、方便群众、提高效率，完善双向转诊程序，建立健全转诊指导目录，重点畅通慢性期、恢复期患者向下转诊渠道，逐步实现不同级别、不同类别医疗机构之间的有序转诊。

（3）急慢分治：明确和落实各级各类医疗机构急慢病诊疗服务功能，完善"治

疗 - 康复 - 长期"护理服务链,为患者提供科学、适宜、连续性的诊疗服务。急危重症患者可以直接到二级以上医院就诊。

(4) 上下联动:引导不同级别、不同类别医疗机构建立目标明确、权责清晰的分工协作机制,以促进优质医疗资源下沉为重点,推动医疗资源合理配置和纵向流动。

(二)以加强基层为重点,完善分级诊疗服务体系

1. 明确各级各类医疗机构诊疗服务功能定位

城市三级医院主要提供急危重症和疑难复杂疾病的诊疗服务。城市三级中医医院充分利用中医药(含民族医药,下同)技术方法和现代科学技术,提供急危重症和疑难复杂疾病的中医诊疗服务和中医优势病种的中医门诊诊疗服务。城市二级医院主要接收三级医院转诊的急性病恢复期患者、术后恢复期患者及危重症稳定期患者。县级医院主要提供县域内常见病、多发病诊疗,以及急危重症患者抢救和疑难复杂疾病向上转诊服务。基层医疗卫生机构和康复医院、护理院等(以下统称慢性病医疗机构)为诊断明确、病情稳定的慢性病患者、康复期患者、老年病患者、晚期肿瘤患者等提供治疗、康复、护理服务。

2. 加强基层医疗卫生人才队伍建设

通过基层在岗医师转岗培训、全科医生定向培养、提升基层在岗医师学历层次等方式,多渠道培养全科医生,逐步向全科医生规范化培养过渡,实现城乡每万名居民有 2 ~ 3 名合格的全科医生。加强全科医生规范化培养基地建设和管理,规范培养内容和方法,提高全科医生的基本医疗和公共卫生服务能力,发挥全科医生的居民健康"守门人"作用。建立全科医生激励机制,在绩效工资分配、岗位设置、教育培训等方面向全科医生倾斜。加强康复治疗师、护理人员等专业人员培养,满足人民群众多层次、多样化健康服务需求。

3. 大力提高基层医疗卫生服务能力

通过政府举办或购买服务等方式,科学布局基层医疗卫生机构,合理划分服务区域,加强标准化建设,实现城乡居民全覆盖。通过组建医疗联合体、对口支援、医师多点执业等方式,鼓励城市二级以上医院医师到基层医疗卫生机构多点执业,或者定期出诊、巡诊,提高基层服务能力。合理确定基层医疗卫生机构配备使用药品品种和数量,加强二级以上医院与基层医疗卫生机构用药衔接,满足患者需求。强化乡镇卫生院基本医疗服务功能,提升急诊抢救、二级以下常规手术、正常分娩、高危孕产妇筛查、儿科等医疗服务能力。大力推进社会办医,简化个体行医准入审批程序,鼓励符合条件的医师开办个体诊所,就地就近为基层群众服务。提升基层医疗卫生机构中医药服务能力和医疗康复服务能力，加强中医药特色诊疗区建设，推广中医药综合服务模式，充分发挥中医药在常见病、多发病和慢性病防治中的作用。在民族地区要充分发挥少数民族医药在服务各族群众中的特殊作用。

4．全面提升县级公立医院综合能力

根据服务人口、疾病谱、诊疗需求等因素，合理确定县级公立医院数量和规模。按照"填平补齐"原则，加强县级公立医院临床专科建设，重点加强县域内常见病、多发病相关专业，以及传染病、精神病、急诊急救、重症医学、肾内科（血液透析）、妇产科、儿科、中医、康复等临床专科建设，提升县级公立医院综合服务能力。在具备能力和保障安全的前提下，适当放开县级公立医院医疗技术临床应用限制。县级中医医院同时重点加强内科、外科、妇科、儿科、针灸、推拿、骨伤、肿瘤等中医特色专科和临床薄弱专科、医技科室建设，提高中医优势病种诊疗能力和综合服务能力。通过上述措施，将县域内就诊率提高到90%左右，基本实现大病不出县。

5．整合推进区域医疗资源共享

整合二级以上医院现有的检查检验、消毒供应中心等资源，向基层医疗卫生机构和慢性病医疗机构开放。探索设置独立的区域医学检验机构、病理诊断机构、医学影像检查机构、消毒供应机构和血液净化机构，实现区域资源共享。加强医疗质量控制，推进同级医疗机构间以及医疗机构与独立检查检验机构间检查检验结果互认。

6．加快推进医疗卫生信息化建设

加快全民健康保障信息化工程建设，建立区域性医疗卫生信息平台，实现电子健康档案和电子病历的连续记录，以及不同级别、不同类别医疗机构之间的信息共享，确保转诊信息畅通。提升远程医疗服务能力，利用信息化手段促进医疗资源纵向流动，提高优质医疗资源可及性和医疗服务整体效率，鼓励二、三级医院向基层医疗卫生机构提供远程会诊、远程病理诊断、远程影像诊断、远程心电图诊断、远程培训等服务，鼓励有条件的地方探索"基层检查、上级诊断"的有效模式。促进跨地域、跨机构就诊信息共享。发展基于互联网的医疗卫生服务，充分发挥互联网、大数据等信息技术手段在分级诊疗中的作用。

（三）建立健全分级诊疗保障机制

1．完善医疗资源合理配置机制

强化区域卫生规划和医疗机构设置规划在医疗资源配置方面的引导和约束作用。制定不同级别、不同类别医疗机构服务能力标准，通过行政管理、财政投入、绩效考核、医保支付等激励约束措施，引导各级各类医疗机构落实功能定位。重点控制三级综合医院数量和规模，建立以病种结构、服务辐射范围、功能任务完成情况、人才培养、工作效率为核心的公立医院床位调控机制，严控医院床位规模不合理扩张。三级医院重点发挥在医学科学、技术创新和人才培养等方面的引领作用，逐步减少常见病、多发病复诊和诊断明确、病情稳定的慢性病等普通门诊，分流慢性病患者，缩短平均住院日，提高运行效率。对基层中医药服务能力不足及薄弱地区的中医医院应区别对待。支持慢性病医疗机构发展，鼓励医疗资源丰富地区的部分二级医院转型为慢性病医疗机构。

2．建立基层签约服务制度

通过政策引导，推进居民或家庭自愿与签约医生团队签订服务协议。签约医生团队由二级以上医院医师与基层医疗卫生机构的医务人员组成，探索个体诊所开展签约服务。签约服务以老年人、慢性病和严重精神障碍患者、孕产妇、儿童、残疾人等为重点人群，逐步扩展到普通人群。明确签约服务内容和签约条件，确定双方责任、权利、义务及其他有关事项。根据服务半径和服务人口，合理划分签约医生团队责任区域，实行网格化管理。签约医生团队负责提供约定的基本医疗、公共卫生和健康管理服务。规范签约服务收费，完善签约服务激励约束机制。签约服务费用主要由医保基金、签约居民付费和基本公共卫生服务经费等渠道解决。签约医生或签约医生团队向签约居民提供约定的基本医疗卫生服务，除按规定收取签约服务费外，不得另行收取其他费用。探索提供差异性服务、分类签约、有偿签约等多种签约服务形式，满足居民多层次服务需求。慢性病患者可以由签约医生开具慢性病长期药品处方，探索多种形式满足患者用药需求。

3．推进医保支付制度改革

按照分级诊疗工作要求，及时调整完善医保政策。发挥各类医疗保险对医疗服务供需双方的引导作用和对医疗费用的控制作用。推进医保支付方式改革，强化医保基金收支预算，建立以按病种付费为主，按人头付费、按服务单元付费等复合型付费方式，探索基层医疗卫生机构慢性病患者按人头打包付费。继续完善居民医保门诊统筹等相关政策。完善不同级别医疗机构的医保差异化支付政策，适当提高基层医疗卫生机构医保支付比例，对符合规定的转诊住院患者可以连续计算起付线，促进患者有序流动。将符合条件的基层医疗卫生机构和慢性病医疗机构按规定纳入基本医疗保险定点范围。

4．健全医疗服务价格形成机制

合理制定和调整医疗服务价格，对医疗机构落实功能定位、患者合理选择就医机构，形成有效的激励引导。根据价格总体水平调控情况，按照"总量控制、结构调整、有升有降、逐步到位"的原则，在降低药品和医用耗材费用、大型医用设备检查治疗价格的基础上，提高体现医务人员技术劳务价值的项目价格。理顺医疗服务比价关系，建立医疗服务价格动态调整机制。

5．建立完善利益分配机制

通过改革医保支付方式、加强费用控制等手段，引导二级以上医院向下转诊诊断明确、病情稳定的慢性病患者，主动承担疑难复杂疾病患者诊疗服务。完善基层医疗卫生机构绩效工资分配机制，向签约服务的医务人员倾斜。

6．构建医疗卫生机构分工协作机制

以提升基层医疗卫生服务能力为导向，以业务、技术、管理、资产等为纽带，探索建立包括医疗联合体、对口支援在内的多种分工协作模式，完善管理运行机制。上级医院对转诊患者提供优先接诊、优先检查、优先住院等服务。鼓励上级医院出具药物治疗方案，在下级医院或基层医疗卫生机构实施治疗。对需要住院治疗的急危重症患者、手术患者，通过制定和落实入、出院标准和双向转诊原则，实现各级医疗机构之间的顺畅转诊。基层医疗卫生机构可以与二级以上医院、慢性病医疗机构等协同，为慢性病、老年病等患者提供老年护理、家庭护理、社区护理、互助护理、家庭病床、医疗康复等服务。充分发挥不同主体医疗机构在分工协作机制中的作用。

（四）分级诊疗制度建设的组织实施

1．加强组织领导

分级诊疗工作涉及面广、政策性强，具有长期性和复杂性，地方各级政府和相关部门要本着坚持不懈、持之以恒的原则，切实加强组织领导，将其作为核心任务纳入深化医药卫生体制改革工作的总体安排，建立相关协调机制，明确任务分工，结合本地实际，研究制订切实可行的实施方案。

2．明确部门职责

卫生计生行政部门（含中医药管理部门）要加强对医疗机构规划、设置、审批和医疗服务行为的监管，明确双向转诊制度，优化转诊流程，牵头制订常见疾病入、出院和双向转诊标准，完善新型农村合作医疗制度支付政策，指导相关学（协）会制订完善相关疾病诊疗指南和临床路径。发展改革（价格）部门要完善医药价格政策，落实分级定价措施。人力资源社会保障部门要加强监管，完善医保支付政策，推进医保支付方式改革，完善绩效工资分配机制。财政部门要落实财政补助政策。其他有关部门要按照职责分工，及时出台配套政策，抓好贯彻落实工作。

3．稳妥推进试点

地方各级政府要坚持从实际出发，因地制宜，以多种形式推进分级诊疗试点工作。2015年，所有公立医院改革试点城市和综合医改试点省份都要开展分级诊疗试点，鼓励有条件的省（区、市）增加分级诊疗试点地区。以高血压、糖尿病、肿瘤、心脑血管疾病等慢性病为突破口，开展分级诊疗试点工作。国家卫生计生委要会同有关部门对分级诊疗试点工作进行指导，及时总结经验并通报进展情况。

4．强化宣传引导

开展针对行政管理人员和医务人员的政策培训，把建立分级诊疗制度作为履行社会责任、促进事业发展的必然要求，进一步统一思想、凝聚共识，增强主动性，提高积极性。充分发挥公共媒体作用，广泛宣传疾病防治知识，促进患者树立科学就医理念，提高科学就医能力，合理选择就诊医疗机构。加强对基层医疗卫生机构服务能力提升和分级诊疗工作的宣传，引导群众提高对基层医疗卫生机构和分级诊疗的认知度和认可度，改变就医观念和习惯，就近、优先选择基层医疗卫生机构就诊。

二、各地推进分级诊疗制度建设的具体策略与愿景

在国家层面分级诊疗制度建设的指导原则下，各地区结合自身医药卫生事业发展的现状和地域特点，分别出台了在省域范围内推进的分级诊疗制度政策愿景。不同地域的政策目标和实践做法特点鲜明，而就全国范围而言，分级诊疗实践"百花齐放"，建设形成"百家争鸣"的路径特点。全国各地分级诊疗制度建设的实践为全国范围的制度建设积累了丰富的案例和经验，各地具体情况阐述如下。

（一）江苏省建设分级诊疗制度的策略与愿景

江苏省关于推进分级诊疗实践的具体策略包括：通过优化医疗服务体系结构，大力发展医学教育和相关医学教育，完善各项基本医保支付政策；推进医保支付方式改革。发挥信息化对建立分级诊疗制度的支撑作用。江苏省提出：坚持以人为本、方便群众，坚持医疗卫生事业的公益性质，坚持"三医联动"，以满足人民群众基本医疗卫生服务需求为目标，以深化改革为动力，加强政策支持，完善运行机制、强化保障措施，健全体系、调整结构、优化布局、落实功能、分工协作、提升能力，合理配置利用医疗卫生资源，引导人民群众分级诊疗。

2016年12月，江苏省卫计委印发了《关于开展基层转诊预约服务进一步推进分级诊疗工作的通知》，要求城市大医院要将一般专家、特殊专家各不低于20%的号源，留给基层医疗卫生机构和签约家庭医生。此项新政，旨在提高城乡居民对基层医疗卫生服务依从度，从制度层面推进"分级诊疗"的实现。

（二）浙江省建设分级诊疗制度的策略与愿景

浙江省关于推进分级诊疗实践的具体策略包括：通过"双下沉，两提升"的方式使得专家下沉到基层；提升省县、县乡双重同质的医疗服务能力；大力推进医联体建设，增强基层服务能力。浙江省杭州市等地在借助信息化改善医疗服务方面，推行"互联网＋健康医疗"理念，成为实现分级诊疗成功落地的技术保障，也是改善群众就医体验的有效途径。浙江省医院预约诊疗平台累计接入医院数百家，包括公立医院、民营医院、门诊部等医疗机构，并与温州市、绍兴市、衢州市预约平台实现了互联互通。浙江省提出：随着分级诊疗工作逐步在全省范围内全面实施，分级诊疗政策体系将逐步完善，基层医疗卫生服务能力将有效提升，各级各类医疗机构分级诊疗、分工协作机制不断深化，预约转诊服务有效开展，医疗资源整体效益进一步提高，城市公立医院普通门诊服务量明显减少，分级诊疗政策体系将更加完善。

（三）河南省建设分级诊疗制度的策略与愿景

河南省依托"互联智慧分级诊疗服务体系"，推行首席学科专家负责制，知名医学专家被聘为协作医院的首席学科专家或名誉院长，推出了培养基层医生、提升专科水平、服务基层患者等多项帮扶措施。关于推进分级诊疗制度的具体政策包括：合理调控医疗资源配置，明确各级医疗机构功能定位，科学调控公立医院规模，统筹加强城乡医疗卫生服务体系建设；加强基层医疗卫生机构标准化建设、加强基层卫生人才培养、巩固完善基层机构运行新机制、全面提升县级公立医院综合服务能力。在"互联智慧分级诊疗服务体系"建设的带动下，省人民医院还先后实行非急诊全面预约、取消成人门诊输液、开展日间手术、成立康复延伸病房、组建航空医疗救援网络等举措，助推优质医疗资源纵向流动，激发出上下联动的"智慧"，为群众看病就医带来实惠。河南省提出：该省将逐步探索建立基层首诊制度，探索建立双向转诊制度，积极推进医保支付制度改革，从而加强以满足需求为目标的分级诊疗管理，以信息化为载体推进非急诊预约诊疗服务，在着力加强医疗卫生信息化建设的基础上推动分级诊疗的全面开展。

（四）甘肃省建设分级诊疗制度的策略与愿景

甘肃省通过医生签约服务、医师多点执业考核及补偿、城乡居民门诊慢特病及大病保险等系列配套文件，采取以病种和医保为两个抓手，通过"分级分工分病种＋医保杠杆撬动"，全面推行城乡居民分级诊疗工作，引导患者有序就医。甘肃省关于推进分级诊疗制度的具体政策包括：健全工作机制，完善基层医疗卫生机构运行机制；大力推进医生签约服务工作；建立县级医院运行新机制；发挥省市级医院引领作用；执行双向转诊和备案制度。加快县级医院重点专科及急需薄弱学科建设，以提升基层医疗机构服务能力；加强基层血液保障机制建设；完善120急救网络体系建设；细化质量管理；提升基层中医药服务能力，不断推进区域医疗资源共享。加快推进医保支付政策改革，加强对医疗行为的监管，加强各项保障政策的衔接，从而有效发挥医保杠杆作用，理顺医疗服务价格。切实推进医师多点执业精细化管理，加大基层医师培养力度，合理配置医疗人力资源。加快推进医疗卫生信息化建设，强化远程医疗能力建设，从而构建高效的卫生信息化平台。总之，完善"以医补医"新机制，实现合理分配优质医疗资源、提高基层医疗机构服务水平和能力，重构"小病不出村、常见病不出乡、大病不出县、疑难重症再转诊"的就医新秩序。

（五）广东省建设分级诊疗制度的策略与愿景

为保障分级诊疗制度的顺利实施，广东省推进医保支付方式改革，强化医保基金收支预算，全面开展基本医疗保险付费总额控制，实行门诊统筹按人头付费、住院和门诊特定病种按病种付费、按服务单元付费等复合式付费方式。关于推进分级诊疗制度的具体策略为：加快构建整合型医疗卫生服务体系，推进区域医疗卫生资源共享；构建支撑分级诊疗制度的医疗卫生信息化体系。全面开展家庭医生签约服务，积极引导群众基层首诊，加快规范双向转诊，落实急慢分治制度。构建医疗卫生机构分工协作机制。强化县域医疗卫生机构服务能力建设，大力提高基层医疗卫生服务能力。通过推进医保支付制度改革；健全医疗服务价格形成机制；完善利益共享机制，健全分级诊疗保障机制。广东省提出：该省将在未来逐步完善分级诊疗政策体系，使各级医疗卫生机构功能定位更加清晰，促进优质医疗资源有效下沉，加强以全科医生为重点的基层医疗卫生人才队伍建设，稳步提升全科医生签约服务覆盖率，逐步形成县域内就诊率提高到90%左右，基层医疗卫生机构诊疗量占总诊疗量的比例达到65%以上的合理有序就医格局。

（六）北京市建设分级诊疗制度的策略与愿景

北京市提出以服务北京市常住人口为目标，以医疗联合体为载体，以加强基层医疗卫生工作为重点，建立完善医疗卫生机构分工协作机制，健全完善分级诊疗政策体系，逐步形成"基层首诊、双向转诊、急慢分治、上下联动"的分级诊疗模式和科学合理的就医秩序。此外，北京市将在未来启动专科医联体建设，解决患疑难、复杂、危重病等患者的治疗问题。同时，将重点提高高血压、糖尿病、冠心病、脑卒中等四类慢性病患者的签约率和社区就诊率，并在转诊率、用药对接上形成机制。市、区两级政府还将加大投入，加强建立远程会诊信息联网系统，推进市级临床会诊中心、医技会诊中心建设，提升服务效率，使患者在最短的时间内得到合理的治疗，减少其无序流动。

（七）江西省建设分级诊疗制度的策略与愿景

江西省构建"紧密型医联体"探索分级诊疗制度的建设路径，大医院"牵手"基层医疗机构，通过"大手牵小手"谋求共同发展的"医联体"，为均衡和优化利用医疗资源、引导患者有序就医打下坚实基础。江西省医联体主要以技术为纽带，核心医院向下级医院提供专家和技术支持。如果各医疗机构相对独立，各方难免动力不足。此次两家医院组建医疗联合体，开创了省内医院紧密合作的先河，对推动省内医疗资源下沉和建设分级诊疗制度具有重要意义。江西省关于推进分级诊疗制度的具体策略为：明确各级各类医疗机构诊疗服务功能；加强基层医疗卫生人才队伍建设；大力提高基层医疗卫生服务能力；全面提升县级公立医院综合能力；整合推进区域医疗资源共享；加快推进医疗卫生信息化建设；完善医疗资源合理配置机制；建立健全双向转诊机制；建立基层签约服务制度；推进医保支付制度改革；健全医疗服务价格形成机制；建立完善利益分配机制；构建医疗卫生机构分工协作机制；健全分级诊疗监管机制。江西省提出：未来逐步将签约服务扩大到全体人群，使每个家庭都拥有1名全科医生，全面提升分级诊疗服务能力，不断健全保障机制，逐步构建"布局合理、规模适当、层级优化、职责明晰、功能完善、富有效率"的医疗服务体系，最终建立符合省情的分级诊疗制度。

（八）湖北省建设分级诊疗制度的策略与愿景

湖北省通过"挂牌子——大医院托管小医院，强里子——评职称先服务基层，驱动既'输血'又'造血'人才培养模式，串链子——用互联网送医下乡，医疗人才下沉基层"。湖北省关于推进分级诊疗实践的具体策略为：以加强基层为重点完善分级诊疗服务体系，明确各级各类医疗机构诊疗服务功能定位；加强基层医疗卫生人才队伍建设；大力提高基层医疗卫生服务能力；全面提升县级公立医院综合能力；整合推进区域医疗资源共享；加快推进医疗卫生信息化建设。建立健全分级诊疗保障机制，推进双向转诊规范开展，例如规范常见病种转诊；规范双向转诊服务管理；构建急慢分治转诊机制；构建城乡集团化、县乡一体化医疗服务模式；促进城市优质资源下沉；大力推进预约诊疗服务；全面推进健康管理服务。湖北省提出：该省将大力推进分级诊疗实践，分级诊疗服务能力将在未来全面提升，保障机制逐步健全，逐步构建布局合理、规模适当、层级优化、职责明晰、功能完善、富有效率的医疗服务体系，逐步形成"基层首诊、双向转诊、急慢分治、上下联动"的分级诊疗模式。

（九）安徽省建设分级诊疗制度的策略与愿景

安徽省关于推进分级诊疗制度的具体策略包括：通过提升基层全科服务能力，

推进基层首诊制度建设；加强基层服务管理，以此来推进基层服务模式改革，建立常见病种转诊规范，助推双向转诊规范开展，畅通一般患者上下转诊机制，合理安排急危重症患者救治和康复治疗，构建急慢分治转诊机制。依托医疗联合体构建覆盖城乡的分级诊疗体系，促进城市优质资源下沉，提供上下联动连续性医疗服务。规划引领构建分级诊疗服务体系，明确各级各类医疗机构协同服务定位，从而构建高效有序的医疗服务体系。安徽省提出：按照"保基本、强基层、建机制"要求，不断完善医疗服务体系分工协作机制和科学保障机制，构建以协同服务为导向的医疗服务体系，逐步形成"基层首诊、双向转诊、急慢分治、上下联动"的分级诊疗模式。

（十）福建省建设分级诊疗制度的策略与愿景

福建省推动医改新模式，在医联体内实行分级诊疗和双向转诊，提供优质医疗服务可及性，加大推动优质医疗资源有效下沉，形成"3+2+1"纵向模式，推进分级诊疗制度建立。福建省分别实施执行差别化财政政策、医保支付政策和医疗服务价格政策，遵循"基层医疗服务价格调整幅度越小，财政投入越大，医院分担就越少"的原则，引导患者合理流动。福建省关于推进分级诊疗制度的具体策略包括：通过明确各级各类医疗机构功能定位、明确分级转诊标准和指南，建立基层首诊制度，建立健全双向转诊制度，从而加快分级诊疗体系运行机制建设步伐。福建省重点提出：围绕促进基本医疗卫生服务的公平性与可及性，遵循医学科学规律，按照"以人为本、群众自愿、统筹城乡、创新机制"的原则，以提高基层医疗服务能力为重点，以家庭医生签约服务为切入点，以常见病、多发病、慢性病分级诊疗为突破口，通过引导群众到基层首诊、畅通双向转诊通路、构建急慢分治格局、完善上下联动机制，进而逐步建立和完善分级诊疗制度。

（十一）黑龙江省建设分级诊疗制度的策略与愿景

黑龙江省在卫生计生会议上重点强调，加快推进分级诊疗制度建设。提高家庭医生签约服务覆盖率，尤其是重点人群覆盖率，不断强化居民签约意愿，通过就医、用药、医保支付等多方面政策激励，逐步实现城乡居民由"被动签约"向"主动签约"转变，调动家庭医生积极性、主动性，合理制订"签约服务包"，保证服务质量和"履约率"。黑龙江省关于推进分级诊疗制度的具体策略与愿景包括：通过构建和完善"以县级医院为龙头、乡镇卫生院为骨干、村卫生室为基础"的农村三级医疗卫生网络，逐步优化公立医院布局，从而优化区域医疗卫生资源配置，健全社区卫生服务机构网络；加快形成多元办医格局。通过加强重点学科建设和重点人才培养，开展以全科医师为重点的住院医师规范化培训，大力提高基层医疗服务能力；全面深化城乡医疗机构对口支援工作，持续强化医师多点执业试点工作。合理利用医保手段引导患者就医，例如确定分级诊疗病种；确定各病种定额标准；明确分级诊疗补偿原则；探索实行总额预付制度；落实双向转诊制度。理顺价格体系，实行医疗服务分层级定价，例如：规范价格调整，对诊疗费、床位费等直接进行分级定价；鼓励下浮医疗服务价格，实现分级定价；合理选用耗材，形成不同的项目价格及病种收费水平。

（十二）山西省建设分级诊疗制度的策略与愿景

山西省关于推进分级诊疗制度的具体政策包括：规范分级诊疗程序，确定分级诊疗病种；明确医保支付政策；开展基层签约服务；建立双向转诊机制；加强分级诊疗管理；加快推进信息化建设。山西省提出：推动优质医疗资源合理配置和纵向流动，建立"健康守门人"制度，有效规范常见病、多发病患者首先到基层医疗卫生机构就诊。在县级医院与基层医疗卫生机构、抑或与市级或省级医院之间建立长期稳定、规范顺畅的双向转诊机制，逐步实现不同级别、不同类别医疗机构之间的有序转诊。强化基本医保政策支持，完善激励机制，多措并举，引导患者分级诊疗，形成"大病进医院，小病进社区"的合理就医格局。

（十三）陕西省建设分级诊疗制度的策略与愿景

陕西省关于推进分级诊疗制度的具体策略包括：加强能力建设，推进基层首诊；明确功能定位，开展双向转诊；保障医疗安全，落实急慢分治；加快体制创新，推进上下联动；调整医保政策，保证基层用药；加强信息化建设；规范双向转诊管理。陕西省强调：要综合运用医疗、医保、医药等手段，加强政策支持，完善运行机制，强化保障措施，逐步建立"基层首诊、双向转诊、急慢分治、上下联动"的分级诊疗制度，逐步形成"小病在基层、大病进医院、康复回基层"的就医格局。

（十四）湖南省建设分级诊疗制度的策略与愿景

湖南省关于推进分级诊疗制度的具体策略为：通过明确各级各类医疗机构诊疗服务功能定位，完善分级诊疗服务体系；加强基层医疗卫生人才队伍建设；大力提高基层医疗卫生服务能力；全面提升县级公立医院综合能力；整合推进区域医疗资源共享；加快推进医疗卫生信息化建设；构建分级诊疗模式，例如推行基层首诊，规范双向转诊，实行急慢分治，促进上下联动。建立健全分级诊疗保障机制，例如完善医疗资源合理配置机制；建立基层签约服务制度；推进医保支付制度改革；健全医疗服务价格形成机制；完善利益分配机制；加强绩效考核和监管。

（十五）吉林省建设分级诊疗制度的策略与愿景

吉林省关于推动分级诊疗实践创新性提出以下几点策略：全面组织实施分级；

确定诊疗病种参考目录；提出组建多层次医疗联合体；调整医保差别支付政策；推进医保按服务单元收费等改革；将分级诊疗与精准扶贫结合起来。吉林省强调：要认真贯彻落实党中央、国务院关于深化医改的各项部署要求，更加注重医疗、医保、医药"三医"改革联动，坚定不移推动医改向纵深发展，为加快建设健康吉林和推动新一轮振兴发展做出更大贡献。

分级诊疗制度的建设是一项涉及卫生计生、医疗保险、物价、发展改革和药品保障等多个部门和多方利益的系统工程，需顶层设计与地方实践相结合，以实现"基层首诊、双向转诊、急慢分治、上下联动"的目标，我国分级诊疗体系建设还处于"成长"阶段。分级诊疗制度的建设有赖于政府高度重视，各部门积极参与，统筹协调，正确引导，全社会齐心协力。总体而言，各地区建立分级诊疗制度主要集中在如下几个方面：积极建立分级诊疗模式的转诊标准和程序，逐步完善分级诊疗体系的激励、治理机制以驱动分级诊疗精准对接；建立健全基层医学人才培养的长效机制，根本性提升基层医疗服务品质，发挥基层医生"健康守门人"作用；搭建信息共享平台联通医疗资源，推动医源信息无缝衔接；提高基层首诊效率，逐步消除大医院对医患的虹吸效应，努力打造"健康进家庭、小病在基层、大病到医院、康复回基层"的新格局。

参考文献

[1] 李玉荣. 改革开放以来我国医疗卫生体制改革的回顾与反思. 中国行政管理，2010，（12）：41-45.

[2] 国务院. 国务院办公厅. 关于深化分级诊疗制度建设的指导意见. 中国政府网，2015.

[3] 中共中央，国务院. 关于深化医药卫生体制改革的意见. 中国政府网，2009.

[4] 国务院. "十二五"期间深化医药卫生体制改革规划暨实施方案. 中国政府网，2012，

[5] 文清，刘国恩. 五项医改重点面临挑战. 医院领导决策参考，2009，（13）：1-5.

[6] 夏迎秋，景鑫亮，段沁江. 我国城乡居民基本医疗保险制度衔接的现状、问题与建议. 中国卫生政策研究，2010，3（1）：43-48.

[7] 陈仰东. 医保筹资应坚持"以收定支、收支平衡、略有结余". 中国医疗保险，2008，（1）：6-8.

[8] 国务院深化医药卫生体制改革领导小组办公室. 国家基本药物制度问答. 北京：人民出版社，2010.

[9] 梁万年. 全科医生的素质和任务及其在社区卫生服务中的作用. 中国全科医学，2007，10（3）：173-173.

[10] 宗禾. 推进综合改革 实施多渠道补偿——财政部社会保障司有关负责人就落实《关于建立健全基层医疗卫生机构补偿机制的意见》，促进基层医疗卫生机构可持续健康发展答记者问. 当代农村财经，2011，（2）：8-10.

[11] 国务院办公厅. 国务院办公厅关于巩固完善基本药物制度和基层运行新机制的意见. 中华人民共和国国务院办公厅政府信息公开专栏，2013.

[12] 湖南省深化医药卫生体制改革领导小组，湖南省卫生和计划生育委员会，湖南省发展和改革委员会，等. 湖南省推进家庭医生签约服务的实施意见. 湖南省健康服务业协会网站，2016.

[13] 翁一冰，龙钊，王晓佳，等. 县级公立医院取消药品加成后的成本管理策略[J]. 中国卫生经济，2016，35（7）：89-91.

[14] 代涛，陈瑶，韦潇. 医疗卫生服务体系整合：国际视角与中国实践. 中国卫生政策研究，2012，5（9）：1-9.

[15] 中华人民共和国国家卫生和计划生育委员会. "十三五"全国卫生计生人才发展规划. 中国政府网，2017.

[16] 殷涛，尹德卢，秦坤，等. 我国基层医疗卫生机构签约服务情况调查. 中华医院管理杂志，2016，32（3）：213-216.

[17] 戴智敏，操礼庆，许坦，等. 公立医院医疗服务价格动态调整机制的构建. 中国医院管理，2017，37（9）：18-20.

第五章　新医改下分级诊疗的资源整合实施状况

卫生资源整合是分级诊疗实现过程中的关键。随着卫生改革的深入，卫生体系发展中的结构性和体制性矛盾日益显现出来，长期以来资源配置中条块分割、重复建设、投入不高、浪费严重、产出效益低，以及质量控制难等问题愈加突出。调整医疗机构总体结构及布局、实施卫生资源整合既是卫生事业发展的需要，也直接关系到社会经济的全局。需要通过有效的机制设计合理整合医疗资源，消除卫生资源配置的结构性矛盾，提高医疗的公平性和可及性。

第一节　资源整合的必要性和形式

一、分级诊疗与资源整合

资源整合概念源自于经济和企业管理领域中各种资源整合活动实践，对一个独立的经济主体来讲，所谓资源整合是指从自身发展战略和市场需求出发，通过合理的制度安排和高效的管理运作，重新配置其拥有的内外资源并形成新的组织系统，以求达到 1+1 > 2 的整合效果 [1]。

卫生资源的界定可以分为广义和狭义两类。广义的卫生资源概念是指所有能够用于卫生服务的资源的总和。狭义的卫生资源概念则是指卫生部门在提供卫生服务过程中实际使用的资源总和。

从卫生资源的存在形态角度看，卫生资源主要包括：

1. 物质形态的卫生资源：如医疗仪器、设备、建筑物、药品等；人力资本，各种卫生人力资本。

2. 制度形态的卫生资源：如卫生保健制度、医疗保障制度、全民健身制度、国家扶贫制度等。

3. 精神文化形态的卫生资源，如知识、经验、技能、生活态度、价值观、道德观等 [2]。

　　割裂和碎片化是许多国家及地区医疗卫生服务体系绩效低下的主要原因。世界卫生组织把当代卫生服务体系的总体特征概括为"破碎"，并提出"整合的卫生服务"概念。在这里，所谓"破碎"是指卫生服务体系的各个构成部分之间、各个项目行动之间各自独立，各行其是。虽然表面上属于一个体系，但它们实际上是为自己的目的而不是体系的整体目的而行动，它们之间的合作只是为了最大化各自的利益而不是服务对象的利益。"破碎"的卫生服务体系因重复投资而浪费资源，因缺乏沟通协调而提供重复的服务，因彼此之间各行其是而损害了服务的连续性和整体性。

　　"整合"是指将分散的、各自独立的事物聚合到一起，形成相互分工、相互配合、有机统一的整体的过程。整合就是要优化资源配置，要有进有退、有取有舍，获得整体的最优。

　　因此，卫生资源整合就是将资产、人力、技术、信息、品牌、文化等有价值的医疗资源，通过各种方式有效地组织在一起，使医疗资源利用效率进一步提高和构建合理的宏观医疗服务体系。

　　与卫生资源整合密切相关的概念有"卫生服务整合"和"卫生组织整合"。"卫生服务整合"是指各类专业医疗机构和人员，针对居民（或患者）的健康及医疗卫生服务需求，把相关的服务（医疗、预防、保健、康复、健康教育和健康促进等）进行整合，以提供系统、连续、全方位的服务。而"卫生组织整合"是指把各自独立的卫生服务组织聚合到一起，形成具有一定程度的分工协作关系的组织体系之过程。卫生资源整合是卫生服务整合和卫生组织整合的基础和核心内容，卫生服务整合是资源整合使用的产出结果，卫生组织整合的基础就是不同组织的资源的整合。但是，卫生资源整合与卫生服务整合或卫生组织整合又有不同之处，前者内涵最广，而后两者都是特定形式的资源整合。卫生资源整合主要以资源利用为本，服务整合主要以患者整体需求为导向，所以必然要求卫生资源的配置更符合人的整体性需求。

　　卫生资源整合是我国当前实现分级诊疗的现实需求。改革开放以来，我国医疗卫生服务体系日益呈现出分层次、多元化和竞争式提供的特征。同时，也出现了竞争而无序、分层却断裂等一系列"非整合性"服务和"碎片化"问题，这种卫生服务体系的割裂、医疗服务提供的碎片化、无序竞争的结果降低了服务质量和连续性，卫生资源分布严重不均衡，卫生服务供需的"倒三角"问题突出。随着医改的深入，如何利用有限的医疗资源满足居民不断释放的医疗服务需求，提高医疗资源的利用效率，成为医改的核心课题。分级诊疗是医疗资源布局和利用效率调整的重要途径。

卫生资源整合就是要加强各级医疗机构之间的分工协作，优化配置卫生资源，形成"社区首诊、分级诊疗、双向转诊"的有序就医格局，缓解医疗供需的错位，提高医疗资源的利用效率，实现不同等级医疗机构的全面发展。

卫生资源的有效整合是以"小病进社区，大病到医院，康复回社区"的理念，疏导患者合理就医流向。将服务提供行为从以疾病治疗为主导，转变为以健康为中心，强调健康促进和预防，以居民的健康需求为基础，塑造医疗服务一体化的服务理念，使服务提供更加连续、公平、有效、高质量和更好地满足居民的健康期望，从而更趋于符合成本——效果的保健服务理念。

二、卫生资源整合的要素和形式

卫生资源是由提供各种卫生服务所使用的各种投入要素而构成，如可利用的人力资源、资金、设备、药品和提供医疗保健的相关机构、信息系统，以及技术、服务、机制和组织管理等。

（一）卫生资源整合的要素

1．人力资源　卫生人力资源是卫生资源中的基本要素，是卫生系统维持和强化自身功能的关键，也是反映一个国家、地区卫生服务水平的标志。卫生人力失衡通常表现在两个方面：一是数量与质量上的不平衡，包括数量、种类、分布和质量。二是国家、居民对卫生服务需求与利用、支持与维持能力间的不平衡[3]。卫生人力资源的整合包括适应卫生系统需要的医学教育与卫生人才培养（诸如全科医生培养、家庭医生和家庭护士培养）、通过人事和待遇保障措施引导人员合理流动、不同领域服务人员的整合（跨学科医生团队、跨专业服务团队、社区健康服务团队等）。

2．资金　资金整合又分为筹资和补偿。筹资支付的整合是指医疗卫生服务体系通过建立资源分配机制和筹资激励机制促进整合，关键是使体系的成员机构同时为自己的机构成本和体系内其他机构的成本负责，形成利益共享格局。传统的支付方式（按项目付费或总额预算制）被认为不利于各层次卫生服务之间的整合[4]。

3．机构　各级各类医疗机构是卫生服务提供的主体。整合的医疗机构如医疗集团、医联体、协作医疗组织、区域协同医疗网络、管理型保健组织等。

4．服务　服务提供的整合是为了提供综合、一体化、连续的医疗卫生服务，整合体系包括了各种初级卫生保健机构和医院提供的多个层次的医疗卫生保健服务，但初级卫生保健服务是整合体系的核心，并发挥着"守门人"的作用。

5．技术　发展基于互联网的医疗卫生服务，充分发挥互联网、大数据等信息技术手段在分级诊疗中的作用。如整合的健康管理与医疗记录网络、信息共享平台、远程检测与传输、远程会诊、远程培训等。

6．组织管理 组织管理视整合体系的规模和复杂程度而定，复杂的整合体系往往要求更精致的组织设计，如设立临床检验中心、药品采购和配送中心、医技中心和共享后勤支持系统等，充足而有资质的人力资源和标准化的信息系统也是组织管理中不可缺少的要素。

7．体制与机制 体制环境包括政府层面的协调政策和制度框架（社区"守门人"制度、基层首诊制度、双向转诊制度、检查结果共享制度等）、基于区域居民需求的资源配置规划、良好的治理结构、综合设计的筹资、支付多维的监督评价体系、一体化的支持和后勤系统等。机制包括激励机制、循证临床路径、疾病和保健管理、转诊管理、信息和交流系统、合同管理、患者沟通与健康促进、持续质量改进等方面。

（二）卫生资源整合的方式与实践

1．整合方式 按照资源整合的方式，可分为垂直整合、水平整合、虚拟整合和实体整合。

（1）垂直整合：也称纵向整合，是指不同级别的卫生服务机构之间通过双向转诊制度建立纵向联合，为就医对象提供综合性、连续性的医疗服务。如医院与社区卫生服务机构之间的联结，形成自上而下或自下而上的就医整合。

（2）水平整合：提供同质或相似卫生服务项目、同级不同类型的医疗机构横向联合。较常见的是医院之间的合并或共享某类服务。

（3）虚拟整合：以技术和管理等卫生系统要素为纽带，服务提供者通过签订契约或组建集团形成联合体。

（4）实体整合：以资产所有权为基础的整合，形成一个独立的法人机构，对机构内部资源统一管理和调配。根据不同类型的整合，使不同级别、不同规模的医疗机构明确各自的功能定位，组建相应区域医疗服务网。

2．整合实践 20 世纪 70 年代以来，北美、欧洲和亚太地区的医疗界开始广泛开展医疗资源的重组和整合实践，例如美国以健康维护组织（health maintenance organization，HMO）模式的推行而衍生的大量医疗集团，英国引入"内部市场化"机制组建的具有独立法人地位的公立医院托拉斯，新加坡政府组建的国家卫生保健集团和新加坡卫生服务集团，以及我国香港地区在医管局下高度整合的医院集团等。

目前我国的主要做法可简要划分为几类（表 5-1），主要有垂直整合的技术援助、医院托管、院办院管等形式，以及水平和垂直混合整合组建医疗集团或联合体，包括契约式联合体、集团式联合体和联合兼并式医疗集团[4]。

表5-1　我国卫生服务体系整合的主要方式

整合方式	虚拟整合		实体整合
	技术	管理	资产和所有权
垂直整合	技术援助	医院托管	院办院管
混合整合	契约式联合体	集团式联合体	联合兼并式医疗集团

新医改以来，政府相继出台了一系列政策措施推动分级诊疗。截至2016年底，全国31个省份和新疆生产建设兵团均已启动分级诊疗工作，270个地市级以上试点城市启动了分级诊疗试点。50%的县开展了基层首诊试点。2017年，将在85%的地市级城市全面开展分级诊疗试点工作[5]。同时，人力、资本、信息等卫生资源的整合也在逐步推进。

第二节　医疗卫生人才的培养和解放

加强基层人才队伍建设是实现基层首诊的重要保障。一方面是培养基层的全科医生；另一方面是吸引优秀医生到基层去。

一、基层卫生人才培养

（一）基层卫生人才的现状

2011年4月28日，（原）卫生部印发的《医药卫生中长期人才发展规划》（2011—2020）出台后，针对基层的人才投入进一步增加，人才政策、人才工程、人才项目不断实施。从实际效果来看，基层卫生人才队伍的建设得到了进一步的加强：

（1）在总量上，2014年底，我国基层卫生计生人员共计353.7万人，占全国卫生人员总量的34.6%，比2010年增加了25.5万，年均增长率为1.9%。其中，卫生技术人员数由191.4万人增加到217.7万人，增加了26.3万人，年均增长率为3.3%[6-7]。其中，执业（助理）医师2014年底为106.4万人，比2010年增加了11.5万人，年均增长率为2.9%。注册护士由46.7万增加到60.4万，增加了13.7万人，年均增长率为6.7%。

（2）在学历上，2014年，社区卫生中心卫生技术人员共计41.8万人，其中大专及以上学历人员占 65.4%，较 2010 年增加了 16.5 个百分点。2014 年乡镇卫生院（不包括街道卫生院）卫生技术人员共计 105.3 万人，其中大专及以上学历人员占 46.1%，较 2010 年增加了 6.5 个百分点。2014 年，村卫生室人员共计 146 万人，大专及以上学历人员占 7%。

虽然基层卫生人员总量有所增加，但与卫生人员总量相比，基层卫生人员增速相对较慢，并且所占比重呈逐年下降趋势。2010—2014 年，基层医疗卫生人员数年均增长率为 1.9%，远低于同期我国卫生计生人员总量的增长速度（5.7%）。基层人员占卫生计生人员总量的比例由 2010 年的 40.0% 下降到 2014 年的 34.5%，基层卫生技术人员数量占全国卫生技术人员总量的比例降低了 3.9%。此外，每千人口卫生技术人员城乡配置差逐年拉大，由 2010 年的 4.58 增加到 2014 年的 5.93；每千人口执业（助理）医师差距由 1.65 拉大到 2.03，每千人口注册护士差距由 2.20 拉大到 2.99[8]。

（二）全科医师培养

1．全科医师的现状

2014 年，全国全科医生数量为 172 597 人，比 2012 年增加了 62 803 人，年均增长率 25.4%。其中，注册为全科医学专业和取得全科医生培训合格证书的人数分别是 64 156 人和 108 441 人，比 2012 年分别增长了 26 983 人和 35 820 人，年均增长率分别为 31.4% 和 22.2%。每万人口全科医生数达到 1.26 人，比 2012 年增加了 0.45 人。

但是，目前全科医生的数量和素质仍远不能满足基层医疗卫生服务的需求。目前全国共有约 17.3 万名全科医生，仅占执业（助理）医师总数的 9.4%，远低于国际上 30% ~ 60% 的平均水平，农村地区更为短缺，60% 以上的乡镇卫生院没有一名全科医生。按照国家每万人口 2 ~ 3 名全科医生的要求，还有很大差距。此外，目前全科医生统计口径中，大部分为通过转岗培训或岗位培训获得合格证书的全科医生，服务能力和技术水平相对有限。

2．全科医学教育

全科医疗被世界卫生组织称为"最经济""最适宜"的医疗卫生保健服务模式。全科医学诞生于 20 世纪 60 年代，是一个以人为中心、以维护和促进健康为目标，向个人、家庭与全社会提供连续、综合的基本卫生服务的新型医学学科，在 20 世纪 80 年代后期引入我国。2010 年 3 月 25 日，国家发展改革委、（原）卫生部等 6 个部门联合印发的《以全科医生为重点的基层医疗卫生队伍建设规划》（发改社会 [2010] 561 号）提出：到 2020 年，通过多种途径培养 30 万名全科医生，逐步形成一支数量适宜、质量较高、结构合理、适应基本医疗卫生制度需要的基层医疗卫生队伍，基本满足"小病在基层"的人力支撑要求[9]。

目前国家明确的培养模式为"5+3"，即全科医生需是经过5年的临床专业学习的本科生，并通过3年全科医学方向的规范化培训。现阶段我国全科医学的培养模式主要有高等医学院校全科医学专业培养、临床医学生毕业后的全科医师规范化培训、全科医师岗位培训和在职全科医师的继续教育。高等医学院校大力发展全科医学本科教育体系，一方面，可以促使更多的医学生毕业后从事基层全科医师职业，增加合格的社区卫生服务人员的数量；另一方面，能够提高全科医师的从业质量，使全科医生更好地发挥社区"守门人"的作用，是社区卫生人才队伍建设的重要途径[10]。这也促使高等医学院校根据基层卫生发展的需要，在教学过程中明确培养目标，改革培养模式、课程设置和教学内容，增加全科医学、预防医学和中医药学的教学内容，强化实践教学和能力培养，突出全科特色，培养适应基层卫生工作需要的高等医学卫生人才[11]。

二、优质人才下沉

由于基层硬件环境较差、工资待遇偏低、个人发展受限等不利因素，基层医疗卫生机构的医务人员普遍对工作不满意，鲜有安心在基层工作的，导致基层医疗卫生机构"招不到、留不住"医疗人才[12]。据《全国卫生计生财务资料》显示，2015年，公立医院在职职工人均年工资性收入为8.9万元，其中城市医院、区级医院、县级医院分别为10.5万元、8.1万元和6.6万元。基层医疗卫生机构相对较低，为5.5万元，其中城市社区和乡镇卫生院分别为6.9万元和5.2万元。因此，如何为基层引进人才并留住人才是一项复杂而艰巨的任务。

近年来，各地通过提高基层医生待遇、多渠道招聘、政策倾斜等各种举措为基层医疗机构吸引人才。

（1）通过多种手段提高基层医院的工作待遇，如增加政府投入，政府对基层医疗卫生机构运营经费、人员经费给予了很大的投入；通过价格改革提高基层医生的诊疗费；提高公共卫生服务经费补助；部分收入作为绩效工资，用于人员经费；将农村基层卫生工作人员的养老、住房、子女教育等问题纳入政策考虑范围，解决他们的后顾之忧，让他们安心服务基层，奉献基层。

（2）开展多渠道招聘，基层医疗卫生机构可以定向招聘大专及以上医学适用人才，制订优惠政策，吸引大、中专毕业生到基层卫生服务机构就业，对于自愿在毕业后到农村基层卫生机构工作的在校学生可优先申请国家助学贷款、适当减免学费、优先获得勤工助学机会。

（3）解决基层医院专业人才晋升难的困局，对长期在农村基层工作的卫生技术人员职称评定、工资晋升等方面给予适当倾斜。2015 年，国家取消了县级以下医疗机构评定职称需发表论文和英语的考核，2016 年又大力提倡基层医生职称评定标准与大型医疗机构分开[13]。多地执行中高级职称晋升前下基层服务政策，部分地区探索建立住院医师规培合格的医师到基层实践服务制度[14]。此外，通过增加专业培训机会以及到高校、大医院交流学习的机会，完善基层卫生人员的职业发展机制，积极鼓励基层医生到大医院进修以提高水平[15]。让在基层工作的医学生也能感受到有发展的机会，拓宽乡村医生发展空间，让优秀人才在基层医疗机构和大医院之间流动起来[16]。

三、医师多点执业

医师多点执业，是指一名医师可以在两个及以上的医疗机构同时执业，从事诊疗活动。多点执业的单位既可以是公立医疗机构，也可以是私立（民营）医疗机构；既可以是工作时间在一个或几个医疗机构执业，也可以利用业余时间在另一个或几个医疗机构执业。

开展医师多点执业，有利于解放医师劳动生产力，体现医师劳务价值；有利于促进大型医疗机构对口支援基层医疗卫生机构，促进优质资源合理利用，提高基层医疗机构服务能力；有利于促进社会办医，提高医师收入[17]。

在我国，长期以来，医生的薪酬水平与技术服务价值不相匹配，不合法的"走穴"和兼职现象普遍存在，引起了政府的重视。从 1989 年的《关于医务人员业余服务和兼职工作管理的规定》开始，政府相继出台了《医师执业注册暂行办法》《关于深化卫生事业单位人事制度改革的实施意见》《医师外出会诊管理暂行规定》《卫生部关于医师多点执业有关问题的通知》《关于推进和规范医师多点执业的若干意见》等一系列政策，医师多点执业开始成为社会普遍关注的热点话题。

2009 年，广东省在全国最早试点医师多点执业，以此为开端，全国其他省（自治区、直辖市）也都相继开始探索符合自身实际的医师多点执业政策，纷纷推出医师多点执业的实施办法，但各地的申请条件、审批标准不尽相同，一些地方则仍处于研究阶段，未有实质性的动作。

从类别、执业数量、是否实行注册管理、是否需要第一执业机构同意等方面来看，全国各省（自治区、直辖市）医师多点执业政策不尽相同（表 5-2）[18]。

表5-2　全国各省（自治区、直辖市）医师多点执业政策

省份	类别	执业数量	是否实行注册管理	是否需要第一执业医疗机构同意
北京市	临床、口腔和公卫	市行政区域2个以上医疗机构	实行注册管理	不需要；但应报告有关情况
天津市	内科专业、儿科专业、全科医学专业、口腔专业和中医专业	1～2个执业地点	实行注册管理	需要同意
上海市	临床、口腔和中医类别医师	医师执业地点总数不超过3个	实行注册管理	需要书面同意
重庆市	临床、口腔和中医类别医师	在重庆市范围内申请增加2个执业地点	实行注册管理	需要书面同意
四川省	临床、口腔和中医类别执业医师（不含执业助理医师）	在四川省行政区域内2个或2个以上	实行注册管理	需要书面同意，但有例外
江苏省	临床、口腔、中医类别执业医师（不含执业助理医师）	江苏省行政区域内2个或2个以上	实行注册管理	第一执业医疗机构应予支持，并通过签订协议的方式
江西省	临床、口腔、中医类别执业医师（不含执业助理医师）	江西省行政区域内2个（含）以上	实行注册管理	需要书面同意
浙江省	临床、口腔、中医类别执业医师（不含执业助理医师）	浙江省行政区域内2个（含）以上	实行注册管理	不需要，但在法定工作日每周可安排一天用于多点执业
福建省	临床、口腔和中医类别执业医师	2个或2个以上	实行备案管理	需要履行知情报备手续，并提交书面材料说明
广东省	临床、口腔和中医类别执业医师	2个或2个以上	试行备案管理，条件成熟的地级以上市可以探索实行下、医师多点执业区域注册	需要履行知情报备手续，并提交书面材料说明
广西壮族自治区	执业注册在本自治区范围内医疗机构的临床、口腔或中西类别（包括中医、民族医、中西医结合）医师	无数量限制	实行注册管理	需要履行知情报备手续

续表

省份	类别	执业数量	是否实行注册管理	是否需要第一执业医疗机构同意
贵州省	临床、口腔、中医类别执业医师（不含执业助理医师）	本行政区域内2个或2个以上	实行注册管理	需要履行知情报备手续，并提交书面材料说明
安徽省	临床、口腔、中医类别执业医师（不含执业助理医师）	2个或2个以上	实行备案管理	需要备案同意书
黑龙江省	临床、口腔、中医类别执业医师（不含执业助理医师）	本省行政区域内2个（含）以上	实行注册管理	需要履行知情报备手续
甘肃省	临床、口腔、中医类别执业医师（不含执业助理医师）	本省行政区域内2～3个	实行备案管理	需要同意
山西省	临床、口腔、中医类别执业医师	2个或2个以上	实行备案管理	需要书面报备
吉林省	临床、口腔、中医类别执业医师	在吉林省行政区域内2个或2个以上	实行注册管理	需要同意
湖南省	临床、口腔、中医类别执业医师（不含执业助理医师）	在湖南省行政区域内2个（含）以上	实行备案管理	需要履行知情报备手续
辽宁省	临床、口腔、中医类别执业医师	2个或2个以上	实行注册管理	不需要，但要协商一致
山东省	临床、口腔、中医类别执业医师（不含执业助理医师）	在山东省行政区域内2个或2个以上	实行注册管理	需要履行知情报备手续
海南省	临床、口腔和中医执业医师（不含执业助理医师）	本行政区域内2个或2个以上	省内医师多点执业实行区域注册制；省外医师实行备案制	需要履行知情报备手续
内蒙古自治区	临床、口腔、中医（蒙医）类别医师	本行政区域内2个或2个以上	实行注册管理	需要同意
河北省	执业医师（不含执业助理医师）	医师执业地点总数不超过3个	实行注册管理	需要同意
河南省	临床、口腔、中医类别执业医师	副高以上1～2个中级1个	实行注册管理	需要同意
	中医医疗机构的临床、口腔和中医类别	2个（含）以上医疗机构	实行注册管理	需要同意

续表

省份	类别	执业数量	是否实行注册管理	是否需要第一执业医疗机构同意
陕西省	执业医师（不含执业助理医师）	最多只能登记2个执业地点	实行备案管理	需要书面同意证明
宁夏回族自治区	临床、口腔、中医类别执业医师	全区行政区域内2个或2个以上	实行注册管理	不需要，但要协商一致

最早实施多点执业的广东省医生办理多点执业手续的并不多，6年多只有12 275人次办理了相关手续[19]。现行的人事制度约束是首要原因。目前优质医疗资源多集中在公立医院，属于体制内在职在岗的"单位人"，医院担心医生多点执业后本院的工作难保障。此外，医师多点执业后与原单位的工资、福利待遇、人事管理关系和社会保障关系难以理顺。不少医师不愿办理多点执业手续，而是通过"会诊"等方式达到多点执业的目的，因此出现了"多点执业遇冷，医师走穴照旧"的情况。实际上"走穴"医师数远远大于办多点执业手续的人数。

当前全国多地积极创新用人制度和编制管理方式，大力推进编制备案制管理，依据区域卫生规划床位设置标准、服务人口数、门诊量等指标确定备案编制总量，全面实行岗位管理制度，推行全员聘用管理。备案制管理的主要做法包括完全取消编制、全部实行备案；老员工保留编制，新进员工实行备案；骨干人员保留编制，其他的员工实行备案。根据医疗机构设置规划和公立医院工作任务变化情况，实行动态调整。建立了更加灵活的用人制度，实现了由身份管理向岗位管理的转变，让医师从"单位人"转向"自由人"。这也为多点执业的"松绑"，促进卫生人才的合理流动提供了有利的条件。

第三节　整合资本要素推进分级诊疗

一、加大对基层卫生服务体系的政府投入

基层医疗卫生服务体系作为基本医疗服务和公共卫生服务的重要载体，对保障广大居民的基本健康需求具有重要意义。基层医疗机构贴近群众，熟悉城市基层和农村基层居民的医疗情况，是基层居民进行常见病和多发病诊疗的最优选择。新医改以来，政府确立了促进基层医疗卫生机构发展的政策目标，采取直接提供及购买

服务的方式，对基层医疗服务加大财政投入，提高基层医疗服务能力，促进居民到基层医疗机构就诊[20]。

据统计[21]，2009—2015 年，国家累计安排中央专项投资 1025 亿元支持 15 万多个农村卫生计生项目建设。其中，为确保实现每个县至少建好 1 家县级医院、1 ~ 5 家中心乡镇卫生院，每个行政村都有卫生室的目标，中央投资 430 亿元支持 3.4 万个项目建设。通过几轮建设投入，基层医疗卫生机构的基础设施条件显著改善。基层医疗卫生机构（含乡镇卫生院、村卫生室等）从 2010 年的 90.2 万家增加到 2014 年的 91.7 万家，乡镇卫生院床位总数从 2010 年的 99.4 万张提高到 2014 年的 116.7 万张。部分省份基层诊疗量持续上升。19 个省份基层医疗卫生机构诊疗量占总诊疗量的比例呈上升趋势，部分省份超过 60%[5]。可也有一些地方的卫生院大楼盖起来了，但房屋闲置、设备蒙尘，资源没有得到有效利用。随着硬件建设的基本完工，许多地区目前工作的重点主要放在服务模式升级和吸引人才到基层方面。

2016 年 11 月 23 日，国家发改委印发《全民健康保障工程建设规划》（发改社会［2006］2439 号），其中明确"2017 年起，不再安排中央预算内投资支持乡镇卫生院和村卫生室项目建设，相关建设资金由地方政府负责筹集。"立足于合理划分中央和地方事权，中央扶持资金给卫生院、村卫生室的项目建设"断奶"，今后地方政府的投入责任势必增大。

我国的西部省份普遍经济发展相对落后，如果缺少中央扶持资金的引导，很多地方政府对基层的投入压力较大。一些贫困地区可以通过中央转移支付、对口支援等多种渠道筹集资金化解。2016 年 6 月 21 日，国家卫生计生委、国务院扶贫办等15 个部门联合印发的《关于实施健康扶贫工程的指导意见》（国卫财务发［2016］26 号）强调：按照"填平补齐"原则，实施贫困地区县级医院、乡镇卫生院、村卫生室标准化建设，……中央财政继续加大贫困地区卫生计生专项资金的转移支付力度，推动健康扶贫工程顺利实施。

《全民健康保障工程建设规划》（发改社会［2016］2439 号）提出，"以集中连片特殊困难地区和国家扶贫开发工作重点县为重点，全面加强县级医院业务用房建设，确保每个县（市、区）建好 1 ~ 2 所县级公立医院（含中医院），……为实现县域内就诊率达到 90% 任务目标提供设施保障。"可见，县级医疗机构，特别是一些医疗资源欠发达地区的县级医院，将成为下一轮中央资金扶持的重点。这将对于推动县乡村一体化建设，从而解决医疗资源下沉难问题，为分级诊疗提供保障。

二、医疗服务价格调整

调整医疗服务价格总的原则和目的是合理调整医疗服务价格结构，切实减轻患者药品和医疗费用负担，同时又能体现医务人员的技术劳务价值，降低过高的医疗设备检查治疗价格，坚决制止医疗机构乱收费行为，确保患者得到更好的医疗服务。因此，在医疗机构收入总量不变的前提下，以提高医疗服务价格、增加药事服务费来弥补药品取消加成所造成的亏损，按医疗机构级别调整医疗技术服务费，提高医学专家诊查费、护理费和医保报销比例等方式，通过价格杠杆改变公立医院与基层医疗机构的竞争关系。还可起到分流大医院的病源，引导患者就医的合理分流，减轻患者不合理的负担，并能使大医院专注于疑难病症的医疗服务和医疗人员培训、教学和科研的工作[22]。

2016 年 11 月 8 日，国务院深化医药卫生体制改革领导小组关于《进一步推广深化医药卫生体制改革经验的若干意见》出台。该意见对医疗服务价格设定、公立医院药品采购、医务人员薪酬制度等方面明确了改革方向，很多举措与每一位医务人员和患者密切相关。《意见》中明确，所有公立医院取消药品加成，统筹考虑当地政府确定的补偿政策，精准测算调价水平，同步调整医疗服务价格。此外，价格调整要重点体现医务人员技术劳务价值，医务人员薪酬有望实现适度增长。对于基层医务人员来说，有助于提高他们的积极性。

2016 年 4 月 26 日，国务院办公厅印发《深化医药卫生体制改革 2016 年重点工作任务》（国办发［2016］26 号），要求"总结完善福建省三明市改革做法和经验，在安徽、福建等综合医改试点省份推广。"

"三明路径"的核心是"降药费，降检查、检验费，提高医务性服务收费占比"，其根本目的是通过降低药品消费理顺医疗服务价格。在公立医院改革的调价过程中，三明市坚持医药、医保、医疗"三医联动"。

通过三步实现破旧机制、建设新机制：

第一步：挤压空间，以"堵浪费"为切入点，挤压药品流通领域水分、规范医务人员不合理的医疗行为，推动药品耗材"量价"齐下，使医保基金支出压力得到有效缓解，为医疗服务价格调整腾出空间。一是在流通领域通过"两票制"、集中招标的方法把水分挤出来。二是改变医务人员不合理的医疗行为，大检查、大处方，对一些营养性、辅助性的用药实行严格的监控和阳光管理信息公开。把一些不合理的行为和虚高的价格挤出来，给医保和患者省了钱。

第二步：调整医疗卫生服务价格，真正把反映劳务技术的价格项目提升上去，如手术费、护理费、床位费、诊疗费等，通过挤出的水分跟医保省的钱调上去。

第三步：调高的部分由医保报销，叫"保衔接"。最终做到老百姓的总体负担不增加，医院总体收入不减少，医保的整体支出不增加也没有穿底，财政的保证可持续的情况。简单讲就是腾空间、调结构、保衔接，实行"腾笼换鸟"[23]。

三明市通过四轮调价优化了医院收入结构[24]。2013 年 2 月 1 日起，三明市以 2011 年数据为基础，启动药品零差率销售改革。改革后，22 家县级以上公立医院因药品零加成损失的 11 265 万元，通过调整诊查费、护理费、治疗费、手术费等部分医疗服务价格补偿 85%，财政补偿 10%，医院消化 5%。但此轮改革并没有真正解决医疗服务价格多年走低带来的结构性问题。

2014 年 6 月 1 日起，三明市对 392 个医疗服务项目价格进行结构性调整，进一步理顺医疗服务价格比价关系。此轮改革共调低价格 136 项，涉及大型医用设备检查、化验、检验等项目，平均降幅为 22.4%；调高价格的有 256 项，涉及诊查治疗费、手术费和其他体现医务人员技术劳务价值的医疗服务项目，平均涨幅为 29.6%。

2015 年 6 月 1 日起，在降低药价和控制费用的前提下，以及在总体不增加患者负担的情况下，三明市进行第三轮医疗服务项目价格调整。此轮调整共涉及服务项目 4318 项，其中调高价格的有 3363 项，调低价格的有 955 项。全市 22 家公立医院增加收入 3450 万元，但二级医院的医疗服务价格比三级医院平均降低 2.3%。

2015 年 9 月 1 日起，在降低药品价格，堵住药品浪费，降低检查费等物化成本、控制医药总收入 8% 的前提下，三明市再次调整体现医务人员技术劳务价值的普通门诊诊查费。提高的二级、三级医院普通门诊诊查费，由医保基金统一报销 18 元（包括城乡居民）；提高的基层医疗机构一般诊疗费，由医保基金统一报销 15 元。

通过 4 次调整医疗服务收费标准，三明市不断提高医院的医务性收入占比。据统计，2015 年，三明市 22 家县级以上医院医务性收入增加至 15.30 亿元，比重上升到 64.78%，比改革之前的 2011 年净增加 8.55 亿元。

酝酿了近两年的深圳市医疗服务价格改革也从 2017 年 1 月 1 日正式拉开序幕[25]。在总量持平、结构优化、不增加群众就医支出的前提下，分三批对公立医院的 2617 项收费价格进行结构优化调整。

调价分为三个阶段，第一阶段，调价有升有降：降低大型设备检查、检验的费用，降低 20%，预计调价后，一年将减少大型设备检查收费 1.65 亿元；取消挂号费、空调费等 7 项，据测算，这 7 项收费取消后，一年将减少收费 7200 万元；提高手术、护理、治疗等体现医务人员技术劳务价值的医疗服务价格；同时通过分类调整、分档收费，促进分级诊疗。价格调整向特殊专科和基层倾斜。第一阶段调整的价格中，提高了 217 项综合治疗类医疗服务项目价格。提价幅度平均在 25%。在当前的公立医院运行的模式下，经济效益不高的学科在医院得不到足够重视，发展滞后。此次改革方案相应提高了价格明显偏低的部分综合治疗类项目价格。其中包括一些开药、检查较少，主要依赖医务人员技术和劳务的特殊专科，如病理、康复、精神、儿科、中医等项目，通过经济的杠杆向这些专科的倾斜，引导公立医院学科发展，回归公益性。第一阶段的调价中，也提高了家庭病床费、家庭巡诊费等 10 个社区卫生服务类项目价格。提高基层医疗卫生服务项目价格，有利于引导优质医疗资源下沉和提高基层医务人员工作积极性，促进分级诊疗秩序的形成。

深圳医疗服务价格改革的最大特色在于同步推进"医疗、医保、医药"三医联动改革，即协同推进药品采购方式、医保支付方式改革，规范公立医院诊疗服务行为，形成合力[26]。在第二、第三阶段医疗服务价格改革中，深圳市也将同步启动医保打包收费改革以及药品采购改革。将通过药品集中采购使药价降低 30% 以上，为医疗服务价格改革腾出空间。此外，改革通过"突出重点，分类调整，分档收费"，促进分级诊疗，从而引导医院重点提升高精尖医疗技术、基层医疗卫生机构积极发展居民基本医疗服务，促进三级医院逐步向基层医疗机构分流普通门诊服务，扭转过去大医院"大小通吃"、人满为患，社区中心"门可罗雀"的局面，让各级医疗机构"回归本位"。

三、社会资本办医

社会办医是医疗服务体系的重要组成部分，它与公立医疗机构共同构成完整的医疗服务体系。发展社会办医不仅能更好地满足人民群众不同层次的医疗服务需求，也有利于调整医疗机构和医务人员之间的生产关系，解放医务人员的生产力，同时也能够减轻政府办医压力，促进经济结构转型[27]。

（一）社会资本办医与分级诊疗

单个医生私人开办或多位医生合伙开办私人诊所是国际上实现基层首诊的主要方式，例如美国、德国、加拿大、日本、澳大利亚社区 90% 以上的门诊机构是私立诊所，中国台湾地区为 97.8%，中国香港私营诊所比重也超过 90%，英国承担社区首诊业务的全科医师诊所 80% 以上为私立诊所。而我国多年来医疗服务供给体系的特点是公立医院、尤其大型公立医院在医疗服务市场中具有强大的垄断地位。一方面，不同等级医疗机构之间在普通疾病的门诊和住院服务上竞争过度。大型公立医院纷纷新建分院，扩大门诊量，对患者形成虹吸现象。另一方面，非公立医院发展长期受到压抑，即使在发展非公立医院已形成社会共识的今天，出于医生编制身份限制、区域卫生规划、难以获得医保定点资格等原因，私人诊所还处于萌芽阶段。社会资本办医依然面临着诸多"玻璃门""弹簧门"，尚未形成构建有管制的竞争性医疗服务供给体系。

（二）社会资本办医的现状

新医改以来，社会资本办医得到了前所未有的重视和支持，成为医药卫生体制改革的重要组成部分。2009 年 3 月 17 日，《中共中央国务院关于深化医药卫生体制改革的意见》（中发〔2009〕6 号）明确指出："鼓励和引导社会资本发展医疗卫生事业。积极促进非公立医疗卫生机构发展，形成投资主体多元化、投资方式多样化的办医体制。"2010 年 11 月 26 日，国务院办公厅转发的发展改革委、（原）卫生部等 5 部门《关于进一步鼓励和引导社会资本举办医疗机构的意见》（国办发〔2010 年〕58 号）进一步放宽了社会资本举办医疗机构的准入范围，改善了社会资本举办医疗机构的执业环境，为促进非公立医疗机构持续健康发展提供了条件。2012 年 1 月 30 日，（原）卫生部印发的《2012 年卫生工作要点》（卫办发〔2012〕1 号）强调，要鼓励和规范社会资金举办医疗机构。2012 年 3 月 14 日，国务院印发的《"十二五"期间深化医药卫生体制改革规划暨实施方案》（国发〔2012〕11 号），要求在"2015 年，非公立医疗机构床位数和服务量达到总量的 20% 左右。"2013 年 9 月 28 日，《国务院关于促进健康服务业发展的若干意见》（国发〔2013〕40 号）提出："大力引入社会资本，着力扩大供给、创新服务模式、提高消费能力，不断满足人民群众多层次、多样化的健康服务需求"，将社会办医作为健康服务业发展的核心领域之一。2015 年 3 月，第十二届全国人民代表大会第三次会议上的《政府工作报告》提出："深化基层医疗卫生机构综合改革，加强全科医生制度建设，完善等级诊疗体系。……鼓励医生到基层多点执业，发展社会办医。"这一阶段，国家从规划、准入、融资、土地、税收、医保、人事、学术环境等方面出台了一系列的政策，放宽多方面的政策限制，改善社会办医的执业环境，扶持社会办医的发展[28-30]。机关事业单位养老金改革以及公立医院编制改革的要求，都促进了医生向自由执业者的身份转变。这些政策导向更加明确，政策内容更加具体，在调动社会资本办医的热情方面发挥了显著作用。

截至 2015 年底，29 个省份出台了鼓励社会办医的实施细则，各省份的医疗卫生服务体系规划（2016—2020）等相关规划也都对公立医疗资源配置调控提出了明确要求，规定了为社会办医疗机构预留的床位数。

2010—2014 年，我国民营医院数量逐年呈现上升趋势，年均增长率高达 15.43%，公立医院数量年均增长率则为 -0.98%。床位数方面，民营医院年均增长率高达 23.75%，公立医院为 17.40%。从民营医院服务提供情况来看，诊疗人次数构成比从 2010 年的 8.1% 上升到 2014 年的 10.9%，入院人次数构成比也从 8.4% 上升到 12.7%[31]。

（三）部分地区社会资本办医的做法

1. 福建省 [32]

在医疗体制改革进程中，福建省大力发展社会资本办医，其中闽台医疗产业对接合作作为大陆首个对台综合实验区，享有"实验区 + 自贸区"双轮驱动的平潭县正逐步开展两岸医疗服务基地试点，积极引进台湾地区医疗卫生专业高端技术人才，准许有资质的台资企业在平潭投资设立健康服务机构，准许台湾地区执业医师在平潭开办私人诊所。台湾地区德馨（平潭）耳鼻喉医院和平潭（台湾地区）爱维口腔医院营业不足一年，却已在平潭当地打响知名度。除了上述两家专科医院，中福海峡（平潭）发展股份有限公司还联合台湾地区精品专科医疗团队及国际专科医疗合作机构，计划在平潭两岸医疗园区建设对台医疗合作的 5 家专科医院，占地 82 亩，总投资额为 7.2 亿元人民币，总床位数 390 张。

统计数据显示，2016 年，福建省财政安排 1500 万元人民币专项资金，支持社会资本举办医疗机构。通过财政扶持等政策带动，目前福建社会资本办医床位 20734 张，占全省医院床位数 16.15%，正在筹建、包括台资在内的社会资本办医院有 40 多家，床位万余张。

2. 天津市 [33]

社会资本办医是天津市深化医药卫生体制改革的重要举措。2016 年，天津市进一步加快发展社会资本办医，重点建设泰山肿瘤医院、权健肿瘤医院、天津圣佑医院、普济肿瘤医院、天津五官科医院、天津永泰医院、天津百信医院等一批医院。同时，推出一批新项目，分期分批进行项目公示，包括市级公立医疗机构迁建后原址引入社会资本进行改造，从而更好地满足百姓的就医需求。根据市卫生计生委下发的《关于加快推进社会办医项目建设的通知》，天津市统一制订了医疗卫生机构布局规划和医疗卫生服务体系建设规划，并在规划中为社会办医预留充足发展空间。各区（县）不得以没有规划为由拒绝社会办医机构准入和设备配置，且社会办医资源配置要在符合规划总量和结构前提下，取消对机构的具体数量和地点限制。新增和调整医疗资源，包括新建城区等，政府可通过购买服务等方式，支持社会资本举办和运营医疗机构。《通知》要求，天津市各级卫生计生管理部门应为社会办医提供全方位政策支持和服务。社会资本在天津申请设置三级医疗机构，其设置许可审批由市卫生计生委负责；申请设置二级及以下医疗机构由区（县）行政审批局负责设置许可。如果举办营利性医疗机构，还需到市场监管部门（工商部门）办理营业执照；如果举办非营利性医疗机构，需到民政部门办理社会组织机构登记。此外，天津市还将加强对社会办医的监督管理，依法严打非法行医活动和医疗欺诈行为，严肃查处租借执业证照开设医疗机构和出租承包科室等行为，严惩经查实的恶性医疗事故、骗取医保资金、虚假广告宣传、诱导和过度医疗、违规开展临床技术和超范围服务、推诿患者等行为。

（四）社会资本办医的面临的机遇与挑战

1．机遇

国家一系列的政策为社会办医的发展提供了良好的制度基础，不仅明确了社会资本举办医疗机构的准入范围，如营利性与非营利性医疗机构、境外资本的准入，也提出了改善社会办医的执业环境，如税收和价格政策、医保定点范围、用人环境、大型设备的配置等，还提出了促进社会办医健康发展的措施。相关政策还加大了社会办医的支持力度，放宽了举办主体范围、服务领域和大型医用设备配置的要求，完善配套措施和加快办理审批手续，并从重点专科建设、人才引进与培养、医师多点执业、学术地位提升和信息化建设等方面，为提升社会办医的服务能力创造良好环境。这些制度的建立不仅为已有的民营医院增添了希望，也为更多的社会资本进入医疗服务行业增强了信心。

医药卫生体制改革已经进入深水区，加快发展社会办医是医疗服务业引入市场因素的重要体现，适应我国经济发展和医疗改革的背景。在医院的发展方面，我国对公立医院的投入逐年增加，财政压力加大，存在的问题却很大，为社会资本举办医疗机构提供了必要性[34]。

2．挑战

社会资本办医虽然迎来了前所未有的机遇，但也面临诸多挑战。

（1）卫生人力资源尚未完全松绑：目前我国卫生专业技术人才仍主要集中在公立医疗机构，特别是大型公立医院。虽然各地都在探索医师多点执业，但是在目前的人事管理制度下，公立医院医师在享受"体制内"福利的同时，也受到事业单位人事制度的束缚，绝大部分医师仍无法正常流动，民办医疗机构无法获得必要的优秀人才。目前，东部地区民办医疗机构主要靠吸引内地中高级的卫生技术人员，城市民办医疗机构主要吸引郊区、基层卫生技术人员。

（2）公立和社会办非营利性医疗机构待遇差别明显：社会办医疗机构基本享受不到公立医疗机构在土地划拨、基本建设、设备购置、人员支出，以及政策性亏损等方面享有的财政补助。社会办医疗机构职工因为不具备事业单位身份，在社会保障方面也与公立医疗机构职工差距明显[35]。大多数社会办医疗机构注册为营利性医疗机构，虽然国家对营利性医疗机构提供 3 年税收优惠，但 3 年后还需缴纳房产税等，除免征营业税外，其他税种、税率等同于企业，税收负担仍然较重。

此外，在医保政策方面，社会办医疗机构与公立医疗机构也存在差别。当前社会医疗保险已经成为医疗机构的重要收入来源。因此获取政府医疗保险支付资格对社会资本办医机构来说意义重大，但目前大多数社会办医机构仍难以获得。即使获得了医保支付资格的社会资本办医机构，又面临着与公立医疗机构不同的起付线、补偿比例标准等问题[36]，使其无法与公立医院形成有效、良性的竞争态势。

（五）社会资本办医如何在建立分级诊疗制度中发挥作用

社会办医在取得长足发展的同时，如何参与到分级诊疗体系中，为居民提供多层次、差异化服务，这是政府和民营医疗机构面临的现实问题。

1. 加强顶层设计，合理布局卫生资源

医疗卫生资源的不平衡性直接影响分级诊疗的实施。合理的区域卫生规划为医院的功能、定位、分工奠定良好的基础，同时也是制订分级诊疗制度的前提。分级诊疗不仅要合理分布医疗资源，还应合理分配医疗功能[37]。政府部门应加强区域卫生规划的顶层设计，通过行政干预平衡区域内医疗卫生资源，尤其是在民营医院新建、扩建、改建时进行行政干预，合理规划，以明确公立、社会资本办医疗机构的功能，形成不同级别医疗机构有序并存发展的局面，为分级诊疗实施奠定基础。

2. 引导社会资本办医加入医联体，推动分级诊疗

当前医联体成为发展社区首诊、建立分级诊疗的重要模式。但现行的医联体模式大多是公立医院之间的联合，民营医院在医联体模式中参与较少[38]。应鼓励社会资本办医加入医联体，发挥其在分级诊疗中应有的功能。

3. 改变发展观念，进行转型升级

在我国目前的分级转诊体系中，民营医院处于中间层或是称之为夹心层。现阶段能够与同级别的公立医院形成竞争的民营医院还占少数，多数民营医院在分级诊疗体系中扮演"基层医院"角色。民营医院可以以国家大力推行"社会办医""医养结合"为契机，转变发展观念，尝试转型为健康服务机构或转型成专科医疗机构。

4. 诚信经营，提升医疗技术水平

民营医院急需转变经营理念，加强自律，规范经营，走诚信经营道路[39]。这就需要完善医疗质量监控体系，加强对社会办医的规范化管理，杜绝虚假广告及欺诈等不法行为，树立诚信经营形象[40]。同时，民营医院按照区域内卫生资源配置情况，明确定位医院等级，并积极、主动参与医院等级评审，积极申报科研、继续教

育项目，打造专科特色品牌，提升医疗技术水平，真正纳入到分级诊疗体系之中 [41]。

第四节　体制与机制设计推动分级诊疗

一、医保制度

（一）医保制度与分级诊疗

2016 年 1 月 12 日，国务院印发的《国务院关于整合城乡居民基本医疗保险制度的意见》（国发 [2016] 3 号）提出："鼓励有条件的地区理顺医保管理体制，统一基本医保行政管理职能。充分利用现有城镇居民医保、新农合经办资源，整合城乡居民医保经办机构、人员和信息系统，规范经办流程，提供一体化的经办服务。"目前，许多省份已陆续建立统一的城乡居民医疗保险制度，如广西、河南、甘肃等省（自治区）城乡居民医保制度由人力资源和社会保障部门统一负责，安徽、陕西省由卫生计生部门负责管理，福建省政府成立了专门的省医疗保障管理委员会，下设办公室承担日常工作，实现"三保合一"。

随着全民医保的逐步推进，医保应该成为建立分级诊疗体系的主导力量。我国的社会医疗保险已处于从"碎片化"的医疗保障制度（城镇职工医疗保险、城镇居民医疗保险、新型农村合作医疗）向全民医疗保障制度过渡时期。如何借助医疗保险的激励机制促进分级诊疗的实现，是分级诊疗机制设计的重点。

2015 年 5 月，国务院办公厅发布的《城市公立医院综合改革试点指导意见》中也提出，要"完善与分级诊疗相适应的医保政策"。科学合理的医保支付制度有利于促进需方理性就诊行为，从而使支付制度与经济激励的变革对于医疗服务提供体系新秩序的形成、医务人员服务提供行为的转变，以及引导患者自觉参与分级有序就医产生积极的促进效果 [42]。

目前阶梯式的医疗保险共付政策仍然是各地医保制度引导患者就诊流向的主要措施。各地医保部门普遍倾向于在实施原有支付方式的基础上通过差别补偿促进分级诊疗格局的形成。其做法通常是拉开基层与综合医院之间的就诊报销比例，通过医疗费用的价格杠杆扭转就医无序的格局。差别补偿在一定程度上实现了对患者的引导作用，但由于未对医疗服务供方产生激励作用，因此无论在差别补偿方面进行多大程度的努力，传统就医报销模式对于分级诊疗的促进作用仍然有限。

此外，部分地区遵循医疗机构功能定位的原则，以单病种管理为突破口，落实医疗机构功能定位，大医院以诊治疑难复杂疾病和急危重症为主，基层医疗卫生机构主要承担常见病、多发病日常诊疗任务。如甘肃省规定分级诊疗病种严格限制转诊，2016 年对确定的省市级 50 种重大疾病、县级 250 种常见病、乡级 50 种疾病分级诊疗病种进行临床路径管理[43]。对诊断符合分级诊疗政策规定并与相应定点医疗机构签订协议病种的新农合患者，原则上只能在参合地及省内参合地以外相应级别的定点医疗机构就诊（急危重症患者除外），但不得越级诊疗。

但如果医保作用仅止于此，对分级诊疗的促进作用将非常有限，实际效果甚至是加重患者的医疗费用负担。其他地区及国际上就如何发挥医保推动分级诊疗的经验值得我们借鉴。

如中国台湾地区通过全民健保制度的落实，构建了具有自动实施特征的分级诊疗机制。中国台湾地区居民与大陆居民就医观念相似，在全民健保制度实施初期，也呈现大医院门庭若市、小医院门可罗雀的景象，但从医疗医保联动改革入手，构建分级诊疗机制，破解了患者越级诊疗的难题[44]。

中国台湾地区分级诊疗机制的特征是在全民健保实施细则中，设计激励约束医院和患者的具体机制，引导医院和患者的行为。患者在医疗服务中处于信息不对称和被动地位。分级医疗实施的关键在于约束具有信息优势和医疗服务决策权的医疗供方，以制度遏制医生处方权，引导医院和医生行为。具体措施包括：

1．建立竞争性医疗服务供给体系，为政府部门运用健保政策来调控医院行为奠定了医疗市场基础。中国台湾地区于 2004 年出台了"全民健康保险家庭医师整合性照顾制度试办计划"，将众多的私立医院和私立诊所整合到整个医疗保险体系中，同时实施"社区医疗群制度"，要求每五到十位从事基层医疗的医师组成一个相互协作的组群，共同承担整合性医疗及长期照护服务，并与区域医院建立起良好的双向转诊关系，这些群内医生逐渐培养为水平较高的全科医生，这类机构日益成为患者的首诊医院。

2．允许区域医院接受未经转诊的患者，但"保险机构比照社区医院支付医疗费用"。一般而言，大医院每门诊人次成本或每住院床日成本显著高于中小医院，接受未经转诊的患者越多，亏损越大。这就从经济利益方面约束了大医院与基层医疗机构的同业竞争。同时，在评鉴区域医院时，考核区域医院指导基层医疗机构的绩效。这种制度安排，彻底使大医院与基层医疗机构之间的竞争关系，转变为医疗技术指导与被指导的分工合作关系。

3．建立对患者的激励约束机制，实施"到大医院就医需要自付部分费用"的机制，从经济利益角度约束患者行为。如果患者不经转诊直接到区域医院就诊，自付比例也会相应提高，如果到高层次的医疗机构首诊，挂号费最高可达 450 元新台币，自付比例最高达到医疗费用的 50%[45]。

此外，近年出现的多种新型医疗服务模式也应考虑纳入医保。连锁诊所、（移动）互联网医疗、医生集团等新业态，能借助医学技术和信息化技术的进步，降低就医成本，提高服务质量，并带动健康管理关口前移，让居民少生病、晚生病。将这些新兴医疗模式纳入医保报销，短期内有增加医保支出的风险，也对医保经办部门的监管能力提出了挑战，但从长期来看，有利于鼓励各类医疗机构分流高成本的三级医院业务，引导医疗资源流向价廉质优的私人诊所、新型医疗领域，注重健康管理，长期反而节约医保资金[46]。

（二）支付制度与分配激励

作为卫生服务体系主要的第三方支付者，社会医疗保险已成为调节补偿机制的突破口。支付的目的是为了补偿卫生服务提供的成本，但它同时也能成为用于推动变革的一种手段。医保支付方式是医保补偿的重要方面，医保支付制度改革意在重塑医疗资源配置机制，以医保支付为主导，将医疗资源配置引向符合基本医保制度保障方向，这是全民医保体制下必然会发生的改变。就促进分级诊疗而言，医保支付方式一直以来都被认为是有力的配套政策。

以医疗保险支付方式为抓手的经济契约关系设计层出不穷。国际上的成功经验表明，整合机制的设计是进行整合实践的前提和关键。而在经济契约关系、机构整合原则、组织管理系统、技术支持工具、人员专业技能和整合文化环境这六大整合机制中，经济契约关系对于整合效应的实现起到了决定性作用。调整卫生服务补偿机制是各国在设计经济契约关系时普遍采用的"杠杆"。支付方式对健康整合的影响建立在这种经济契约关系之上，对整合的实现起决定性作用。可以刺激卫生人力、技术和信息在不同层级医疗机构之间的流动，使整合效应在卫生资源层面得以实现。

此外，适宜的医保支付方式可以对患者的就医行为进行引导，通过促进患者的理性分流有效提高卫生服务提供的连续性，进而实现卫生服务体系整合所要达成的"服务利用适宜、有序"的政策愿景。当前许多改革都是从支付方式的改革入手来影响供方行为。支付方式通过产生经济信号对供方产生激励，供方对这些信号的反应表现为追求自身利益最优化的医疗行为。支付方式可以造成治疗成本的经济风险在支付方和供方之间发生转移，从多个方面影响供方行为：影响医务人员对于治疗方案、服务量和药品的选择；影响卫生机构改变服务对象类型、调整机构内部的资源配置、改变医疗产出的质量等。然而，激励的作用通常很难控制，激励的最终结果很难预测，激励供方产生合理的行为是实现健康整合的关键一环。这种激励不仅以提高服务质量和控制医疗费用为目的，还应激励医疗机构间合作关系的形成，促进医疗组织行为的协同与整合发展，促进服务提供的连续性[47]。

不同支付方式都有各自的特点和利弊，对卫生服务供方和需方有着不同的影响，对健康整合的作用也各不相同。国外实践结果表明，实施传统的总额预付或按服务项目付费的结算办法不利于卫生服务体系整合的实行，或者对于整合的作用非常有限。部分国家实行的按人头付费对卫生服务体系整合具有积极的促进作用。美国、英国、法国、德国及荷兰等国家尝试了几种新的支付方式来推动健康整合，并在全国范围推广，其中比较典型的包括服务协调付费（pay-for-coordination，PFC）、按绩效付费（pay-for-performance，PFP）和捆绑支付（bundled payment）等。这些支付方式的特点在于将多项或多种服务集合于一个支付单元，通过对医疗服务提供方的经济激励促使供方减少医疗资源浪费和提高医疗质量，促进卫生服务组织的协作，提高服务提供的连续性，最终有利于卫生服务整合和机构整合。

二、基本药物制度

继医改方案公布后，2009年8月18日，（原）卫生部、国家发展和改革委员会等9部委发布了《关于建立国家基本药物制度的实施意见》（卫药政发 [2009] 78号）（简称《实施意见》），并同时公布了《国家基本药物目录管理办法（暂行）》和《国家基本药物目录（基层医疗卫生机构配备使用部分）》（2009版）。基层医疗机构全部配备使用目录药品、零差率销售、提高医保报销比例等一系列政策都将有利于转变"以药补医"机制，促进基层合理用药，降低药品费用，减轻群众的用药负担，吸引更多的患者就医，提高基层首诊率[48]。

基本药物制度实施以后，全部基本药物实施零差率销售，直接减少了15%甚至更多的药品加成。加之通过集中采购、统一配送，控制基本药物流通环节加价率，进一步降低了药品价格。同时切断了医院以及医生与药品收入的利益关系，改变了"以药补医"机制，也将促进医疗机构优先合理使用基本药物，规范用药行为，解决了药价虚高问题[49]。但是，基本药物制度实施以来，基层药物出现了短缺现象。一是由于绝对数量有限而不能满足需求；二是由于医生和患者的用药习惯还没有和基本药物相适应而导致的相对数量不足；三是基本药物集中配送不及时。在一定程度上制约了基层的服务能力。目前我国双向转诊面临的一个最大的困境是"上转容易，下转难"。基层医院对无法诊治或危重患者能主动地转诊到上一级医院，而上级医院对常见病或康复期患者却很少转入基层医疗机构，导致"上转"和"下转"严重失衡的局面。患者下转时，上级医生要将患者连同医嘱一起转回下级医生处，由下级医生协助上级医生执行医嘱并反馈执行过程中所遇到的问题，同时得到上级医生的指导。协助执行医嘱，最关键的一点是下级医院要配备有医嘱中的药物。而事实上，由于基层医疗机构只能配备使用基本药物，而上级综合医院或专科医院的药物种类繁多，相比之下上级医生用药的选择比下级医生更广，即使是在公布《国家基本药物目录》（其他医疗机构配备使用部分），并规定公立医院基本药物使用比例后，上级医生的用药选择还是比下级医生更多、更广，所以导致医嘱中的药品很多可能是基层没有的非基本药物。而且目录中的基本药物是相对较老、较便宜的药，上级医生也很少会选择这些药品来诊治患者，导致无法协助执行医嘱，造成基层患者流失，患者大量转入上级医院就诊，既不利于首诊制，同时也加大了下转难度，加剧了"上转"和"下转"失衡的局面。

三、家庭医生签约服务

（一）家庭医生签约服务与分级诊疗

建立家庭医生制度，为家庭及其成员提供契约化、连续、安全、有效和适宜的医疗卫生服务和稳定的健康管理，是世界卫生组织提倡的服务模式，是许多发达国家的通行做法和成功经验，对于加快转变卫生服务模式和管理模式，增进群众对卫生服务的认同感，建立基层医疗卫生机构与医院合理分工的诊疗模式，为群众提供连续协调、方便可及的基本医疗卫生服务具有十分重要的意义[50-51]。

开展责任医生签约服务是建立分级诊疗制度的基础，也是建立全科医生制度的重要举措[52]。通过推进责任医生签约服务，逐步建立责任医生与居民之间良好的契约服务关系，使城乡居民获得连续、综合、便捷、个性化的健康管理服务，增强居民对基层医疗卫生机构及医务人员的信任度，促进基层首诊、双向转诊、分级诊疗就诊秩序和公立医院与基层医疗卫生机构分工协作机制的形成，使责任医生真正成为居民健康的"守门人"。

2012年3月14日国务院印发的《"十二五"期间深化医药卫生体制改革规划暨实施方案》（国发〔2012〕11号）中就明确提出："积极推进家庭签约医生服务模式，逐步建立全科医生与居民契约服务关系，为居民提供连续的健康管理服务[53]。"2016年11月8日，中共中央办公厅、国务院办公厅转发了《国务院深化医药卫生体制改革领导小组关于进一步推广深化医药卫生体制改革经验的若干意见》，提出要"以家庭医生签约服务和医疗联合体为重要抓手，加快分级诊疗制度建设。"明确转诊程序和标准，实行首诊负责制和转诊审批责任制等。对于按规定转诊的患者，在医保报销政策上给予倾斜。党的十八届三中全会通过的《中共中央关于全面深化改革若干重大问题的决定》提出："完善合理分级诊疗模式，建立社区医生和居民契约服务关系。"目前，全国62.5%的省份已落实家庭医师签约服务[5]。2017年3月5日，第十二届全国人民代表大会第五次会议开幕，国务院总理李克强作《政府工作报告》，部署了2017年的重点工作任务，要求分级诊疗试点和家庭签约服务扩大到85%以上地市。

（二）各地的做法

1．江苏淮安[54]

江苏省淮安市淮安区作为江苏省首批试点县（区），在这方面做了有益的尝试和探索。经过充分调研，并根据群众需求量身定做了"健康、健民、康复及孕产"4个服务项目包，为居民提供"订单式"的个性化健康服务。淮安区创新了"五项举措"：

（1）成立技术专家组：在全区成立多个签约服务技术专家组，每个专家组成员均由三个专业公共卫生机构骨干和二级以上医疗机构专家组成，为签约居民提供技术业务保障。

（2）建立绿色转诊通道：建立乡镇与区直医院转诊绿色通道制度，保证签约居民优先享受到理想的转诊服务。

（3）健康管理团队进村巡回服务：乡镇卫生院成立由临床、公卫医师和护理人员组成的健康管理团队，每个团队负责一个片区，实行划片包干，网格化管理。健康管理团队人员定期深入村组与村医一起开展巡回入村服务，为签约服务对象提供免费检查、健康教育等。

（4）网络监管：利用区域卫生信息平台对签约服务实施网络管理，各村每签订一户居民即录入信息系统，卫生局随时可查看签约进度和履约服务情况。

（5）强化培训：为保障签约医生技术过硬，分批将乡村医生送到上级医院进修，重点培训高血压规范治疗与管理技术、糖尿病规范治疗与管理技术、农村临床常见急诊急救技能、25种基层常见病针灸推拿刮痧技术推广及村级可开展的中医药服务项目、基本公共卫生及重大妇幼卫生服务项目等5大项内容，为乡村医生开展签约服务提供技术保障。

2．上海[55]

上海市于2011年启动家庭医生制度试点，目前全市245家社区卫生服务中心已全部开展家庭医生制度试点，签约常住居民936万人，占服务人口的42%。上海市于2015年6月启动了以家庭医生制度和分级诊疗为主要内容的社区卫生服务综合改革，明确了构建分级诊疗制度的基本路径：

（1）加强家庭医生队伍建设：通过率先开展全科医师规范化培训及大专学历乡村社区医师培养，截至 2014 年，上海市已有注册全科医师 5696 人，达到每万常住人口 2.36 名，实现了国家 2020 年规划目标。

（2）做实家庭医生签约服务机制：居民可选择 1 家社区、1 家区级和 1 家市级医疗机构签约，形成"1+1+1"签约组合。签约后，居民可享有健康评估、全程健康管理、长处方与延伸处方、优先获取上级医院专科资源、诊疗费用减免等 8 项优惠。

（3）探索家庭医生制度下的有序就医模式：家庭医生对签约居民进行初诊，并根据患者病情进行分诊；对符合转诊规范的患者，家庭医生按照转诊流程开具电子转诊单，上级医疗机构优先予以预约专家专病门诊、优先检查、优先住院；对疾病康复期转诊回社区的患者，家庭医生予以社区康复、家庭病床或居家护理服务。

目前，上海市分级诊疗工作已全面启动，全市范围内已遴选出 65 家社区卫生服务中心作为居民进行"1+1+1"签约的首批试点单位；同时已基本完成试点单位的信息化系统改造，并陆续启动"1+1+1"医疗机构组合签约工作。

3．浙江 [56]

截至 2016 年 12 月底，浙江省 11 个地级市和 89 个县（市、区）政府均出台了责任医生签约服务文件，明确了签约服务经费标准和经费来源，医保差别化支付措施等，全省规范签约 1077.8 万人，规范签约率为 22.34%，其中重点人群签约为 669.5 万人，占 62.1%。

为规范开展签约服务，浙江省卫生计生委制定了《浙江省责任医生签约服务工作规范（试行）》，对签约服务路径、签约服务考核做了明确规定，要求各地从健康管理、基层首诊和群众满意度 3 个方面进行"有效签约服务"的考核，考核结果作为核拨签约服务费的依据。同时，开展多层次的培训，加大政策宣传和工作规范培训，在省内培育 20 家特色明显、实绩突出的基层机构作为签约服务培训基地，以先进示范引导基层规范开展签约服务。以示范创建和等级评审等为载体提升基层服务能力，该省累计创建 28 家国家级和 137 家省级示范社区卫生服务中心，评审出 200 家甲等和 568 家乙等乡镇卫生院，开展基层特色科室建设、基层卫生技能大比武等项目。

四、医疗联合体

国家新一轮医改方案中将调整医疗资源配置、利用格局来提高卫生服务体系的效率作为区域医疗卫生体制改革的重点任务之一。2016 年《进一步推广深化医药卫生体制改革经验的若干意见》提出，要以家庭医生签约服务和医疗联合体为重要抓手，加快分级诊疗制度建设。2017 年，全国医疗管理工作会议中对于分级诊疗工作的发展方向和目标中提出，要以医联体为载体，加强城市医联体、县域医共体、跨区域专科联盟、远程医疗协作网建设，逐步形成不同层次、不同类别医疗机构间目标明确、权责清晰的分工协作机制，形成利益共同体、责任共同体、服务共同体，促进优质医疗资源有效下沉，提升基层医疗机构服务能力。

医疗联合体是一种新形式的管理体制，将区域内不同级别医疗机构的人、财、物进行统一管理，使医联体内医院更具凝聚力，健全医院功能和职责，产出更高的社会效率和经济效益。使原有医院间的竞争转变成友好互助模式，实现了三甲医院对社区卫生服务中心的全面帮扶。在优质资源相对不足的情况下，盘活了一些处于闲置状态的二级医院的资源，使二级医院成为大医院与社区医院之间的枢纽，从而实现有序、高效衔接引导患者分级就医。同时，通过医疗资源的整合实现了"整体医学观"的核心理念，以健康为中心，加强预防性医疗和自我保健，使慢性病可以得到合理的、连续的治疗。此外，在提高医疗质量的同时，降低了医疗费用，患者在社区就医可以享受上级医院的医疗服务和便捷的转诊，实现了医患双方的"共赢"。

20 世纪 70 年代以来，北美、欧洲和亚太地区的医疗界开始广泛开展医疗资源的重组和整合实践。我国医疗资源的纵向整合是从 20 世纪 90 年代开展起来的。

（一）各地医联体的实现形式

各地医联体的实现形式有所不同，目前已逐步形成了托管、合作、集团化和兼并 4 类模式。

1. 上海市医联体模式

目前有 3 种不同的模式：

（1）"3+2+1"模式：以一家三级医院为龙头，纵向整合区域内若干家二级医院和社区卫生服务中心，组建一个紧密型联合体。

（2）"3+2"+1 模式：以一家三级医院为龙头，纵向整合若干家二级医院，形成紧密型合作关系，同时通过协议与社区卫生服务中心建立松散型合作关系的区域性联合体。

（3）3+"2+1"模式：以一所二级医院为核心，纵向整合区域范围内的社区卫生服务中心组建紧密层，同时与三级医院建立松散合作关系的联合体[1]。

2. 厦门模式

"厦门模式"是对原有社区卫生服务中心的基本医疗与公共卫生功能进行合理

划分，推进医疗资源的垂直整合。由三级医院承办社区医疗服务中心，政府承办社区公共卫生服务中心，构建了具有厦门特色的新型社区卫生服务体系。

厦门市于 2008 年 2 月正式实施"医疗重组计划"，将原来的社区卫生服务中心的医疗服务与公共卫生服务的职能进行合理划分，原社区卫生服务中心的医疗服务职能由市属三级综合性医院举办的社区医疗服务中心承接，原公共卫生服务职能由区政府举办的每个街道 1 个的社区公共卫生服务中心承接。由三级综合性医院分区、分片延伸医疗服务，从三级医院一直到社区医疗机构，组成若干个以综合性大医院为骨干实行一体化管理的"医疗服务集群"，承担基本医疗服务职能，解决社区医疗资源匮乏的问题。区政府举办的社区公共卫生服务中心由差额拨款改为全额拨款，实施收支两条线管理 [57]。

3. 武汉"医院直管"模式

武汉市第五医院实施三级医院直管社区卫生服务中心的模式。2008 年，武汉市探索社区卫生服务体系改革新模式，由武汉市第五医院"直管"6 所政府主办的社区卫生服务中心的人、财、物。该院通过组建"专家团队"到 6 所社区卫生服务中心定期巡回坐诊，同时选派社区医生到第五医院进修、学习，通过帮、扶、带提升社区卫生服务中心的医疗服务水平，并组建"健康教育讲师团"，轮流到各社区进行健康教育宣传，推广健康生活方式，促进健康教育。目前，武汉市所有的社区卫生服务中心都为居民建立了电子健康档案。第五医院和社区卫生服务中心的信息平台已经对接，实现了"一库、一网、一平台"，以及检查结果、医疗服务、慢性病管理、上下转诊等信息资源的共享。"直管"后，第五医院和 6 所社区卫生服务中心之间的转诊渠道更加畅通，达到了"病房到病房"的无缝对接 [58]。

4. 江苏镇江"集团联营"模式

2009 年底，由镇江市区两家三级甲等公立医院分别牵头组建了两大医疗集团：江苏康复医疗集团和江苏江滨医疗集团。两大医疗集团分别整合了市区若干家二级医院和社区卫生服务中心。其中，康复集团和江滨集团分别以资产和技术为纽带对集团内下级医院进行分工、协作，相辅相成，共同发展，为不同医疗需求的患者服务。两大医疗集团都采取了跨区整合的方式，通过建立法人治理结构，实行理事会领导下的集团院长负责制，同时在医院的管理体制上进行了配套改革，取消了医疗机构的行政级别，院长由医院理事会决定和任命，其他人员实行职员制，原社区的医生轮流到三级医院进行教育培训，集团内部也会选派大医院的全科医生去社区医院坐诊，促进人才的合理流动。集团内的物资由集团统一调配，集团还将建立统一的临床检验中心和物资配送中心，在集团内部顺利实现资源共享机制，即人才流动、治疗规范、设备共享等。

（二）医联体实施面临的问题

1．当前医联体的运行管理尚存在多重管理的问题

社区医疗服务中心由政府举办、集团负责管理，人事权、财政权仍归区卫生行政部门所属，集团对相应的运行管理实行托管。且不同级别医疗机构隶属关系不同，三级医院由市级卫生行政部门管理，二级、社区医疗机构则由区级卫生行政部门管理，要打破这种传统的管理体制，实现一体化的"医联体"运营体制，由集团对其进行经营管理，由卫生行政部门监督管理，还需要行政部门的大力支持与政策干预。

2．医师多点执业问题

目前三级医院医师的多点执业仍难以有效执行。根据《医师多点执业管理暂行办法（征求意见稿）》，医师执业地点总数不超过3个，而医联体中大多涉及多家医疗机构的整合，如果不以集团形式为一个统一的执业地点，医师就会面临多点执业问题。对于医联体内医师多点执业的政策还有待进一步完善。

3．医疗保险支付在医联体内的有效衔接和统一

医联体内部的各家医院只有形成了有效的利益联接和分配，才能通过激励机制使医联体真正有效运作并持续发展。社会医疗保险的建立以医保总量为纽带的医联体，统一管理，统筹使用，使医联体内部形成责任共同体、利益共同体和发展共同体，激发医联体内部患者的合理分配。

4．医联体要求体系内各级医疗机构建立完善的医院信息化模式，并实现彼此间的有效衔接，需要在区域的角度统一进行信息化建设，改变自下而上的信息化建设方式。

第五节　整合推进区域医疗资源共享与信息化建设

一、卫生信息化建设与分级诊疗

分级诊疗制度是一项系统工程，从宏观层面的顶层制度设计到微观层面的技术支撑手段都至关重要，卫生信息化正是实现分级诊疗制度的重要技术支撑。通过促进医疗卫生领域内的信息整合和共享，卫生信息化可以极大地便利患者的就医和转诊，对推动我国分级诊疗制度的建立具有重要意义。

我国开展分级诊疗的障碍之一是不同医疗机构之间缺乏联系和沟通不畅。目前

虽然很多医疗机构都建立了信息系统，但大都是独立设计和建设的。由于标准不一致和硬件平台的差异性，信息系统之间无法对接，造成基础数据重复采集、数据综合利用率较低、系统信息难以共享的局面，阻碍了分级诊疗的开展[59]。通过区域医疗信息共享平台，可以实现医疗资源信息的共享，促进医疗机构间的转诊。当患者需要转诊时其病史记录及所有的检验报告都可以由信息系统传递给转入医院，从而避免重复检查和片面诊断。方便了不同医疗机构之间的双向转诊的开展。通过远程医疗模式，由上级医疗机构的专家为基层医院提供诊断帮助，提高基层医院的医疗质量和诊疗水平，使患者在基层医院就可以享受到高水平的服务。

签约模式下的居民家庭与全科医生的持续互动关系，需要一个开放的信息系统支持。首先，全科医生庞大的培训、考核、管理计划，尤其是其高度分散的工作方式和双向转诊纵向整合的工作方式，从家庭护理到术后康复、从第三方检验到老年护理的多维工作内容，都需要业务数据交换平台支持[60]。此外，通过卫生信息化的实施，还可以利用手机 APP 等健康软件对群众开展健康教育、促进健康事业的发展。

2015 年 9 月 8 日发布的《国务院办公厅关于推进分级诊疗制度建设的指导意见》（国办发［2015］70 号）指出：要加快推进医疗卫生信息化建设。提升远程医疗服务能力，利用信息化手段促进医疗资源纵向流动，提高优质医疗资源可及性和医疗服务整体效率，鼓励二、三级医院向基层医疗卫生机构提供远程会诊、远程病理诊断、远程影像诊断、远程心电图诊断、远程培训等服务，鼓励有条件的地方探索"基层检查、上级诊断"的有效模式。促进跨地域、跨机构就诊信息共享。发展基于互联网的医疗卫生服务，充分发挥互联网、大数据等信息技术手段在分级诊疗中的作用。

二、卫生信息化在分级诊疗中的具体应用

（一）区域信息平台建设

区域信息平台可以实现区域内各级各类医疗机构及卫生行政部门资源共享、信息互通，逐步实现以居民健康档案为核心的医疗信息，包括患者的检验和检查报告、影像资料、诊断、诊疗方案、用药信息、病案首页、出院小结等，各终端都能调阅共享，从而促进双向转诊和延续性服务。

如浙江省基于卫生信息平台，整合了现有的电子健康档案库和电子病历库、预约诊疗平台、医院信息共享平台等，建立了分级诊疗信息系统，面向各级医疗机构，提供统一的转诊信息服务[61]。由于信息资源的整合，患者的就诊预约、转诊申

请和审核、电子健康档案查询、医保信息查询等均可通过该系统实现。

云南省打造的"大卫生"医疗信息化资源整合平台，协同全省各个领域的医疗应用系统，将原有系统迁移到基于规划的架构中，使云南省卫生厅在省、市、县实现了省级集中规划、标准统一、资源共享、系统整合的信息化建设目标。新农合系统、应急系统、办公自动化系统、统计直报系统等都整合到架构中，实现数据互联互通。从横向整合的角度出发，该系统为包括药品、医疗、保障、社保、公共医疗在内的"大卫生"领域提供了一个整合的资源平台，以实现各系统间信息的互联互通，更好地在省级的层面管理资源。

（二）远程诊断系统

远程诊断系统可以实现上级医院专家对基层医院的诊断帮助，让患者在家门口就可以享受到优质医疗服务，从而促进"基层首诊"的实现。如沈阳军区总医院构建的远程诊断系统能够在超声、心电图、放射、病理等方面，提供专业化、专科化的远程诊断，为疑难、危重患者提供重要的诊断依据[62]。

通过远程诊断系统，基层医院的医生利用医疗设备对患者进行检查，通过远程影像系统将患者的检查图像传输到服务器并提交影像诊断申请，上级医院专家浏览影像并提交诊断报告回传基层医院，基层医院打印报告并根据诊断结果对患者进行治疗，实现了区域内医院间临床影像结果的共享，避免了患者重复检查。

目前，我国远程医疗服务覆盖范围进一步扩大。21个省份在50%以上的县级医院或二级以上医疗机构与上级医疗机构建立远程医疗服务系统，并开展远程医疗服务，上海等8个省市达到100%[5]。

（三）智慧健康服务

以患者为中心的智慧健康服务可以便利患者的就医行为和自我健康管理，对居民合理就医行为的培养和健康行为的改善具有很大帮助作用。

如镇江市在分级诊疗开展过程中将智慧健康信息系统建设作为分级诊疗制度建设的重要抓手[63]。统一了全市的就诊卡，用于居民身份识别、个人基本健康信息存储、数据交换和费用结算，实现了居民电子健康档案和医疗机构电子病历及居民基本诊疗健康信息的调阅与共享，同时开通了居民健康查询系统，居民可以随时了解自己的健康状况，实现了健康信息的自我管理；同时通过建立统一的预约诊疗服务平台，实现互联网、手机、固定电话及数字电视的多种预约诊疗形式，方便患者的预约就诊[64]。

沈阳市妇婴医院以智慧医疗为切入点，开发掌上医院APP以及超声和出生证明预约系统。掌上医院APP将智能化就诊应用到看病的全程。通过手机登录可查询专家出诊情况和科室设置，实现预约挂号功能。不仅如此，预约挂号可精准到小时，孕产妇只要按照时段候诊即可。针对孕妇检查多的情况，APP 还提供了手机查询检查结果、医嘱信息和缴费信息的功能，患者就诊期间可以直接缴费，无需排队。

参考文献

[1] 瞿介明，李卫平，晏波，等．上海市开展医疗资源纵向整合的改革探索．中华医院管理杂志，2011，27（7）：499-502.

[2] 周业勤，钱东福．卫生资源整合：一个概念分析框架．中国卫生事业管理，2013，30（10）：724-725+740.

[3] 毛宗福，王永棣，刘继强，等．我国卫生人力资源及其研究现状．中华医院管理杂志，2003，19（1）：12-16.

[4] 代涛，陈瑶，韦潇．医疗卫生服务体系整合：国际视角与中国实践．中国卫生政策研究，2012，5（9）：1-9.

[5] 马琳．国家卫计委公布 2017 年分级诊疗工作路径［EB/OL］．（2017-01-16）[2017-01-18]．http：//www．cn-healthcare．com/article/20170116/content-488889．html.

[6] 国家卫生和计划生育委员会．2015 年中国卫生和计划生育统计年鉴．北京：中国协和医科大学出版社，2015.

[7] 中华人民共和国卫生部编．中国卫生统计年鉴．北京：中国协和医科大学出版社，2011.

[8] 陈红艺，闫丽娜，张光鹏．我国基层卫生队伍人才建设与策略分析．中国农村卫生，2016，（9）：75-77.

[9] 国家发展改革委，卫生部，中央编办，等．以全科医生为重点的基层医疗卫生改伍建设规划．百度文库，2010.

[10] 杜文娜，许璐璐．全科医生制度下全科医学教育的思考．黑龙江高教研究，2012，30（4）：69-71.

[11] 张建光．周口市农村基层卫生人才队伍现状分析．人力资源管理，2016（6）：196-197.

[12] 林淑周．福建省基层医疗卫生机构人才队伍建设存在的问题及对策探析．企业导报，2016（6）：128-130.

[13] 孙雪娇．分级诊疗关键点在解决基层首诊的人才问题［EB/OL］．[2016-03-10]．http：//www．zyzhan．com/news/detail/52737．html.

[14] 马伟杭. 资源人才"双下沉"激活基层医院. 今日浙江, 2015,（8）：47.

[15] 苏剑一."大病不出县"关键要补人才短板. 中国卫生人才, 2015,（10）：10-11.

[16] 李玉刚, 曹晓琳, 吴洪涛, 等. 分级诊疗背景下医学生基层就业意愿影响因素分析. 中国农村卫生事业管理, 2016, 36（8）：972-975.

[17] 胡善联. 医师多点执业的政策障碍与可行路径. 中国卫生政策研究, 2014, 7（1）：5-7.

[18] 谭光建. 医生值得一看, 全国医师多点职业政策汇总 [EB/OL].[2016-01-27]. http：//www．cn-healthcare．com/article/20160127/content-481175．html.

[19] 丰西西, 粤卫信. 广东医师多点执业10月1日起实施 一点注册全省有 效 [EB/OL].[2016-09-28]. http：//news．163．com/16/0928/07/C21IOSTS00014AEE．html.

[20] 胡宏伟, 王静茹, 袁水苹, 等. 卫生资源与国民健康：卫生资源投入增加会恶化国民健康吗. 社会保障研究, 2016（1）：61-71.

[21] 叶龙杰. 中央资金对乡村"断奶", 是危机吗 [N/OL]. 健康报,[2016-12-13]. http：//www．jkb．com．cn/communityHealth/2016/1213/400091．html.

[22] 吴焱, 康盛兰, 周新燕. 新医改形式下的医疗服务价格调整与医疗费用控制. 现代医院, 2011, 11（2）：98-99.

[23] 姚晓璐. 福建三明"腾笼换鸟"模式受到卫计委肯定, 或全国推广 [EB/OL].[2016-04-29]. http：//www．pharmadl．com/read/articles/123103/info．html

[24] 丁楠. 福建三明腾笼换鸟理顺医疗服务价格 [N/OL]. 中国改革报, 2016-07-15 [2016-07-22]. http：//www．smnet．com．cn/p/4598．html.

[25] 郑健阳, 深卫信. 深圳医疗服务价格大改革来了 [N/OL]. 深圳商报, 2016-12-29 [2016-12-29]. http：//szsb．sznews．com/html/2016-12/29/content_3697754．html.

[26] 余海蓉, 深卫信."减量"大于"增量"患者总体支出下降 [N/OL]. 深圳特区报, 2016-12-29 [2016-12-29]. http：//sztqb．sznews．com/html/2016-12/29/content_3698213．html.

[27] 彭玉梅, 王贤吉, 冷熙亮, 等. 关于整合公立医院资源发展高端医疗服务的方案研究 [A]. 上海卫生政策研究年度报告（2013）[M]. 北京：科学出版社, 2014.

[28] 国务院."十二五"期间深化医药卫生体制改革规划暨实施方案 [Z]. 中国政

府网，2012．

[29] 国务院办公厅．转发发展改革委卫生部等部门关于进一步鼓励和引导社会资本举办医疗机构意见的通知［Z］．2010．

[30] 国家卫生计生委，国家中医药管理局．国家关于加快发展社会办医的若干意见［Z］．2013．

[31] 裴晔，洪学智，金今花，等．医疗机构信用体系视角下的社会资本办医探讨．中国卫生经济，2016，35（9）：22-24．

[32] 林春茵．闽台合作成福建社会资本办医新热点［EB/OL］．［2017-01-10］．http：//society．huanqiu．com/shrd/2017-01/9927579．html．

[33] 庄彧．天津引进社会资本办医，民营医院驶入发展快车道［EB/OL］．［2016-05-26］．http：//district．ce．cn/newarea/roll/201605/26/t20160526_12075766．shtml．

[34] 严妮．社会办医的新时期：机遇、挑战与对策．中国卫生政策研究，2014，7（7）：68-72．

[35] 金春林，王贤吉，何达，等．我国社会办医政策回顾与分析．中国卫生政策研究，2014，7（4）：1-7．

[36] 向前，王前，邹俐爱，等．我国民营医院发展趋势及对公立医院的影响分析．中国卫生经济，2013，32（5）：14-15．

[37] 韩璐．如何为分级诊疗铺好台阶［EB/OL］．［2014-02-24］．http：//www．jkb．com．cn/news/industryNews/2014/0224/328017．html．

[38] 潘焕然．将民营医院纳入医联体．中国卫生人才，2014（1）：41．

[39] 郝丽君，董魁，刘洋，等．山西省民营医院调查研究．中国卫生事业管理，2013，30（5）：347-349．

[40] 陈晓佳，张瑞华．新医改背景下四川省民营医院发展现状调查．中国卫生产业，2014，11（9）：181-183．

[41] 赵大仁，何思长，张瑞华，等．我国民营医院与分级诊疗政策的博弈模型研究．中国卫生事业管理，2016，33（4）：250-251，285．

[42] 杨敬宇，燕武．医保支付制度改革是发挥医保基础性作用的关键．中国医疗保险，2016，（12）：39-42．

[43] 田小东．甘肃省新农合分级诊疗［N/OL］．兰州晚报，2016-02-17［2016-02-17］．http：//gansu．gscn．com．cn/system/2016/02/17/011262379．shtml．

[44] 李银才．医疗医保联动改革与分级诊疗机制：来自台湾地区的启示．卫生经

济研究, 2016, (9): 15-16.

[45] 高和荣. 台湾社区首诊双向转诊制度的运作及其借鉴. 厦门大学学报 (哲学社会科学版), 2015, (5): 76-82.

[46] 朱恒鹏, 昝馨, 林绮晴. 医保如何助力建立分级诊疗体系. 中国医疗保险, 2015, (6): 9-11.

[47] 徐源, 唐文熙, 叶婷, 等. 三种支付方式促进健康整合的作用分析. 中国卫生经济, 2016, 35 (5): 35-37.

[48] 雷明明, 冯泽永. 国家基本药物制度对双诊制的影响及对策研究. 中国全科医学, 2011, 14 (13): 1422-1424.

[49] 梁永华, 赖远全, 张春, 等. 南宁市社区卫生服务机构实施国家基本药物零差率现状分析与评价. 中国全科医学, 2010, 13 (26): 2964-2966.

[50] 景琳, 李家伟, 李娇月, 等. 推行家庭签约医生服务模式的政策思考——基于四川省试点地区调查. 中国初级卫生保健, 2014, 28 (8): 8-10.

[51] 肖筱, 袁立, 周昌明, 等. 推行家庭医生签约对社区卫生服务利用的影响. 中国卫生资源, 2015, 18 (1): 64-67.

[52] 中国共产党浙江省第十三届委员会第四次会议全面深化改革再创体制机制新优势的决定 [EB/OL]. (2013-12-04) [2015-06-01]. http: //cpc. people. com. cn/n/2013/1204/c64387-23744149-6. html.

[53] 国务院. 国务院关于印发 "十二五" 期间深化医药卫生体制改革规划暨实施方案的通知. 中国政府网, 2012.

[54] 于明星. 从分级诊疗到签约服务——淮安市淮安区深化医改的实践创新. 群众, 2015, (12): 50-51.

[55] 沈晓初. 上海市构建分级诊疗制度的改革与探索. 中国卫生资源, 2016, 19 (1): 1-3.

[56] 胡玲. 吴燕萍. 浙江责任医生签约服务由政府 "背书" [EB/OL]. 2017-01-13 [2017-01-13]. http: //news. xinhuanet. com/health/2017/01/13/c_1120301489. htm.

[57] 唐国宝, 杨叔禹. 社区卫生服务 "厦门模式" 研究. 中国全科医学, 2009, 12 (17): 1654-1656.

[58] 张海红, 杜汋, 王贺胜. 医疗资源垂直整合的几种情况分析. 医学与哲学, 2015, 36 (7): 69-72.

[59] 肖伟. 山东省卫生信息化建设现状与发展对策研究 [D]. 济南: 山东大学,

2013.

[60] 朱杰. 分级诊疗, 信息化和互联网一个都不能少. 中国信息界 -e 医疗, 2015, (11): 24.

[61] 江涛, 许烨, 楼毅, 等. 基于省级卫生信息平台的分级诊疗信息系统设计. 医学信息学杂志, 2015, 36 (10): 19-24.

[62] 高轶, 张丹, 曹志强, 等. 基于医保网络建立分级诊疗平台模式探讨. 中国数字医学, 2016, 11 (2): 98-100.

[63] 林枫. 镇江市构建基于分级诊疗健康服务体系的实践与探索. 中国医疗管理科学, 2015, 5 (4): 19-22.

[64] 宋奎勐, 韩志琰, 宋燕, 等. 分级诊疗与卫生信息化. 中华医学图书情报杂志, 2016, 25 (9): 10-12.

第六章　我国的分级诊疗模式

　　分级诊疗制度，就是要按照疾病的轻、重、缓、急及治疗的难易程度进行分级，不同级别的医疗机构承担不同疾病的治疗，实现基层首诊和双向转诊的目的。但是由于受诸多因素的影响，我国已形成了医疗资源供需错配的格局。大医院拥有优质的医疗资源，导致基层患者不得不涌向数量较少的大医院，"看病难"由此产生。而由于大医院运行成本高，患者到大医院的就诊费用高，这在一定程度上造成了所谓的"看病贵"。这是目前中国医疗体系的主要矛盾之一。因此，亟须构建适宜的诊疗模式，以缓解看病难、看病贵的难题。

　　分级诊疗在 2009 年的新医改方案中，被列为重点改革任务之一。如今决策层重新把目光投向分级诊疗，拟按"基层首诊""大病在医院"等原则，重新明确各级医疗机构在医疗服务供给体系中的功能和定位。然而，大医院是否愿意放弃普通门诊或下转患者，基层医疗机构又能否接得住，这是在分级诊疗模式改革中无法回避的核心问题。目前，全国各地都在探索适宜的分级诊疗模式。不同的分级诊疗模式有各自的优缺点，也有不同的适用条件，因此，各地应结合实际情况，在功能定位、资源配置、机制建设等方面进行综合改革的探索，从而构建布局合理、规模适当、层级优化、职责明晰、功能完善、富有效率的分级诊疗模式。

第一节　医联体模式

一、模式的内涵及特点

（一）医联体的内涵

　　医联体是区域医疗联合体的简称，目前对其定义尚无统一的认识。在公立医院改革中，医联体是指一定地域内不同类型、层级的公立医疗机构组合起来，成立协作联盟或组建医疗集团，成为利益共同体和责任共同体。患者在医联体内，可以享受到基层医院与上级医院之间的双向转诊、化验检验结果互认、专家社区坐诊、远程会诊等便捷的优质诊疗服务。

　　医联体的根本任务是优化区域医疗资源配置，实现"基层首诊、双向转诊、急慢分治、上下联动"，构建分级诊疗体系。2014 年 6 月 13 日，时任国家卫计委主任李斌在福建三明市举行的城市公立医院综合改革试点座谈会上提出，医联体上联大医院下接基层，医联体内既有综合医院又有专科医院，医疗资源流动顺畅，在推进分级诊疗制度方面具有很大优势。

（二）医联体的主要联合形式

当前我国医联体形式多样，从资源整合的方向来看，医联体可分为横向医联体和纵向医联体；从联结的紧密程度看，可分为松散型、半紧密型和紧密型医联体；从联结结构方面，可分为综合医联体和专科医联体；从覆盖区域看，可分为城区医疗机构联合、县域医疗联动、城市大医院与县级医院对口联结，以及省域医疗机构联盟等。

医联体内医院不仅要"联起来"，还要"动起来"，通过各方医疗平台协作，使基层和边远地区群众"看病难"问题得到逐步改善，使老百姓真正能得到医联体下的分级诊疗模式的实惠。

（三）医联体模式的特点

1. 医联体模式的优势

（1）在不增加国家投入的前提下，可以在一定程度上缓解"看病难"的社会问题：医联体是在不增加国家投入的前提下，通过有效调度整合医疗资源，使患者可以安心在基层医疗机构首诊，遇到急、危、重症，逐级向上转入高级别医疗机构，使患者有序流动，实现就医机会的均等化，进而提高医疗资源的使用效益。

（2）有利于实现资源共享、节约医疗卫生资源：医联体内机构可以依托大医院先进的仪器、设备，减少重复建设和投入，依托大医院医学影像中心，进行 B 超、心电图等远程会诊，疑难病例直接送到大医院诊断；部分检查项目可直接在基层卫生机构提取样本，由物流送至大医院集中检查，患者在基层卫生机构取结果；可以在社区做的检查项目，大医院专家对基层检查报告进行质控。从而节约医疗卫生资源，减少患方开支，也可以节约医保成本。

（3）有利于方便百姓就医：社区疑难危重患者可转诊到医联体内上级医院治疗，上级医院提供优先接诊、检查、住院等服务，病情稳定患者可回到社区康复。患者可在社区机构查询大医院专家出诊信息，或向家庭责任医生寻求导诊建议。

由于医联体内有上级医院的专家进行用药指导和诊疗的质量控制，通常能够扩充基层医疗机构用药，提供适量三级医院药品给社区机构，并适当延长慢性病患者给药时限，为患者用药提供便利。

（4）有利于加强基层卫生服务建设：大医院可以通过业务讲座、临床带教和教学查房等形式，对医务人员进行业务指导；同时，基层医疗机构可以安排人员到大医院进修学习。让大医院的专家团队、技术力量、管理经验等优质资源下沉到社区，提高基层的诊疗水平。

2．不同类型医联体模式比较分析

虽然按照不同维度对医联体有多种分类，医疗机构之间的权、责、利关系在每种分类中均会体现。因此，本章主要从体制机制管理、组建操作难度、利益划分情况、资源调配效率和政府财政投入几个方面讨论松散型、半紧密型和紧密型医联体模式的特点。

（1）松散型医联体模式的特点：此种模式保留了原有机构独立法人地位，其资产属性、管理体制不变；组建时不涉及管理体制机制问题，仅以技术、人才培训等合作为主，容易组建；医联体内的各个单位利益相对独立；政府投入成本低；但主要问题是联合体内部资源调配效率较低。

（2）半紧密型医联体模式的特点：此种模式在保持原有机构独立法人地位、资产管理的基础上，部分管理权转移至医联体；突破了部分管理权限，但医联体难以真正独立，组建时有一定阻力；政府财政投入适中；医联体内部通过协调可以产生有限的利益；资源调配效率适中。

（3）紧密型医联体模式的特点：此种模式将各机构原有管理权与资产权转移至医联体，医联体成为独立法人；涉及产权改革与重组，触动利益较大，不易推行；医联体内部是真正的利益共同体；资源调配效率高；但由于涉及产权、利益等重要因素，政府财政投入较高。

（四）目前主要的医联体模式

1．医疗协作模式

是医院之间按照"平等自愿、资源共享、优势互补、协作共赢"的原则，通过人才培养、技术支持、学术交流、双向转诊等模式进行院际之间的协作，从而实现优势互补，促进医疗资源合理配置与优化，提高基层医院的综合服务能力。

此模式是基于地域优势或学科（技术）优势，进行松散的协作。医联体内部各成员医院没有隶属关系，所有制性质、财务核算形式、现有资产所属关系、人员归属管理权限等不变，成员医院各自承担相应的民事责任，在经营上独立自主。

2．医疗集团模式

医疗集团是指以一家或少数医院为核心，其他医疗卫生机构或相关机构为外围，通过产权、资金或契约等方式联结的健康服务组织联合体。

按照联结方式，可分为实体整合和虚拟整合。实体整合是指服务提供者以资产和所有权整合为基础，形成一个独立法人机构，对机构内资源统一管理和调配；虚拟整合是指以技术和管理等卫生系统要素为纽带，服务提供者通过签订契约组建集团，在没有共同持有资产和所有权下分享资源，虚拟整合的医疗集团与医疗协作模式有很多共同特点。

3. 医院托管模式

医院托管模式是医院的所有者通过契约形式，将医院法人的财产权交由具有较强经营管理能力，并能够承担相应经营风险的法人去有偿经营，明晰医院所有者、经营者、生产者的责、权、利关系，保证医院财产保值增值并取得较好社会效益和经济效益的一种经营活动[1]。

根据国务院体改办等 8 个部门共同制定的《关于城镇医药卫生体制改革的指导意见》，中国医疗机构实行分类管理，针对医院托管运营的方式方法也不相同。

对于尚未完成产权制度改革的非营利性医院，在坚持医院的性质、职能、隶属关系、国家对非营利医院的各项政策"四不变"的原则下，主要实行管理托管。即在不改变产权归属的条件下，直接进行医院资产等要素的重组和流动，达到资源优化配置、拓宽外资引进渠道和资产增值的三大目的，从而谋取医院资产整体价值的有效、合理的经济回报。同时，帮助受托医院建立适合医院管理现状的职业化管理平台，并在此基础上帮助医院培养出一批具有专业管理素质的管理团队，同时指导医院合理改善医院经营管理现状。

对于产权清晰的营利性医院，实行运营托管，即以一定的经营指标为目标，帮助医院实现当期的经营指标，建立适合受托医院管理需要的职业化管理平台。

4. 院办院管模式

院办院管模式是医院通过兼并、收购、政府划拨或自办等方式取得社区卫生服务中心的所有权、经营权等。举办医院负责对所属社区卫生服务中心的人、财、物的管理。社区卫生服务中心为举办医院下属的非法人分支机构，中心主任在区卫生计生行政部门及医院院长的委托和授权下全面负责管理工作。

二、影响因素分析

（一）促进因素

1. 政策的推动

2013 年起"医联体"开始成为医改热词，1 月 7 日，全国卫生工作会议提出"要积极探索和大力推广上下联动的医疗联合体体制机制"；2013 年全国医疗管理工作电视电话会议中提出，2013 年（原）卫生部准备选取若干个大中城市推广"医联体"，通过建设"医联体"推动分级诊疗格局形成，同时形成倒逼机制，促进相关部门完善管理、补偿、运行和监管等配套政策，从而推动医联体发展。之后，各省相继出台了相关政策，开始大力发展医联体。

2．通过大力宣传提升了群众对医联体的认知

人们就医习惯的改变不可能一蹴而就，与健康行为模式相似，也要有知信行转变的过程。因此，要改变群众的就医习惯，首先应改变对医疗服务体系的认知。近几年，通过电视、广播、报纸、网络等媒体和医疗机构的大力宣传，提升了群众对医联体这一新的医疗政策的认知。逐步了解了在基层首诊、双向转诊的优惠政策及相对便利的就医条件，并有部分患者开始逐渐接受这种就医模式。

3．医联体对基层医疗机构的扶持，使基层服务机构愿意建立医联体

多数地区在建立医联体之初，大医院都会对基层医疗机构给予资金、设备等投入和支持；为基层卫生服务人员提供进修和学习的机会；为基层转诊的患者建立绿色就医通道，从而提升基层机构的吸引力。因此，基层医疗机构愿意加入医联体。

（二）阻碍因素

1．体制障碍

我国实行的公办医疗服务体系，医疗机构有行政级别，人员编制也有行政级别，财政补助则是一级政府一级财政，这从根本上决定了在缺乏上级政府主导的情况下，以资产为纽带的紧密型医联体很难落地。

2．医联体成员之间利益分配不明确

松散型医联体各成员都是独立法人，如果下派专家较多，会增加上级医院的运行成本；同时，医联体内实行分级诊疗分流大医院的患者，会减少医院的收入。因此，上级医院主动分流患者、委派专家下社区的动力不足。作为上级医院的医生，在缺少长效激励机制的情况下，也没有积极性坐诊社区。

3．医保支付难以发挥引导作用

目前医保多数是按服务付费，此种付费方式使医疗机构愿意提供更多数量的服务，以及价格较高的服务项目以提高自己的收入，上级医院不愿意下放患者，不利于分级诊疗的实施。对患者而言，多数地区，在医联体内部转诊后，医保起付线要重新计算，会增加患者就医成本，从而降低了患者选择基层医疗机构就诊的积极性。

4．社区医院用药限制

目前实行的基本药物制度，对基层医疗机构的用药权限、品种等，与上级医院有很大差别，导致患者在疾病恢复期转到基层医疗机构或上级医院开完处方到基层机构用药时，基层机构的药品无法满足需求，从而限制部分的转诊的实施[2]。

5．信息化建设滞后

由于以电子病历为核心的医院信息化建设尚在起步阶段，医联体内部基层医院与上级医院之间不能通过网络实现患者信息共享，使基层卫生服务机构建立的居民健康档案不能在连续的、动态的健康管理中充分发挥作用[3]。

6．基层医疗机构服务能力和水平的影响

人才匮乏、技术落后是影响基层卫生机构服务能力的核心要素。目前基层医疗机构卫生技术人员学历偏低、专业结构不合理、全科医师比重低、技术人员总量不足及人员流失问题严重，严重制约着基层卫生服务机构的发展，限制着基层首诊的实现。虽然可以通过进修、上级医院带教和坐诊等形式，提升基层医疗机构的诊疗能力，但短期内，难以解决基层人力资源短缺和水平不高的问题。

三、各类医联体模式介绍及评述

（一）医疗协作模式

1．案例介绍

北京市海淀区建立起了海淀区东南部、西南部、中西部、中东部、东北部、西北部 6 个区域综合医联体和肿瘤、口腔、中医和精神病防治 4 个特色专科医联体的"6+4"模式。六大区域综合医联体分别是海淀区西南部医联体 - 航天中心医院医联体，海淀区中西部医联体 - 海淀医院医联体，海淀区中东部医联体 - 以北京大学第三医院医联体（北京市规模最大的医联体），海淀区西北部医联体 - 解放军第 309 医院医联体（北京市首家驻京军队三甲医院医联体），海淀区东南部医联体 - 北京世纪坛医院医联体，海淀区东北部医联体 - 北京大学人民医院医联体。

四大专科医联体分别是海淀精神专科防治医联体——北京大学第六医院和解放军第 261 医院为核心医院，成员单位 51 家。海淀区中医专科医联体——以中国中医科学院西苑医院为核心医院，包括 31 家成员单位。海淀老年康复专科医联体——以北京老年医院为核心医院，成员单位共计 15 家，包括 3 家区属二级医院，11 家社区卫生服务中心及 1 家民营三级（专科）医院。海淀区口腔专科医联体——以北京大学口腔医院为核心医院，成员单位包括 5 家三级医院，7 家二级医院，以及 24 家社区卫生服务中心。

医联体内建立了五大机制，分别为：专科对口帮扶机制，基层首诊、分级诊疗、双向转诊机制，远程会诊和检验结果互认机制，业务指导和人才培养机制，信息互联、互通和共享机制。

海淀区的医联体纵、横联系同时发挥作用。通过纵向联合，使社区卫生服务中心与辖区内外三级医院深度合作，通过社区预约挂号和转诊的绿色通道，为该区居民就医提供便利和充分保障。通过横向联合，将不同医院的特色专科进行统筹，使其优势互补，多方位满足百姓需求。协作单位内，采取多种措施进行人才培养，使人才尤其是基层人才在医联体中得到全面锻炼，提升水平。注重加强医联体间的沟通与协调，从而逐步提高医疗服务的连续性和协同覆盖能力。

2. 医疗协作模式的经验

（1）优质资源下沉基层卫生服务机构：二级医院、三级医院专家定期到基层卫生服务机构坐诊、帮扶和远程会诊，让居民、患者在基层医疗机构就诊可以接受三级医院专家的服务；通过院际之间的协作为基层医院输送和培养实用型人才，形成合理的技术梯队，提高基层医院综合服务能力。同时，通过专家带教、技术支持、学术交流等模式，同时实现为基层卫生服务机构"输血"与提高基层卫生服务机构自身"造血"功能，促进医疗资源的合理配置与优化。

（2）明确各级医疗机构的功能及职责，促进双向转诊的实现：大医院优质的资源配置、优厚的待遇吸引了优秀的人才；优质资源和优秀人才又进一步吸引着患者资源，使大医院更强、基层更弱，从而造成大医院一号难求，基层医院门可罗雀。通过院际之间的医疗协作，明确了各级医院的职能，核心医院主要提供急危重症和疑难杂症的诊疗；二级医院主要接收三级医院转诊的急性病恢复期患者、术后恢复期患者及危重症稳定期患者；基层医疗卫生机构主要为常见病、多发病患者提供诊疗服务，以及为诊断明确、病情稳定的慢性病患者、康复期患者、老年病患者、晚期肿瘤患者等提供治疗、康复、护理服务。上级医院通过预留专家号、简化住院手续等，建立绿色转诊通道，为双向转诊提供便利条件。既减少了患者就诊的盲目性，也提高了诊治疾病的针对性。

（3）信息系统互通互联，资源共享：医疗卫生信息系统互联互通性是作为我国卫生信息化发展基础性、关键性技术问题，是以新的健康观为核心的医学模式转变和医疗服务质量提高的必然要求。此模式借助信息交互平台技术整合优质医疗资源，全面整合区域内外医疗机构的异构系统数据，实现预约挂号、双向转诊、电子病历等诊疗信息共享，促进三级医疗服务体系组合功能有效回归，从而提高区域医疗资源的利用效率。促进实现城乡居民拥有规范化的电子健康档案和功能完备的健康卡，加强了对患者进行全程的、持续的健康管理。

（4）加强医护人员培训，提高基层服务能力：上级医院采取不同措施对基层卫生服务人员进行培训。

①上级医院通过选派相关科室专家，定期去基层卫生服务机构查房、坐诊，了

解基层卫生机构的服务能力，对基层医生进行现场指导，同时有针对性地进行适宜技术的知识培训。

②上级医院的专家掌握着先进的技术和学术前沿，通过专题讲座等形式进行培训，促进基层卫生服务水平的提升和一些专科领域的发展，使社区卫生医疗技术和服务有一个质的飞跃。

③基层医疗机构定期选派技术骨干到上级医院进修，由经验丰富的专家带教指导。

④根据卫生改革与发展的需求，为基层培养具有较强管理能力、持续发展能力与核心竞争力的基层卫生管理骨干，提高基层卫生机构的管理水平。

（5）横向联合与纵向联合兼顾，充分发挥资源优势：此模式不仅是综合医院与基层卫生机构的协作，还有各个专科医院的整合，变以往同类专科医院之间的竞争为协作共赢。建立了较为完善的管理体系，包括：领导小组、工作小组、专家组和其他合作组；同时，建立了分级、连续、节约、高效的就医流程。患者可以根据服务吸引，并结合地理位置选择到医联体内的成员医院就诊，由医生接诊后根据病情和患者实际情况进行分级诊疗，需要转诊的，享受转诊便捷流程。专科医联体内部开展的协同联动服务也包括技术支持、人才培养、资源共享等。协同联动服务的开展可显著提高成员医院的诊疗水平，减少因自由就医所导致的无序就诊和资源浪费。

3．此模式的优点及启示

（1）组建容易，是推进医改进程的重要措施：此种模式组建时不涉及管理体制机制问题，仅以技术、人才培训合作为主，政府投入成本低；医联体内成员单位有自主经营权和管理权，因此组建时阻力比较小。

不可回避的是松散型医联体各成员医院由于不是利益和责任的共同体，成员机构缺乏内在的合作积极性。在我们目前的财政补偿机制和医事服务收费不合理的情况下，医院的运营模式只能靠多收患者维持自身生存，因此大型公立医院会有强大的动力吸引患者，形成强大的虹吸。而医疗协作模式对资源配置的调整，只是对不同级别医院的利益进行重新分配，而缺少能够平衡各方利益诉求的分享机制，大医院很难发自内心地支持基层首诊和急慢病分治，很难把工作做扎实，基层机构的能力也难以大幅度提升，使分级诊疗的推行难免陷入利益博弈的泥潭[4]。

但毋庸置疑的是，建立各级医院之间的联合体是推进分级诊疗比较便捷的途径。若要进一步促进医疗协作模式的发展，需要探索医联体内人事任免、编制、设备、财政投入分配等权力划分方式，并建立长效的激励机制和保障机制。

（2）协作医疗机构之间优势互补、可以减少重复建设：基层医疗机构设施、设备不足，人力资源薄弱等问题是制约其快速发展的重要因素。国家在"强基层"战略中，加大了对基层机构的投入。但也面临着两难境地，投入少则无法满足患者的需求，若以满足患者需求为基础，则会造成投入过度，浪费医疗卫生资源。通过各级医院之间的协作，各自在自己的资源、能力范围之内收治患者，既可以优势互补，也会减少因为重复建设而造成的资源浪费。但是需要注意的是，不能简单地以医疗协作去取代基层机构的建设。否则，在缺少强制分级诊疗机制和缺少科学的利益分配的情况下，此措施会更有利于上级医院借助资源优势吸引患者，从而助其进一步扩张。所以要完善利益分配机制，构建科学严谨的考评体系[5]。

4．实施医疗协作模式需要的条件

（1）建立长效激励机制：在协作医疗机构之间的双向转诊是双方经济利益重新分配的活动，因此建立长效激励机制、完善利益分配是保证双方协作长足发展的关键。政府要发挥宏观调控作用，使两者成为区域利益共同体。可以通过统筹规划，完善卫生服务筹资政策，规范卫生服务供给及费用支付方式。同时，要完善分工协作机制的规章制度和政策措施。县级以上地方卫生计生行政部门可以会同有关部门对分工协作工作开展情况以及取得的成效进行绩效考核。将公立医院帮扶、指导基层医疗机构的情况纳入绩效考核，并制订相关的激励措施和监督机制。考核指标不仅要关注上级医院技术力量下沉、培训的开展、社区卫生机构人员进修等工作的"有无"与"多少"，也同时考核上级医院下派人员的专业、质量、稳定性和连续性等问题，以保证服务的连续性和协作的可持续发展。对下基层的医务人员在待遇、个人发展等方面采取激励措施，以提高其下基层坐诊、带教的积极性。

（2）需要政府资金支持：医疗机构之间的分工协作初期，上级医院对基层医疗机构的帮扶属公益性质，分流患者会减少医疗业务收入，会产生政策性亏损，因此政府要有相应的补助，以满足医院正常运转需要，引导医院的建设发展方向和合作积极性。

（3）建设信息共享平台：患者的健康管理档案和诊疗信息是双向转诊服务衔接的重要证据。但目前上级医院与基层卫生机构的电子信息系统和纸质病历、档案都有各自的记录规范并独立在各个机构中，信息共享和传递渠道不畅，难以对患者进行动态的健康管理。因此，政府要建设区域信息共享平台，为患者、卫生服务系统和政府提供全方位、全过程的信息追踪、更新和共享，保证不同机构的卫生服务提供者能够便利查阅、及时传递和有效利用患者的诊疗信息。

同时，还可以通过信息平台实现业务协同，实现预约诊疗、远程会诊、转诊转检等，从而提高双方联系的紧密程度。

（4）明确各级医疗机构的职责，制订转诊标准：医联体建设的初衷是要按照疾病的轻、重、缓、急及治疗的难易程度，由医联体的成员医院进行分级诊疗。因此，应明确医联体内成员单位的职责分工，并通过激励约束机制来促进实现。同时，要根据每个医联体不同特点及基层医院的设施、设备、人力资源等状况，制订转诊标准及流程，规范就医程序，保障就医安全。

（5）发挥医保政策和基本药物制度的导向作用：在没有实行强制性社区首诊的情况下，医保政策在引导患者就医流向方面具有重要作用，因此双向转诊的实施需要医保政策的倾斜，如医联体内医保的互认、社区首诊报销比例的提高等。同时，在加强监管、确保诊疗安全的前提下，适当放开基层医疗机构的基本药物目录，是保证连续性服务的关键。

（6）提升基层服务能力：分工协作能否取得成功并长足发展，关键在于基层医疗机构能否让居民满意和信任，因此，首要目标应是提高基层医疗服务能力，加强基层医疗建设。

（二）医疗集团模式

1. 案例介绍

（1）江苏镇江的医疗集团模式及经验：2009 年年底，镇江市江苏康复医疗集团和江苏江滨医疗集团分别挂牌成立。康复医疗集团以镇江市第一人民医院为龙头，江滨医疗集团以江苏大学附属医院为核心，两家三甲医院各自带几家综合医院、专科医院及社区卫生服务中心。

江苏康复医疗集团是以资产整合为主的紧密型医联体，将集团内各成员各类医疗资源全部划拨到集团名下，按照需要重新分配。成立了四大中心，采购中心和消毒中心，负责集团的统一采购、消毒，以降低成本；临床检验中心和影像诊断中心，有助于提高基层医院的诊断水平；与社区医院全面联网，实行就医一卡通。

江苏江滨医疗集团则是以技术为纽带的松散型管理，重在发挥技术和科研优势，带动集团成员相对独立的发展。江滨集团成立了医疗质量委员会和护理质量委员会，规范诊疗过程，加强临床路径的推进，加强队伍建设，基层医务人员全部免费进修学习，安排专家、护士长去社区医院接诊，实行双向转诊，成立了一个会诊系统，分级分工，实现集团内的优势互补。

（2）瑞金-卢湾医疗集团模式及经验：上海交通大学医学院附属瑞金医院与卢湾区中心医院组建了医疗集团，并将卢湾区中心医院改建为瑞金医院卢湾分院。

在此基础上，2011 年 1 月，瑞金医院和原卢湾区下设的 2 家二级医院、4 家社区卫生服务中心联合，组建了上海第一个市级医联体试点：瑞金 - 卢湾医联体。2012年9月，原卢湾区4个街道共100户居民成为医联体首批签约居民，瑞金医院每个科室每个工作日给4家社区卫生中心的签约居民分别提供2个专家门诊号源。设在瑞金医院卢湾分院的医联体影像诊断中心成立之后，逐步成立了放射中心和检验中心。

同时，医联体内部建立了平台。一级医疗机构不必再配备相应的诊断设备，诊断中心会将检查报告实时传递到社区卫生服务中心。诊断医生都经过瑞金医院的规范化培训，诊断结果在医联体内可以互认。

在体制上，医保总额预付将对医联体实行打包付费，即将医联体内各级医疗机构的医保总额统一预付给医联体理事会，由理事会统一调配。为提高医联体的整体水平，瑞金医院不仅派专家下沉到社区，还为二级医院的医生提供到瑞金医院进修的机会，并且利用医院全科医生培训基地平台，对一级医院医生进行规范化培训。

2．医疗集团模式的优点及启示

（1）优势互补、提高品牌效应：品牌是一所医院战略发展的核心，具有无限的"商业"价值。通过组建大规模的医疗集团，能够将自己的品牌不断复制、粘贴，有利于增加各医疗机构的市场竞争力。

集团化运作能够对各医院的床位功能、学科设置、患者双向转诊进行统筹规划，可以促进闲置资源的合理利用，实现上下级医院的优势互补，能释放各医院固有的学科优势，拓宽学科发展空间，可最大限度地增强医院应对外部环境变化的能力。

（2）突破了药品和医保的限制：医保对医联体内各级医疗机构实行打包付费。适当的放开用药限制，签约居民可以在社区拿到上级医院开出的药品。为实现分级诊疗服务的连续性奠定了制度基础。

（3）医院集团的形成，有利于区域医疗资源的整合：可达到医疗资源共享与医疗卫生资源配置结构优化的目标，从而可以在一定程度上解决我国医疗卫生资源配置中资源的过剩与紧缺并存的结构性失衡问题。组建医院集团，可以推进各医院内部改革，对实现疑难杂症会诊中心和各类诊治中心、药品配置中心、临床检验和质控中心、大型仪器等的资源共享，为管理部门合并和人员精简、后勤服务社会化等提供体制和机制上的支持。

（4）医疗集团内部的医疗机构之间是真正的利益共同体：有利于提高工作积极性，但要防止集团重医疗轻预防、重经济利益轻社会效益等问题的产生。

3．实施此模式需要的条件

（1）清晰定位：实行集团化管理必须立足于基层医院的特点，注重服务的综合性和基础性。综合性是指医疗服务的内涵要广，既要重视基本医疗也要兼顾公共卫生服务；基础性是指医疗服务要面向社区、面向群众。

（2）明确医院产权的归属：实行集团化管理必须明确医院的产权归属，使医院的产权所有者对医院的经营管理具有监督权。医院集团不同于单个医院，产权体系比较复杂，但目前政策还不十分明确，应积极探索资产授权的途径和方法，确保医院资源的有效利用。

（3）确立核心医院：在医疗集团中必须确立核心医院，核心医院必须拥有良好的口碑，以及优秀的人才和技术，在医疗服务市场中有较强的影响力，能够带动整个医疗集团共同运转。

（三）医院托管模式

1. 典型案例及经验介绍

（1）湖北模式：2011年，湖北省咸宁市卫生局与华中科技大学同济医院签署了为期5年的托管协议，将咸宁市中也医院交由同济医院全面托管，并挂牌"华中科技大学同济咸宁医院"，托管不改变咸宁市中也医院的公益性质与功能定位、行政隶属关系、资产权属关系、职工身份、财政投入和相关支持政策等。托管后，同济医院将管理模式、医疗技术、优秀人才等引入咸宁市中也医院，并派驻院长、管理团队、专家团队开展经营管理和医疗工作，同时接收咸宁市中也医院医务人员的进修，以提高咸宁市中也医院的管理水平和医疗水平。根据协议，同济医院开辟"绿色通道"接收咸宁市中也医院转诊患者。托管模式成效明显，咸宁市中也医院医务人员素质得到提升，医疗水平、科研水平逐步提高，门诊量、住院量显著增加，患者满意度提高，患者开始回流。2014年12月，咸宁市中也医院成为亚洲第二家通过德国KTQ质量认证的医院。

（2）洛川模式：陕西省洛川县人民医院是二甲医院，2009年1月，延安大学附属医院（以下简称"延大附院"）与洛川县人民医院签订了为期5年的"托管协议"，实现"两权分离"。在托管期内，坚持"六个不变、一个保证"（隶属关系不变；独立法人组织不变，资产归属不变，医院性质和功能不变，财政拨款渠道不变，职工身份不变，保证固定资产保值增值）。同时，延大附院对洛川县人民医院提供较为先进的管理理念，对其进行人、财、物的支持，并对其经营状况承担重要责任。

2. 医疗托管模式的优点

（1）能明晰医院所有者、经营者的权、责、利关系：医院托管以后，使政府真正从"出资人"的角度，在宏观上考虑对医院资源的配置，以及对托管成效进行评价和监督；经营权则交由具有较强经营管理能力、并能承担相应经营风险的机构进行有偿经营，能够促进医院之间医疗资源的有效配置、人才合理流动、医疗技术改善，实现医院效益最大化。

（2）有利于实现公司化管理，建立现代企业制度：医疗服务虽然有其特殊性，存在部分公共产品和准公共产品，但也不例外的是市场主体，符合市场所具备的条件，存在供给与需求的变化。有利于在公立医院之间形成内部竞争市场；有利于调动和发挥医院自身的积极性和创造性，进一步更新观念，使医院管理主动适应市场变化，逐步向科学化、法人化和章程化过渡。

（3）形式灵活、不受地域局限：托管单位和被托管单位可以不在同一行政区，不受地域的限制，不涉及产权变化，组建比较容易。但目前对于医院托管模式的有关制度还不健全，医院和社区卫生服务之间的合作程序、内容等仍没有较明确的规则，盲目的发展医院托管模式会造成医疗服务行业间的纠纷，管理合作的持续性呈现不稳定性。

（4）有利于全面提高基层机构的医疗质量和管理水平：全面托管模式能从系统和细节上帮助受托医院建立、完善医疗质量管理体系。同时，托管后，实现了医疗资源的共享，医院的优质条件辐射到社区，社区可以充分利用医院提供的技术、人才，大力发展医疗服务，提升了基层卫生服务机构的医疗水平，更好的为社区居民提供服务。托管后，由真正懂得管理的人员对基层机构进行管理，加强了管理人员的专业化和职业化培养。

3．实施医疗托管模式需要的条件

（1）发挥政府的关键性作用：政府对医院改革的方向起到决定性作用。基层医院与大型三甲医院的全面合作，需要较长的时间磨合，更需要一个双方信任的桥梁，卫生行政部门最适合承担这一角色。同时，理顺医院管理委员会，组建有利于全面托管的医院领导班子是关键。

（2）高水平的管理团队很重要：托管方管理被托管医院是一项创新性很强的工作，必须将一种全新的机制引入被托管医院；同时要保持医院和社区之间资源的整合和战略上的协同，以及双方组织文化的融合。所以，医院领导必须因时制宜、因地制宜，根据医院当时的不同状况制定政策，进行必要的改革和管理，挖掘基层机构内部潜力，指导医院的发展。基层卫生服务机构要建立一种长效的人才培养和能力建设的机制，激发基层机构医务人员的积极性和主动性，在技术上对其进行指导和帮助[6]。

（3）理顺主体间关系，是医院托管发展的关键环节：政府理应在医院托管中扮演基础性的角色，进行政策规划、监督管理、统筹资源等工作，变"政府主导"为"政府引导"，大力发挥托管方的作用，促进政府—托管方—被托管医院三者的良性互动。

（4）加强制度建设是医院托管发展的有力保障：各部门应加强基础设施及配套服务建设，为医院托管可持续发展奠定良好的制度基础，包括：提高医院托管的制度化程度。制定政策或制度，明确政府责任、托管方及被托管方的权利和责任；提高政策支持力度。除加大资金投入外，给予托管方一定的税收减免、定期的培训与指导，便于其在政府可及的领域享受最大优惠政策。

（四）院办院管模式

1. 案例介绍

2009 年，广东省深圳市宝安区启动了社区健康服务管理体制和运行机制改革试点工作，探索和创新了社康管理体制和运行机制。2011 年，深圳市卫计委颁布《深圳市完善社区健康服务管理体制工作方案》，提出建立"院办院管、双向转诊、联网运营"的服务模式，并规定举办社区健康服务中心数量在 8 家以上的医院必须组建"医院社区健康服务管理中心"（以下简称"医院社管中心"），医院社管中心是举办医院下属的非法人分支机构，享有独立的人、财、物的管理权。各社区健康服务中心要在医院总账下建立社区健康财务分账户。各级政府投入及社区健康服务中心收入直接划拨到自己的社区健康账户，社区健康服务中心收支实行统一管理，其经费与医院严格划分，实行独立成本核算。医院社区健康管理中心下设四个职能科室，分别为办公室、社区公共卫生管理办公室、社区基本医疗管理办公室、财务办公室。医院社管中心负责本医院举办的社区健康服务中心的行政管理和综合协调工作，组织实施社区健康服务中心的基本医疗及基本公共卫生服务，对全科团队的工作实行绩效考核，并对具体工作进行监督、指导及技术培训。重大决策要由院长会同医院社区健康管理中心的正、副主任集体研究讨论决定后方可执行。

2. 院办院管模式的经验

深圳市采取了多项措施以有效推动院办院管模式的开展。包括医保政策向社区健康服务中心倾斜、社区健康服务中心服务收费标准降低、农民工医疗保险社区首诊制等，这些政策保障措施在一定程度上可以引导居民一般诊疗下沉，也能逐渐降低社区健康服务中心的就诊费用。

部分医院根据上转、下转人数给予一定奖励，部分医院将双向转诊的患者数量、转诊的服务、转诊患者满意度等与社区健康服务中心和医院相关科室的绩效挂钩；充分发挥上级医院的人才优势、资源优势、管理优势和保障优势，并积极向社区居民宣传在社区健康服务中心就诊的优惠政策以及上级医院对社区健康服务中心的支持，让患者逐步信任社区健康服务中心[7]。

3．院办院管模式的优点及启示

（1）有利于行政管理和业务管理的一体化和规范化：此模式是医院社区健康管中心对管办的社区健康服务中心可以实行统一管理，能够与医院的管理协调一致，有利于贯彻医院的相关制度。医院选派有能力的管理人员担任中心主任，对中心的业务和服务质量进行管理、考核和监控，有利于提高社区健康服务中心整体管理水平。但需要注意的是医院社管中心是医院的一个职能部门，其管理经验和管理机制都取决于主办医院，有可能会受到医院以医疗为主导的服务理念的影响，重医疗而轻基本公共卫生服务。如果政府财政支持力度不足，社区卫生服务中心由于承担着大量的公益性服务而面临着效益不高甚至亏损运营的局面，而这部分经济负担医院不愿意负担，难免转向医疗为主的局面[8]。

（2）有利于加强医院和社区之间的联系：社区卫生服务中心可以非常便利地使用医院资源，既包括医疗设备、病床等硬件资源，也包括专家、技术等软件资源。方便患者转诊，易于实现就诊的连续性。实行此模式时应采取积极的态度应对，加强对社区卫生服务中心人员的培训，而不能由于编制的限制，把临时聘用人员作为社区卫生服务中心的主力队伍，以免由于人员的不稳定性而影响社区卫生服务工作的正常开展。

4．实施院办院管模式需要的条件

（1）地方财政的支持：地方政府要坚持主导地位，对"院办院管"社区卫生服务机构要一视同仁，界定好此类机构的性质，在服务配套政策、落实补助经费和账务监管等方面要平等对待。按照政策损益补偿规律，通过政府购买社区卫生服务的方式对社区卫生服务机构承担基本公共卫生服务给予补偿，避免"以药养医"情况的出现，保持社区卫生服务机构的公益性。

（2）举办医院应正确对待开展社区卫生服务的意义：把举办社区卫生服务作为公益性的重要体现。同时随着国家逐步重视分级诊疗、加快公立医院改革步伐的进展，公立医院应把开展社区卫生服务作为贴近居民、提高医院公众形象和品牌管理的有效途径，而不要把社区卫生服务中心转变成只注重医疗服务的分门诊；要积极发挥举办医院在人才、设备、技术、服务等方面的资源优势对社区卫生服务机构尽职的持续的支持。

（3）转变服务理念：无论是举办医院，还是社区卫生服务机构人员都要转变思维、诊疗策略和服务模式。专科医生也要树立全科理念，全科医生要树立主动服务、全面健康管理的意识，努力打造社区卫生服务的品牌，从而促进社区卫生服务中心更好地发展，而不能过度依靠举办医院的力量。

第二节　家庭医生签约模式

一、模式的内涵及特点

（一）家庭医生签约模式的内涵

家庭医生签约服务是以全科医生为核心，以全科服务团队为依托，以社区为范围、家庭为单位、以全面健康管理为目标，在自由选择的基础上，家庭医生与居民家庭签订协议，通过契约服务的形式为重点人群提供提连续、安全、有效且适宜的综合医疗卫生和健康管理服务。

（二）家庭医生签约模式的特点

1．以团队服务为核心

理想的家庭医生签约服务是一种根据个人或家庭需求而定制的服务包，签约双方约定服务内容、形式、价格和质量，对签约对象进行连续的、全程的健康管理。签约团队不只是一名家庭医生，而是包括家庭医生、社区护士和公卫医师在内的一个团队。服务团队成员优势互补，从而实现首诊、连续、整体、整合的服务关系。

2．可享受多项服务

社区卫生服务机构通常将签约服务与分级诊疗相结合，公立医院为家庭医生服务团队优先开放专科号源，为基层医疗机构预约转诊的患者提供优先接诊、优先检查和优先住院等服务，通过此项举措可以逐渐引导患者在社区首诊。对空巢、失能、高龄、失独老人，以及行动不便、确有特殊需要的签约居民，签约医生根据协议，提供上门访视、家庭病床等服务。

家庭医生还会为居民提供免费健康促进和健康指导服务；对于诊断明确、病情稳定、需要长期服药的签约高血压、糖尿病、脑卒中等慢性病患者，可由家庭医生服务团队根据实际需要为其开具较长时间的用药量，并跟踪其用药后的健康状况。

3．注重预防，风险关口前移

家庭医生不仅单纯治疗家庭成员的疾病，还会通过健康管理、健康教育等措施，发现疾病的风险因素及不良的生活习惯和行为方式，主动帮助家庭成员养成良好的生活习惯，预防疾病的发生，进而减轻疾病负担。

二、影响因素分析

（一）促进因素

1．国家重视

近几年，国家陆续出台了相关政策文件推动家庭医生签约服务。2011 年 7 月 6

日发布的《国务院关于建立全科医生制度的指导意见》（国发〔2011〕23 号）中提出："建立全科医生制度，发挥好全科医生的作用，有利于充分落实预防为主方针，使医疗卫生更好地服务人民健康。"2016 年 6 月 6 日，由国务院医改办、国家卫生计生委、国家发展改革委、民政部、财政部、人力资源社会保障部和国家中医药管理局联合发布的《关于推进家庭医生签约服务的指导意见》（国医改办发〔2016〕1 号），是为了加快推进家庭医生签约服务而制定的法规。提出："2016 年，在 200 个公立医院综合改革试点城市开展家庭医生签约服务，鼓励其他有条件的地区积极开展试点。重点在签约服务的方式、内容、收付费、考核、激励机制等方面实现突破，优先覆盖老年人、孕产妇、儿童、残疾人等人群，以及高血压、糖尿病、结核病等慢性疾病和严重精神障碍患者等。到 2017 年，家庭医生签约服务覆盖率达到30% 以上，重点人群签约服务覆盖率达到 60% 以上。到 2020 年，力争将签约服务扩大到全人群，形成长期稳定的契约服务关系，基本实现家庭医生签约服务制度的全覆盖。"此文件对于推动家庭医生签约服务具有重要的指导意义。

2．各地积极实施

北京市自 2010 年起在东城区、西城区、丰台区开展家庭医生式服务试点探索。上海市从 2011 年起，在长宁、闸北等 10 个区域率先开展了家庭医生制度的试点，2012 年，上海市家庭医生制试点扩展到所辖的 17 个区县。

浙江省自 2014 年开始，规范签约率纳入省委组织部对各市党委、政府领导的实绩考核指标体系之一。2015 年起，责任医生签约服务已列入该省深化医改的重点任务之一。

3．人口老龄化进程加快

2010 年，全国第六次人口普查时，我国总人口 13.71 亿人，其中 60 岁及以上人口为 1.78 亿人，占 13.26%。预计到 2020 年将达到 2.43 亿人，2025 年将突破 3 亿人。同时，失能老人数量持续增加，《第四次中国城乡老年人生活状况抽样调查成果》显示，截至 2015 年底，我国失能、半失能老年人约 4063 万人，占老年人口18.3%；老年抚养比在 2015 年达到了 13.7%。

人口老龄化和高龄化伴随而来的是健康问题的增多。老年人患病率高，患病种类多，具有患病时间长、并发症多、治疗难度高的特点，从而对长期医疗护理服务的需要十分迫切。在未富先老及养老、医疗、长期照料服务等社会保障制度不完善的情况下，社区卫生服务机构通过签约服务为居家老人提供医养结合服务，是在家庭养老功能弱化、机构养老不足情况下，解决养老问题的重要举措，潜在市场非常大。

（二）阻碍因素

1. 家庭医生队伍基础薄弱，家庭医生能力不强

现有社区医生大多以临床诊疗和基本公共卫生服务为主，健康管理、营养咨询、心理服务等相关知识、技能欠缺，距离全科医生"具有预防、保健、医疗、康复等系统的医学全科知识，为服务对象实行全面、连续、及时且个性化的医疗保健服务"的要求尚有较大差距[9]。

2. 引导群众合理就医的政策体系不健全

目前社区首诊、分级诊疗、双向转诊等缺少系统的政策保证。没有政策规定居民就医必须社区首诊、分级诊疗，也没有对不同级别医疗机构之间的双向转诊做出相应规定。对签约形式、签约内容及服务标准、收费标准等缺少规定[10]。

3. 医疗保险政策亟待调整完善

医保政策对于社区医疗机构倾斜力度不大。很多地区一、二、三级医疗机构的住院报销比例差距没有拉开，不足以吸引社区居民优先考虑到社区卫生服务中心就诊，门诊就医更无任何倾斜政策。家庭医生开展的健康管理、健康教育等公共卫生服务项目没有纳入医保范畴，有些服务项目尚无收费标准，医生的劳务价值得不到应有的体现。卫生、医保、价格等部门政策联动性不强，形成不了合力。

4. 缺乏相应补偿政策

《国务院关于建立全科医生制度的指导意见》指出："全科医生按年收取服务费，服务费由医保基金、基本公共卫生服务经费和签约居民个人分担"。但具体怎样分担没有明确规定，落实中各地差异很大。

5. 保障机制不健全

（1）家庭医生待遇较低：多数地区基层医疗机构绩效工资实行总额控制，超高部分的分配政策缺乏，未建立动态增长机制。很多地方尚未建立家庭医生签约服务绩效考核机制，工作积极性无法很好地调动[11]。

（2）公共卫生服务投入经费不足：公共卫生服务工作量大幅增长，这就出现了事情做得越多，单位工作量的收益就越少，影响了基层医疗机构的积极性。

6. 政府主导作用发挥不充分

目前家庭医生签约服务还仅限于卫生部门在倡导和主推，卫生、计生、人力社保、财政、民政等部门相互协作力度不强，相关部门的支持力度有待进一步提高。基层卫生工作未纳入属地化管理，未与乡镇（街道）、村（居委会）工作考核挂钩。志愿者等社会团体和民间组织参与力度不够。

三、典型案例介绍

上海采取综合措施，推进家庭医生签约服务的开展。

1．以渐进式改革为路径

采取"1+1+1"组合式签约方式，即：居民在选择社区卫生服务中心家庭医生签约的基础上，再选择1家区级医疗机构、1家市级医疗机构进行签约，形成"1+1+1"的签约医疗机构组合，签约居民在组合内可任意就诊，如需到组合外就诊，需由家庭医生（或签约医疗机构）转诊。通过这种方式，将大部分人群纳入到分级诊疗体系，再通过政策引导和优质服务，吸引签约居民在社区首诊，渐进式地推进和实现分级诊疗。

2．以精细化管理为基础，量化工作指标，制订科学的考核评价体系

首先根据社区卫生服务中心功能定位，确定了6大类141项基本项目，明确实施基本项目的规范流程、路径、要求与考核指标。引入标化工作量方法，根据不同工作的难易、风险、耗时等因素制订每个基本项目的标化工作量。以此建立岗位管理、薪酬分配、激励、考核评价机制。

3．以优惠和激励政策为引导

对签约居民实施市级医疗机构门诊预约号源优先开放、慢性病签约居民药品"长处方"、延续上级医院处方、门诊诊查费减免等优惠服务，引导居民签约。以家庭医生为最小核算单位，实施全面预算管理，明确家庭医生年度绩效薪酬预期，根据绩效考核结果发放家庭医生基本薪酬，充分体现了"多劳多得，优绩优酬"，引导家庭医生积极做好签约服务。同时，通过完善职称晋升路径、开展系列评优表彰等多渠道扩大家庭医生职业发展空间，增强家庭医生岗位吸引力和职业认同感。

4．以优质医疗资源和信息化为支撑

各区县依托二、三级医疗机构，建立区域影像、检验、诊断技术支持中心，实现区域内优质资源共享；建立二、三级医院与社区卫生服务中心对接机制，上级医院医生定期下到社区，开展业务指导和技术把关。建立社区卫生综合管理平台，实现全面预算管理、卫生服务监管、绩效考核、财政资金拨付、薪酬总额核定等功能；建立分级诊疗支持平台，实现签约信息在市级平台、县区级平台、医疗机构、医保之间的同步，支撑预约转诊、处方延伸、药品物流配送等改革举措实施。

四、案例评述

（一）经验

通过上海的家庭医生签约服务模式可以看出，家庭签约服务的成功推行是需要

多项措施共同推进。首先要有完善的顶层设计，根据设定预期目标，分析具体实施时需要的政策支持、经济条件、设施设备等硬件设施以及管理、技术等软件条件。

1."1+1+1"的模式，可以在技术上满足患者就诊需求，也可以起到引导患者就医流向的作用。

2.探索建立了长效激励机制，在科学考评工作量的基础上，实现多劳多得，并结合晋升激励、成长激励等措施，提高岗位吸引力，进而提高人力资源素质，提高基层卫生机构服务能力。

3.医疗、医保、医药三医联动，逐步打开制约双向转诊的瓶颈。

（二）家庭医生签约模式的优点与启示

家庭医生团队提供的是连续的、全程的健康管理和诊疗服务，与居民的接触机会增多，能让居民深入的了解基层医疗机构，并由长期健康管理而产生信任感，转变对基层医疗机构的认知，促进医患和谐，最终促使居民愿意接受基层卫生服务，实现有序就诊和双向转诊。

家庭医生能够全面了解签约对象的健康状况和生活行为方式，根据个体情况制订适宜的诊疗方案；对于超出自己诊疗能力的，能够提供转诊建议。通常签约机构都有医疗协作医院或所属相应医疗集团，有强大的医疗技术团队支撑，可以通过远程会诊、绿色转诊通道等形式，为患者就医提供方便。

实施此模式时，要注意循序渐进，不可操之过急、不可能一蹴而就。

1.服务内容上从基本公共卫生服务入手，逐步带动基本医疗的签约，最后以基本医疗签约为根本而带动公共卫生服务共同发展。

2.筹资来源方面，初期以政府引导、财政补偿、机构制定签约服务策略为主，逐步过渡到通过竞争和价格调节机制，建立可持续发展的补偿机制。

3.社区卫生服务机构一定要正确评估自己的服务提供能力，一步步地深入发展签约服务，可以先与高龄老人、失能或半失能人群签约，再扩大到老年人、糖尿病、高血压等人群，最后再向全体有需求的居民扩展，签约后一定要如期、如实履约，否则会削弱自己的品牌影响力，降低居民的信任感。

（三）实施家庭医生签约模式需要的条件

1.基层医疗机构的医疗服务水平

诊疗水平的提升是保障签约服务可持续发展的关键，短期内可通过上级医院专家坐诊、远程会诊等方式提升服务能力，同时通过去上级医院进修等方式提升自身的服务能力，以吸引签约对象；当形成良性循环，则可以提升社区卫生服务机构对人才的吸引力，进行人才引进，形成虹吸效应[12]。

2．医务人员要有主动服务意识

要改变医疗为主、坐等患者的思维，要提供主动服务，可通过微信、短信或相应信息平台加强与签约对象的沟通，及时了解其需求；对慢性病患者、疾病康复期患者或心脑血管疾病患者等提供用药、复检等提醒服务。

3．完善法律体系建设

目前关于签约服务和上门诊疗的相关法律不健全，一旦发生诊疗风险或事故，容易引起医疗纠纷。目前法律体系建设的步伐滞后于全科医生执业方式改革的节奏，因此，要立足于医改目标，立足于医改形式，加快法律体系的建设。这样既有利于保护医护人员的权利、明确他们的义务，也有利于保护签约对象的合法权益。

4．改变居民就医观念

要加强对基层医疗机构的宣传，提高居民对社区卫生服务的认知，改变以往重医疗、轻预防，重大医院、轻基层的就医观念。

5．明确服务流程及收费标准

目前关于签约服务的收费项目、收费标准以及服务方式和流程缺乏统一的认识和规定。很多地区由于受财政补偿、收费依据欠缺、居民认可度低的限制，只能开展以基本公共卫生服务为主的免费签约，效果不理想。因此，必须加快制定相关的收费标准，以促进签约服务的纵深发展。同时，要明确服务流程以保障诊疗安全。

6．医保政策的支持以及长期护理险的建立

家庭医生签约初期多是以老人或失能、半失能人群为主，对行动不便的人建立家庭病床。很多地区家庭病床、护理等费用没有纳入医保范畴。上海、青岛等地建立了家庭病床补偿机制以及长期护理险制度，在推进家庭医生签约服务方面起到重要作用。

第三节　三师共管模式

一、模式的内涵及特点

三师共管是指医院的专科医师、基层医疗卫生机构的全科医师和健康（慢病）管理师，以患者为中心，将医院与基层医疗卫生机构、专科与全科、慢性病的防治及康复紧密结合，充分发挥各自优势，履行各自职责；并将在医院诊疗后病情稳定下转到社区的，以及社区发现的高血压病、糖尿病患者，通过家庭医生签约式服务，吸纳形成网络。实现在专科医师的指导下，全科医师、健康管理师共同为患者进行全方位、多角度、全程的管理。三师共管模式是基于家庭医生签约服务，但又不同于常见的家庭医生签约式服务，有自己的特色。

专科医师由医院高年资主治医师组成；全科医师是经培训后取得全科资质的基层医疗卫生机构执业医师；健康管理师是由基层医疗卫生机构选派有一定慢病管理知识基础，经培训并取得国家健康管理师资格的护理、药学、公共卫生医师等组成。

二、典型案例介绍

2016 年 8 月 30 日，福建省厦门市卫生计生委主任杨叔禹在厦门医改进展媒体沟通会上介绍分级诊疗经验时指出，厦门从大医院"舍得放、放得下"，基层医疗卫生机构"乐意接、接得住"，群众"乐意去、留得住"三大问题入手，实行"慢病先行、两病起步"的策略，以大医院专科医师、基层全科医师（家庭医生）和健康管理师"三师共管"为创新服务模式，通过创设"三师共管"团队服务模式把大医院的专科医生和基层的全科医生、健康管理师联合在一起；将三级医院医生职称晋升和下社区相挂钩，同时对专科医师下社区给予专项补助，让他们下基层培训、带教以及为社区居民解决复杂疑难问题。把患者带回基层，把全科医生的水平带起来 [13]。

专科医师由大医院的主治医师以上级别的、经过 7 年以上培训与临床经验的专科医师担任，负责患者病情的明确诊断与个体化治疗方案的制订，并带教全科医师和健康管理师；主要是针对患者的情况确定诊疗方案和治疗原则，两个月干预一次。

全科医师负责落实专科医师的治疗方案，及时掌握、处理病情，并及时与专科医师互通，预约专家门诊，并指导健康管理师的工作，每个月看一次，对患者进行全方位的全科管理并落实专科医师的诊疗方案，同时根据需要进行双向转诊。

健康管理师由护士、药师等有医疗专业背景的人员经过培训上岗，协助专科医师和全科医师与患者联系沟通、负责患者的日常随访与筛查、个体化健康教育，以及饮食、运动等生活方式的干预。专科医师、全科医师和健康管理师三者组成团队共同管理慢性病患者。

三、案例评述

（一）经验

1. 激励上级医院下转患者

引导大医院进行转型和升级，主攻重病、大病和疑难病；改革医院补偿机制；

包括将门诊补助改为住院、急诊专项补助，将住院日补助调整为出院人次补助等；激励专家下社区：包括设立带教费、门诊补贴与"三师共管"补贴；取消药品加成；将"三师共管"纳入院长年度目标考核。多项举措共同激励医院愿意下转患者。

2. 多项举措激励基层医院并提高其接诊能力

厦门市进一步完善了对基层的财政补助机制、考核机制和绩效激励机制，并将延时服务、"三师共管"分级诊疗和家庭医生签约等列入考核评价指标，通过奖励性增量绩效充分调动基层医务人员积极性。重点考核延时服务、"三师共管"分级诊疗和家庭医生签约等指标，给予奖励增量，充分调动基层积极性。2015年，厦门市社区卫生服务中心业务人员人均增加收入2.76万元，平均增幅55.93%。通过建立绩效激励机制、补充医务人员、将医保定额结算改为据实结算、专科医师带教与轮训、与社区家庭签约、鼓励社会力量参与等手段，使得基层有积极性并有能力接诊下转患者。

3. 医疗、医药、医保齐发力吸引患者基层就诊

在基层配齐糖尿病、高血压等慢性病的药品，与大医院接轨，并延长处方用量；调整医保报销比例，在医院就诊个人自付30%，在基层就诊个人自付只需要7%；转变服务模式，提高患者基层就诊的满意度；引入信息化手段助力基层医疗；发挥中医的优势，吸引患者。

（二）三师共管模式的优点与启示

1. 注重资源整合

此模式以慢性病为切入点，基于患者的需求，在坚持自愿原则的基础上，通过"三师共管"模式把健康管理、医疗等多项资源有效整合。医疗、医保、医药联动，医院、社区与疾控中心联动，将慢性病防控、治疗与深化医改纵横结合，切实提高基层的诊疗技术和服务能力，引导患者基层就诊；综合考虑上级医院、基层医院和患者的利益诉求，通过建立长效激励机制，提高各方参与的积极性；坚持政策联动，使有关部门形成持续推动工作的合力。

2. 充分利用数据化平台

建立数据化平台，充分利用健康档案和电子病历信息实行上下级医院的信息共享。对管理对象个体而言，通过数据化平台可以清晰知道自己处于三师共管的哪个阶段，有哪些健康危险因素，患有何种疾病，做过什么检查，对他的健康管理、治疗、干预到何种程度。对医疗机构而言，可以利用群体大数据综合分析对某类疾病采取何种健康管理、治疗和干预方式有效。通过大数据分析，可以为制订转诊标准和标准化流程提供科学的数据支持。

（三）实施三师共管模式需要的条件

1. 完善配套政策

通过厦门"三师共管"的实践可以看出，完善的、多举并进的政策支持至关重要。要通过政策引导，使医院、社区与疾控中心的资源整合，提升基层服务能力；打通医保和基药制度对基层首诊的限制，完善对基层的财政补助机制、考核机制和绩效激励机制。

2. 机制创新、循序渐进

在大医院补偿机制尚未健全、基层服务能力有限、群众的就医习惯尚需引导的现行体制下，不能硬性分流患者，而要从特定疾病、特定人群作为切入点，柔性引导、循序渐进的推动优质医疗资源和患者向基层"双下沉"，进而实现真正的医防融合、防治结合的服务模式，集预防保健、医疗服务和健康管理为一体的服务模式。

3. 信息化助力

慢性病管理量很大，全科医师和营养师数量不足，必须借助信息化管理，科学调配、充分利用现有资源，并实现区域数据共享。

第四节　专科医生集团模式

一、模式的内涵及特点

医生集团又称为"医生执业团体"或"医生执业组织"，是由多个医生团队组成的联盟或组织机构。"医生集团"可能属于医院，也可能是独立的"医生组织"，一般是独立法人机构，以股份制形式运作[14]。

在中国，推进包括医生集团模式在内的医生独立执业，对医疗服务市场和卫生社会环境影响深远、意义重大。对医生而言，通过加入医生集团可以促进医生服务和服务价格的市场化，充分体现不同类型医生的服务价值，提升医生的职业尊严感，从而让医生愿意通过优化服务来提升患者的认可度；对医院而言，通过医生独立执业，实现社区医院和全科医生直接对接专科医生，促进医疗体系下沉和分级诊疗；对医疗保险而言，可以预见在独立执业条件下，中国的"医生集团＋保险"商业模式开始出现，促进医疗保险由目前以经办业务为主，向健康管理型保险业务转变，推进医疗保险向本质回归。可见，推进包括医生集团在内的医生独立执业，对我国医疗体系重构具备深远影响和积极意义。

二、影响因素分析

（一）促进因素

1. 医师多点执业政策为医生集团创造了机遇

在过去，依据《中华人民共和国执业医师法》的规定，医务人员是其所在医院的独有资源，不能在不同的医疗机构执业，无法在不同类型、不同层次的医疗机构之间流动，国家出台的医师多地点执业政策为医生提供了更宽松、更自由的职业空间。但是随着医疗专科和技术的细分，在涉及多学科甚至全科医疗服务方面，单个医生的力量是有限的；高额诊疗配套设施投入、患者的获取、医保对接等成本高，独立职业者之间竞争激烈，联合起来则可以共享技术设备和资源；脱离行政运营，医生集团医生话语权提高，可以根据自己情况决定收入分配，相比受聘医院，加入医生集团收入有所提高，且可以改善紧张的医患关系。

2. 分级诊疗及鼓励社会办医政策创造了良好的职业环境

医生过去在公立医院工作，尤其是三甲医院，完全无需考虑患者来源问题。而进入自由执业（多点执业）模式，脱离了原有医院的品牌支撑，寻找患者就成为各个医生集团首先面临的问题。近年来，国家从政策层面对分级诊疗、社会资本办医、商业保险、"互联网＋医疗"的推动，可以促进优质医疗资源的下沉，极大地提升了基层医疗服务的水平和能力，而且也为医生集团提供了稳定的患者来源及众多的执业场所，为医生的自由执业创造了良好的政策环境[15]。

（二）阻碍因素

1. 从现有的医生集团来看，在一定程度上仍旧受制于目前的体制

在目前医生独立执业大环境还尚不充分具备的情况下，很多医生集团沦为了医生和患者之间的"中介"，特别是"平台型"的医生集团，帮患者找到需要的医生，帮医生找到合适的患者。而这些患者的到来最终还是要到医生所在的公立医院接受治疗。

对于体制内医生集团的医生，需平衡第一执业地点和多点执业医疗机构，现实中第一执业医疗机构是否能够真正接受原本只"属于"本院的医师多点执业这一问题，会直接影响医生集团的发展。体制内医生集团对医生来说是在不影响原有工作和收入的前提下做增量，但这对医生集团自身的经营运作效率提出了更高的要求[16]。

2. 医生集团需投资实体的医疗机构或与医疗机构合作才能开展诊疗活动

医生组成医生集团后，与医院的关系发生变化，由原来的雇佣关系，变为合作关系，而这种合作关系的开展，在国内缺乏案例标杆对照，特别是公立医院方面，如何转变院方和医生思想，创新合作方式，保障各方利益，将是一个挑战。

3．目前大多数省份医师多点执业地点仍限于省内医疗机构，对于全国性医生集团业务的开展、优秀医师资源互动仍存在限制。

三、典型案例介绍

（一）张强医生集团

张强医生集团成立于 2014 年 7 月 1 日，属中国大陆首家跨专科医生集团，创始人为血管外科专家张强医生。医生集团在北京、上海设有行政总部。随着规模扩大和品牌的成熟，逐步剥离各专科团队并投资建立独立运营的各专科医生集团，如疝外科医生集团等。2016 年初，张强医生集团顺利完成从跨专科到血管专科的转型，成为国内首家血管外科医生集团。

张强医生集团由上海、北京的原附属三甲医院的优秀外科专家团队组成，以一流的医学技术和良好的口碑提供安全、便捷、可及的优质医疗服务。张强医生集团拥有多项独家医疗技术和设备，在国内最早拥有 AccuVein、Venefit、Vscan 等下肢静脉曲张诊疗设备，目前签约机构的 4 间杂交（复合）手术室和 1 台达·芬奇手术机器人系统可以完成各类血管疑难杂症手术。

张强医生集团还采用医师主导模式（Physician Hospital Partnership，PHP）与京、沪等各大城市国际医院签约。目前签约的 9 家国际医院为：上海禾新医院、上海沃德医疗中心、北京和睦家医院、北京和睦家康复医院、浙江绿城心血管病医院、北京善方医院、青岛和睦家医院、天津和睦家医院、上海和睦家医院。

张强医生集团凭借国际先进标准和独家治疗技术成为中国治疗下肢静脉曲张的第一品牌，吸引了五十多个国家及地区的患者。2015 年，下肢静脉曲张日间手术量位居全国首位。2016 年 1 月，携手北京和睦家康复医院在国内独家开设血管康复中心，为下肢动脉硬化闭塞症患者、下肢深静脉血栓后遗症患者提供非手术的康复治疗方案。2016 年 2 月，启动医生集团下肢深静脉血栓诊疗中心，为急性深静脉血栓患者提供快速诊疗（入院 60 分钟内启动）的绿色通道。

（二）哈特瑞姆心律专科医生集团

2015 年 5 月 8 日，以完成一台代表房颤治疗最高水平的手术——永久性房颤心内外科一站式杂交消融术的形式，我国心内科领域第一个专科医生集团——"哈特瑞姆心律专科医生集团"在北京成立，由 7 位国内知名的中青年心律失常专家联合创建，他们分别来自位于北京的 6 家大型三级甲等教学医院，均为所在医院心律失常专业的骨干。

该集团在国内第一家落地机构是燕达国际医院，双方联合成立的"燕达-哈特瑞姆心律中心"旨在利用燕达国际医院优异的硬件条件以及医生集团巨大的人才优势，为广大心律失常患者提供最高水准的个体化医疗、咨询及管理服务。通过专家集体会诊和多学科专家组协作诊疗的模式，为患者制订恰当、完整的治疗方案，从而最大程度上减少误诊误治、过度医疗等现象。注重改善诊疗流程，从预约门诊、充足的咨询时间、专人协助检查和办理住院，到手术过程全程无痛和术后专人随访等，在心律失常患者诊疗过程的各个节点上提供最具人性化的服务。

该医生集团打造了心律失常专科医生和广大基层医生之间的闭环系统。利用线上和线下两种途径，采取多种形式，主动和广大基层医生交流。通过定期的免费培训、继续教授，请基层医生听查房、看手术等手段营造出心律失常专科医生和基层医生之间的"亲密关系"，让心律失常患者无论何时均处于"有人管"的闭环之中。

（三）大家医联

是中国首个由体制内医生组建的医生集团，成立于2015年3月，由两名医生、一名医疗行业职业经理人和一名律师发起，北京阜外心血管病医院心血管外科副教授、副主任医师孙宏涛是创始人之一。

集团的医生来自北京地区三甲医院，包括北京阜外医院和安贞医院心血管科、北京天坛医院脑外科、同仁医院眼科、北京大学第三医院骨科和北京大学人民医院肝胆外科等；医生职称均为副主任医师以上。

四、案例评述

（一）经验

医生主导模式（PHP模式）是医生成为主导，医生团队与医院签订合作协议，通过提供医疗服务取得分成收入或保险支付。医生主导的医生集团以专科为主，其医生多已脱离了体制。典型的有张强医生集团、万峰医生集团。

与源自美国的PHP模式相对应，体制内的分级诊疗则更具有"中国特色"。其核心内容是医生不离开体制，8小时之外多点执业；利用医生连接高端医院和基层医疗机构，实现分级诊疗，促进医生资源由大型医院向基层医院平移；医生的收入来源于提供医疗服务获得的增量收益。典型的有大家医联。

（二）专科医生集团模式的优点

上述几种模式，各有千秋。医生主导的医生集团跳出体制，享有最大的自由，积极学习西方已有经验，重塑医生和医院之间的关系，开辟出一片新天地。医生集团充当了医生经济人的角色，为签约医生提供对口多点执业的地点及业务。且执业地点多选择基层医院或高端私立医院，充分考虑专家、医生、患者的差异性和支付能力，打破了体制内的行政管理，医生或医生团队完全自由执业。

（三）实施专科医生集团模式需要的条件

1. 需要政策的支持，与产权改革相关联

可以让更多民营医院成为自由执业的平台和场所；需要进一步放开医生的多地点执业或自由执业，不断创新医生与医院合作的模式。

2. 以专业技能为支撑

医护人员的临床技能的好坏是能否缔造一个合格的医生集团的标准。在专科内的医生的技术能力，对新型临床技术的掌握和差异化高端诊疗的服务能力，以及在公立医院积累的学术功底是医生集团初期患者吸引力的主要来源。目前现有的医生集团的医生还存在专业技能良莠不齐的问题。

3. 需要专业的管理人才

医生作为医生集团的创立者和所有者，在肩负临床诊疗的同时还要承担医生集团的运营、管理，而这并非大多数优秀医生的强项。需要在医生集团管理架构中引入医疗运营管理者，不涉足具体医疗事务，负责医生集团的运营管理，法务支持等，能提供专业管理技术，具有专业化的服务和成本管控能力。

4. 构建合理的商业模式是医生集团可持续发展的关键

顺应医生资源配置的趋势是医生集团的存在基础，而构建合理的商业模式，充分挖掘互联网＋带来的行业重构和对接商业保险等支付端，是决定医生集团能否将自身技术变现，实现收入持续增长和医生集团可持续发展的关键。

第五节　互联网分级诊疗模式

一、模式的内涵及特点

互联网分级诊疗是利用信息通信技术以及互联网平台，让互联网与医疗行业深度融合，依托信息化更好地发挥分级诊疗效果。

互联网分级诊疗的特点是以信息化为依托，以医疗资源整合为手段。充分发挥大数据优势，能实现医疗数据共享、信息互联互通；让经验丰富的专家组成协作团队，通过互联网把他们的临床经验等，传递到整个团队及基层医生；同时，通过互联网平台，做到精准预约，能够节省大量的人力、物力和时间成本。

二、影响因素分析

（一）促进因素

1. 政策的支持营造了良好发展空间

2015 年 3 月 6 日，国务院办公厅印发《全国医疗卫生服务体系规划纲要（2015—2020 年）》（国办发 [2015] 14 号），明确指出：要"积极推动移动互联网、远程医疗服务等的发展。"应用信息化技术"推动惠及全民的健康信息服务和智慧医疗服务。"《纲要》提出："到 2020 年，实现全员人口信息、电子健康档案和电子病历三大数据库基本覆盖全国人口并信息动态更新。"实现各级医疗服务、医疗保障与公共卫服务的信息共享与业务协同。这为互联网医疗业的发展提供了政策支持，带来了广阔的机会空间。

2. 看病难、看病贵不可回避的现实需要优化就诊模式

我国医疗资源的极度不均衡是看病难、看病贵问题的重要根源之一。"互联网＋医疗"及互联网的分级诊疗可以改变人们传统的就诊方式，并且能更高效地利用优质医疗资源，缓解优质医疗资源不足、分布不均衡等问题，具有现实意义。

3. "互联网＋医疗"已在多领域取得成效

在医疗服务领域，全国 2000 多家医疗机构开展了远程诊疗等服务；在健康管理领域，正努力实现居民健康信息跨机构、跨区域、跨业务的互联互通；在健康产业领域，多地启动了健康医疗大数据中心及产业园建设的国家试点工程。这些是开展互联网分级诊疗的良好基础。

（二）阻碍因素

1. 信息孤岛是目前我国互联网医疗推进的最大障碍

中国依然有大量的基层医疗机构缺乏电子病历，这直接制约了医生之间的协同。同时，各个医疗机构之间数据的割裂也是对医生之间协作最大的制约，在缺乏有价值的医疗数据的对接前提下，任何所谓的医生合作都很难产生实际的价值和作用。

2. 管理体制的束缚

现有的公立医疗机构是事业单位，享受着编制带来的一定的好处，但也极大地受到了编制的制约 [17]。由于各个事业单位之间都有着明确的行政隶属关系，阻碍了不同机构医生合作的展开。同时，目前医生的职称和收入都主要来自医疗机构的考评和职称晋升体系。如果医疗机构之间的协同意愿比较弱，即使医生想要与其他机构合作，也首先必须满足能符合自身在医疗机构继续发展的前提要求，虽然多地点执业政策已经出台，但在现有体制束缚下，三甲医院的医生由于工作任务的繁忙，

仍然无法解脱出来。所有这些都有效制约了医生之间的连接，也最终制约了希望通过互联网平台来为医生提供协作的商业模式的发展。

三、典型案例介绍

（一）阿里健康互联网分级诊疗

2016年，重庆市三甲医院西南医院、二甲医院奉节县人民医院、阿里健康和奉节县扶贫办签署了分级诊疗合作协议，这是阿里健康网络医院的2.0版本，也是首个下沉到村医的互联网分级诊疗模式，阿里健康承担技术方案的设计和解决，建立互联网分级诊疗平台，将村医和奉节县人民医院、西南医院连接在平台上，提高基层医疗服务能力，释放大医院优质医疗资源，以实现农村居民"小病不出村，大病县里看，重症连省院"的目标。

通过互联网将村医和县医院、省级医院连接在一起，提升当地的整体医疗资源效率，亦有助于推动分级诊疗体系的建立和完善。

（二）微医集团专家协作组

微医集团（原名挂号网）是国家卫生和计划生育委员会批准的全国就医指导及健康咨询平台和国际领先的移动医疗服务平台，由廖杰远及其团队于2010年创建。截至2014年7月，挂号网已经与全国23个省份、900多家重点医院的信息系统实现连接，拥有超过3000万的实名注册用户、10多万名重点医院的专家。2011、2012、2013年度，挂号网累计服务患者人次分别为650万、2800万、7200万，2014年这一数字超过了1亿，已经快速成长为国内最大的互联网就医服务平台。2015年9月24日，挂号网更名为"微医集团"，着力组建5000个医生协作组织，提升基层医生在患者中的信任度，助力分级诊疗落地。旨在解决"大医生没时间，小医生没品牌"的困局，倡导以同病种（专科）为核心，跨区域医生资源纵向协作，将资深专家的经验和年轻/基层医生的时间相融合，让资深专家专注于对症患者、做经验传承，帮助年轻/基层医生获得专家的经验及转诊的绿色通道、优先会诊等资源。

"微医集团"医生协作组织由有一定影响力的知名医生或专家在"微医"中发起成立，全国相同专业的医生，包括基层的村医和社区医生，都可以申请参加。在协作组中，专家会定期向成员传授一些经验、病例和诊断方法，在协作组内，所有成员共同为患者服务。在基层医生接诊患者时，如果是常见疾病，可以自行处理；如果是复杂疾病，就可以通过微医发起视频会议，寻找专家组其他成员在线会诊。一旦确认病情比较复杂，可以向上级医院转诊。

（三）百度医疗大脑

百度在 2016 年的世界大会上将人工智能作为公司最主要的战略目标，并且在紧接着发布的财报中，宣布百度大脑有了第一个落地产品"百度医疗大脑"。借助计算能力的提升，大数据技术的发展，人工智能在深度学习技术的助推下高速发展，尤其在医疗领域，医疗大数据的积累已经初具规模。

百度医疗大脑项目，可以根据患者病症的描述给出初步诊断分析。这样一个产品不仅可以帮助患者做好病症初筛，给出合理的分诊及就医建议。它更可以作为医生助手，依靠人工智能的快速诊断能力及海量存储信息，给出病症诊断列表、罕见病提示、相似病例比对等结果，提高医生诊断效率，降低漏诊误诊率。可以改善各地区的医疗条件不均情况，平衡社会医疗资源。

四、案例评述

（一）经验

阿里健康是一个可以接入各种服务供应商的开放式平台，提出打造以医生多点执业和医院、诊所等健康服务机构有效联动为代表的云医院建设，并在医疗支付服务、药品流通和监管、基础环境建设等方面整合资源。其平台在线上布局就是开放合作的云服务、云计算等基础建设，医疗支付体系和药品信息库与流程监管标准，但根据之前提出的目标，在线下还缺少"基础环境建设"。

微医集团是专注院内就医流程优化，为百姓提供预约挂号、院外候诊、诊间支付等便捷的就医服务。独创提出了"团队医疗"概念，通过组建同学科、跨区域的线上协作组织，将大牌医生的品牌和技术下沉到基层，提升基层医生的医疗技术和服务能力，助力国家分级诊疗体系落地。通过构建的互联网平台，整合线上线下医疗资源，提供专属的健康医疗服务。

百度医疗大脑构建的百度医生平台，依托开放云平台，将云计算、大数据和人工智能与传统医疗行业相结合。这种平台化模式的医生集团，是互联网思维在医疗领域的积极尝试，其核心内容在于弱化医院的角色，搭建医生和患者直接沟通的平台；借助移动互联网技术，实现跨地域、跨医院、跨科室协同合作，随时为全国的患者提供服务；医生通过提供服务获得收入，集团则通过管理收取费用，从而实现盈利。

（二）专科医生集团模式的优点及启示

1. 能够充分利用大数据方法进行分析

通过数据的关联性，使整体数据流动起来，让数据背后的信息得到清晰呈现。

互联网对分级诊疗的促进作用之一是能够实现转诊的精准匹配，减少资源浪费。

2. 为基层服务能力提升搭建平台

以往是通过医疗协作、医疗集团等医联体模式对基层医疗机构进行帮扶和培训，通过互联网平台，可以利用平台的信息优势，顶级专家可以随时通过案例讨论、在线会诊等多种方式辅导基层医生和年轻医生。同时，为远程会诊提供了强大的技术支持，有利于节约医疗资源。

（三）实施专科医生集团模式需要的条件

1. 资源配置

互联网分级诊疗的模式是有前途的，但是现在我国患者的就医习惯依旧是以公立医院为主，在每个人有限的医疗资源配置下，能否通过合理的配置医疗资源是关键。目前，对民营医院的支持政策、对多地点执业的进一步放开是重大的利好。

2. 利益分配

互联网分级诊疗模式推行的过程中要遇到各种阻碍。最重要的是来自公立医院的挑战，无论是哪种模式都需要有稳定的收益，互联网分级诊疗能否落实，关键还在于找到自己的定位，能否有可持续的、能够盈利的商业模式。以及要明确信息平台、医生之间的关系和利益分配原则。基于利益相关者理论，制订适宜的激励措施和利益分配模式。

3. 技术平台

技术平台是互联网分级诊疗模式的基础，其中医疗信息孤岛问题就成为了重中之重，推动各医疗机构信息的标准化也是必须要做的一件事情。如何实现该模式中的主动上传信息、垂直传递信息和信息的"间接共享"是解决该模式中技术平台问题的关键。

小结

1. 医联体的主要模式包括医疗协作模式、医疗集团模式、医院托管模式、院办院管模式；促进医联体的因素包括政策推动、通过宣传提高了群众对医联体的认知、医联体对基层医疗机构的扶持，使基层服务机构愿意建立医联体；医联体发展的阻碍因素包括体制障碍、医联体成员之间利益分配不明确、医保支付难以发挥引导作用、社区医院用药限制、信息化建设滞后、基层医疗机构服务能力和水平的影响。

2. 家庭医生签约模式的特点是以团队服务为核心、可享受多项服务、注重预防、风险关口前移；促进因素包括国家重视、各地方政府支持、人口老龄化带来的需求增多；阻碍因素包括家庭医生队伍基础薄弱，家庭医生能力不强；引导群众合理就医的政策体系不健全，目前社区首诊、分级诊疗、双向转诊等缺少系统的政策保证。没有政策规定居民就医必须社区首诊、分级诊疗，也没有对不同级别医疗机构之间的双向转诊作出相应规定。对签约形式、签约内容及服务标准、收费标准等缺少规定；医疗保险政策亟待调整完善；缺乏相应补偿政策；保障机制不健全；政府主导作用发挥不充分。

3. 三师共管是指医院的专科医师、基层医疗卫生机构的全科医师和健康（慢性病）管理师，以患者为中心，将医院与基层医疗卫生机构、专科与全科、慢性病的防治及康复紧密结合，充分发挥各自优势，履行各自职责，将在医院诊疗后病情稳定的患者下转到社区，而且社区发现的高血压病、糖尿病患者，通过家庭医生签约式服务，形成网络。实现在专科医师的指导下，全科医师、健康管理师共同为患者进行全方位、多角度、全程的管理。

4. 医生集团又称为"医生执业团体"或"医生执业组织"，是由多个医生团队组成的联盟或组织机构。"医生集团"可能属于医院，也可能是独立的"医生组织"，一般是独立法人机构，以股份制形式运作。从现有的医生集团来看，在一定程度上仍旧受制于目前的体制。

5. 互联网分级诊疗是利用信息通信技术以及互联网平台，让互联网与医疗行业深度融合，依托信息化更好地发挥分级诊疗效果。互联网分级诊疗的特点是以信息化为依托，以医疗资源整合为手段。充分发挥大数据优势，能实现医疗数据共享、信息互联互通；让经验丰富的专家组成协作团队，通过互联网把他们的临床经验等，传递到整个团队及基层医生；同时，通过互联网平台，做到精准预约，能够节省大量的人力、物力和时间成本。

参考文献

[1] 萨础日娜，李蔓婷，朱思慧. 公立医院改革背景下三地医院托管实践之比较分析. 前沿，2016，(5)：71-77.

[2] 钱东福，周业勤. 医疗集团内医院和社区间服务协作的障碍因素分析. 中国全科医学，2014，(13)：1464-1469.

[3] 彭欣元，周焕. 医联体背景下区域医疗信息化平台建设中存在的问题及对策. 现代医药卫生，2016，32(1)：147-148.

[4] 关昕. 基于区域性医疗集团下的双向转诊模式探讨——以"北京复兴模式"与"大庆模式"为例. 中国社会医学杂志，2009，26(5)：303-305.

[5] 陈晓，兰慧，袁艳，等．医疗机构医疗服务协作模式 SWOT 分析及发展策略．解放军医院管理杂志，2015，22（3）：266-268．

[6] 雷海潮，王爱国，钟东波，等．公立医院托管改革的实践与启示．中华医院管理杂志，2003，19（8）：15-18．

[7] 姜元清，王君华．院办院管社区卫生服务中心面临的问题及对策建议．中国卫生质量管理，2013，20（5）：105-107．

[8] 田华伟，刘涵，张玉润，等．"政府办管""院办院管"和"市场办管"三种社区卫生服务模式比较分析．中国全科医疗，2014，17（22）：2575-2578．

[9] 胡霞，黄文龙．社区居民家庭医生签约意愿影响因素实证研究．南京中医药大学学报（社会科学版），2014，15（3）：178-183．

[10] 马伟，许学国．合同法视角下完善家庭医生签约式服务的思考．中国全科医学，2015，（16）：1980-1983．

[11] 高凤娟，韩玲玲，刘菊红，等．不同国家和地区的家庭医生签约服务模式及激励机制介绍．中国乡村医药，2016，23（19）：59-60，62．

[12] 刘岩．医联体研究、建设与实践须把握好几个关键要点．卫生软科学，2016，30（6）：3-4．

[13] 刘远立．重心下沉 分级诊疗——厦门市的"三师共管"模式（节选）．现代医院管理，2016，14（4）：14-15．

[14] 严善梅，黄海．新形势下医生集团发展模式探讨．医学与哲学，2016，37（9）：17-20，24．

[15] 郝德明．医生集团激活医疗生态圈．中国卫生，2016（6）：78-80．

[16] 谢宇，佘瑞芳，杨肖光等．中国医生集团的现状、挑战及发展方向分析．中国医院管理，2016，36（4）：1-4．

[17] 杜创．平台理论视角下的互联网与"分级诊疗"．中国卫生政策研究，2016，9（1）：58-64．

第七章　国外分级诊疗模式

　　分级诊疗对医疗卫生服务领域发展的优势作用已经得到世界各国的普遍认可，根据医保制度主导权的不同以及各国的实际国情，各国的分级诊疗的运行框架也有所不同。

　　目前，我国的分级诊疗还处在探索阶段，在三医联动的改革背景下，分级诊疗制度是串联医疗、医保、医药改革的主线，必将成为我国医疗体制改革的方向。对不同国家的分级诊疗模式和框架进行分析，探索其实施的制度体系基础，分析其存在的不足，对于完善我国分级诊疗制度具有借鉴意义。

第一节　美国模式

一、模式介绍

　　美国分级诊疗已经实施了 50 多年，其主要特点是家庭医生首诊制和双向转诊制度。家庭医生首诊制也被称为医疗卫生体系的"守门人"制度、医疗保险基层就医首诊制度。家庭医生是整个美国社会以防为主，围绕家庭保健组织的医疗和保险体系的核心，是美国分级诊疗的起点，也是关键点。家庭医生通常是私人开业，有自己的私人诊所，也在社区医院兼职，其数量占医生总数的 80% 以上，作为初级医疗服务承担者分流了大部分患者。转诊要求家庭医生对患者的基本病情进行详细了解和初步诊断，以及需要专科医生对患者的诊疗意见等。分诊诊疗能够顺利进行的一个前提条件，就是社区内的医生能够对疾病做出基本的分析和初步诊断，并根据病情为患者选择不同专科的医生 [1]。

　　在美国的分级诊疗模式下，居民首先要选定自己的家庭医生，如果居民没有生病，家庭医生负责督促其做定期检查，监控健康，防止大病产生，同时负责居民的健康教育，做好健康维护；如果居民患常见病，作为一线医生，家庭医生要根据居民的医疗档案，用专业知识制定最合适的治疗方案，并把需要住院、手术或者做复杂设备检查的患者带到自己兼职的社区医院进行诊治；如果居民患大病，家庭医生解决不了或认为有必要，则会开具转诊证明，将患者转诊给专科医生做进一步的检查、诊断和治疗；如果病情需要住院治疗，家庭医生或专科医生会联系合作医院将患者转入住院治疗；当病情缓解后，患者再转回医生诊所复诊[2]。

美国的家庭医生首诊制会因不同的私人医疗保险管理模式而有所差别。美国私人医疗保险主要包括健康维护组织（Health Maintenance Organization，HMO）和优先服务提供者组织（Preferred Provider Organization，PPO）两类。根据美国保险政策的要求，购买 HMO 保险的患者必须由家庭医生转诊，而购买 PPO 保险则不用通过家庭医生转诊，患者可以直接看专科医生，但绝大多数的 PPO 客户也都为自己找了家庭医生，并更愿意由他们来协助转诊，这都因为家庭医生在美国医疗体系中扮演着重要角色，发挥着重要作用。

二、制度体系基础

美国分级诊疗实施了 50 多年，迄今已形成其自身成熟的体制和机制，社会制度、健康保险、医疗服务等制度体系，以及服务理念等都影响着分级诊疗的形成和发展，促使美国形成了具有自身特色的分级诊疗模式。

（一）社会制度

美国分级诊疗的顺利实施，是以家庭医生作为关键环节，美国人就医能做到首选家庭医生与美国的社会制度有一定关系。

1. 自由竞争的医疗体制

美国文化崇尚自由主义，尊重个人选择，经济体制崇尚自由竞争和市场效率，医疗体制也相应以自由竞争和高度市场化为主要特征。私立医院占全部注册医院的87%，家庭医生也多为私人开业，居民对家庭医生具有较大选择权，家庭医生与有消费能力的个人，通过市场经济原则自由搭配，优胜劣汰，其收入完全取决于服务的人数、质量及效率[3]。自由竞争的医疗体制以及由此形成的收入分配和激励机制，促进了分级诊疗的良性发展，即家庭医生之间、社区医院之间、社区医院和其他医院之间形成强烈的竞争关系，各竞争主体必须以高医疗技术水平作为取胜的关键手段，从而使家庭医生的医疗技术水平提高，居民也因此信任家庭医生，有了首诊在社区的主观意愿。

2. 严格的医学教育及从业制度

美国实行高质量的精英医学教育和严格的从业资格制度。美国医学会对家庭医生执业设定了非常高的门槛，首先需接受 4 年大学普通教育，获得学士学位后参加仅有 10% 左右通过率的医学院考试，完成 4 年医学院培训后，再申请 3 年的家庭医学住院医师规范化培训[4,5]（图 7-1）。

在至少 11 年的教育及培训过程中，医学生要参加美国医师执照及美国家庭医学委员会组织的各个阶段的考试。规范化培训结束后，住院医师还需考取家庭医师执业资格证书，以具备全国范围内的行医资格。从业后，家庭医生需参加继续医学教育，每6年必须参加家庭医学委员会组织的家庭医师资格再认证考试，合格者再注册执业，不合格者吊销执业资格。政府医疗当局每年也都会发布全国统一的医疗操作标准，不管医生在哪里行医都必须按照这一标准操作，保证了各地医生的医疗水平基本持平和医疗服务质量的统一[6]。

高质量的精英医学教育，严格的不断进阶的医学教育考核和资格认证，以及统一的操作标准，使得家庭医生具备了高水平的医疗服务技术，能够对疾病做出基本的判断和了解，且不会因地区或所在医院类别不同而有所差异，居民就医时自然首选就诊最方便的家庭医生。

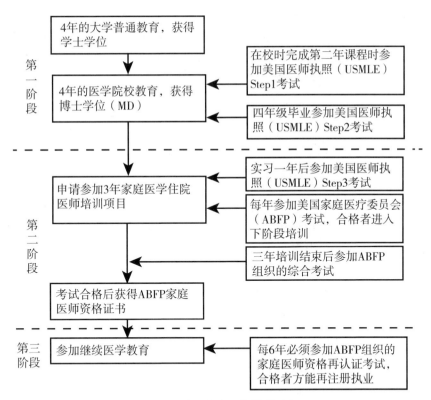

图 7-1　美国家庭医师培养过程

3．三方共管的监督机制

美国对家庭医师的监管实行三方共管的方式。一方是完备的医疗差错或纠纷善后体系，包括调解和医疗诉讼。一旦进入司法程序，会有相对客观的司法评价体系。如因医疗差错或事故接受处罚，其后果对医生的经济和工作获得均是灾难性的。为此，所有的医生都必须购买医疗事故保险，且医疗事故保险费非常高，有时甚至要占医生收入的绝大部分；另一方是运行有效的医生自律组织，如行业协会或医院董事会等，如果出现违法或失职，医务人员会被打入诚信档案黑名单，并被终生吊销执照，从此不会被美国境内的任何医疗机构聘用；还有一方就是医疗保险制度和组织，监督和保证医疗质量，制约医生的行为。三方共管的监督机制对于保障家庭医生的服务质量具有重要作用，有利于消除居民家庭医生首诊的一些顾虑[7]。

4.约定俗成的就医习惯

在美国，患者直接到大医院就诊需要预约，且预约时间长于由家庭医生转诊所需时间，同时又缺乏对专科诊所、专科医生和就诊医院的相关信息，因此，即便在选择医院、医生时没有强行规定，患者仍会在家庭医生处首诊，以他们的指导为基础，确定进一步的治疗方案。如购买 PPO 保险的参保人，保险规定不用通过家庭医生转诊，患者可以直接看专科医生，但绝大多数的 PPO 客户也都为自己找了家庭医生，并更愿意由他们来协助转诊。可以看出，家庭医生首诊已经成为一种约定俗成的就医习惯，为美国的分级诊疗提供了有力支持。

（二）保险机构主导下的管理型医疗保健体系

美国的分级诊疗体系不是由政府机构主导，而是在保险机构主导下的管理式医疗保健体系内完成的。保险公司是医疗服务的购买方和支付方，把持着美国分级医疗体系的话语权。保健体系内有医院、诊所、检验室、初级医疗保健医生等成员，可以满足患者的大多数就医需求。患者有选择某个组织的自由，但必须选择加入这个保健体系，并遵守游戏规则。

1.医疗保险为主导

美国的医疗保险体系有着鲜明的特征。作为经济发达国家，美国与其他西方福利国家不同，"是目前唯一没有实现全民医疗保险的国家"。另外，美国也是世界上推行医疗市场化最典型的国家，医疗保险以商业医疗保险项目为主，政府仅对特殊群体的社会医疗保险提供扶持[8]。

医疗保险在美国的医疗服务体系中起着举足轻重的作用，在整个分级诊疗体系中更是发挥着主导作用，其引导患者就诊习惯最主要的办法之一就是价格差，体现在两个方面：

（1）患者是否通过自己的家庭医生转诊：体系内有的组织要求强制性转诊，如不通过家庭医生转诊，全部费用需要自费，有的组织则允许不通过家庭医生而直接到专科就诊，但自付费用相对较高。

（2）医生和医院是否在保险覆盖的网络中：在加入一个保险计划的时候，一般情况下，保险公司会为受益者提供一份医院和医生的列表。列表中把医生和医院分为三类："核心网络资源"（Core Network）、"推荐网络资源"（preferred Network）和"非推荐网络资源"（non-preferred Network）[9]。三个类别的医生和医院对于患者来讲费用差异很大。举个例子，以下是安泰保险典型的一个不同网络内医疗资源或者网络外医疗资源费用对比。除了起付线不同以外，患者每次到家庭医生和专科医生处就诊的时候，需要负担的自费诊疗部分和住院费用部分都有明显差异。

表7-1　不同网络资源下的保险自付费用比较

	核心网络资源	推荐网络资源	非推荐网络资源
起付线	1000 美元	2000 美元	3000 美元
家庭医生门诊	每次自付 25 美元 +10% 的诊疗费用	每次自付 25 美元 +20% 的诊疗费用	每次自付 25 美元 +40% 的诊疗费用
专科医生门诊	每次自付 25 美元 +10% 的诊疗费用	每次自付 25 美元 +20% 的诊疗费用	每次自付 25 美元 +40% 的诊疗费用
住院费用	自付 10% 的诊疗费用	自付 20% 的诊疗费用	自付 40% 的诊疗费用

2．管理型医疗保健体系为基础

（1）管理型医疗保健体系构成：美国的保健管理体系由医疗保险计划方（保险公司）和医疗服务提供方（医疗机构）双方共同进行，通过经济刺激及组织措施调控供需双方。如通过诊断相关分类（diagnosis related groups，DRGs）规定的各种疾病的相关诊疗指征和住院时间，严格作为医疗费用管理和报销的依据，以经济手段为杠杆，引导医务人员和患者进行转诊治疗。美国的转诊模式以保健管理体系为基础，美国的保健管理并非患者与医生之间自由双向互选，而是更加强调监督卫生服务的供给，卫生服务供方与管理型卫生保健组织相互制约，严格控制参加者的权益。

（2）管理型医疗保健体系目标：管理型医疗保健的目标包括成本控制、医疗服务的合理化和适宜化、提高管理和临床的效率、减少重复的医疗服务、促进广泛的签约机制、改变供需双方的行为。

（3）管理型医疗保健体系特征：管理型医疗保健的特征包括严格地利用评估分析监督和医生的医疗行为模式；充分发挥全科医生管理患者的作用；鼓励患者选择高效率、高质量的服务提供者；质量促进计划；通过支付方式的改革，影响医生和医院对服务质量和成本效益的关注。

（4）管理型医疗保健体系形式：保健管理有健康维护组织（HMO）、优选服务提供者组织（PPO）、服务点组织（POS）和专有提供者组织（EPO）等形式。这几种形式通过设置自付额的高低影响患者支付费用，从而调节患者在网络内（in-network）与网络外（out-of-network）间的就医流向，鼓励患者在网络内的社区就诊。通过保健管理体系的经济激励作用，促使网络内的双向转诊科学、高效。

（三）医疗服务体系

美国的医疗卫生服务体系可以分为两级：第一级为私人诊所，第二级为医院。

1．私人诊所

由私人开业医生组成，承担患者的初级治疗。美国大部分医生是私人开业，其中1/3是初级保健医生，2/3为专科医生。居民患病首先找到自己的家庭医生，如果需要做进一步的诊断治疗或住院治疗，医生可将患者推荐给医院，继续为患者服务，并分别收取费用[10]。

2．医院

由各种形式的医院组成，承担患者的基本治疗和高级治疗。医院按照规模和管理模式可以分为社区医院和大型学术教学中心。

（1）社区医院：一般来讲，只要在社区内，能让广大群众就医的医院就可以称为"社区医院"。社区医院规模较小，但由于严苛的医生上岗、培训及考核制度，社区医生水平并不低。社区医生基本上都是开业的家庭医生，他们有自己开业的门诊，同时也在社区医院做兼职，会把需要住院、手术或者做复杂设备检查的患者带到自己兼职的社区医院。社区医生的服务对象为社区内的居民，治愈的疾病也以普通、常见疾病为主，不包括心胸外科、移植、脑外科等疑难杂症科室。独立的社区医院数量越来越少，大多数社区医院可能与"大型学术教学中心"合作或者加入"大型医疗中心"系统中[11]。

（2）大型学术教学中心：通常指集合医院、科研机构和医学院为一体的联合体，基本全部为私立非营利性医院，代表着美国医院和医学领域最先进的水平。大型学术教学中心不仅为患者提供疑难杂症的诊疗，更承担着医疗前沿领域的科研和教学工作。截至2014年，美国共有约1100家教学医院，大型学术医疗中心约400个，其他教学医院约700家。

美国的医疗体系，采取大型医学中心与社区合作建立医联体的双赢模式，包括"医院-社区医生联盟"模式和"医院-社区医生共同投资"模式[12]。前者的典型代表为哈佛大学贝斯以色列医院。该医院通过和社区内的医生和医院合作建立联盟，把管理、临床、科研、教学和医生的培训进行全面的整合，增加医学中心住院患者的来源，保持医院财务收入的持续性和稳定性，提高医院的竞争力，同时提高社区内医生的医疗水平，达到双赢的目的。后者的典型代表为耶鲁大学附属纽黑文医院。该医院利用和社区内医生共同投资的模式进行合作，让更多的患者被转诊到大型教学医院进行复杂手术和诊疗服务，保证大型学术中心在当地的影响力和竞争力，同时利用其在医疗质量、患者安全、流程规范、物资供应等方面的优势为社区医疗中心提供指导和帮助。社区医生组织和社区内的专科医生也可以借助大型教学中心的雄厚资金实力进行基础设施、医疗信息系统以及医疗设备的投资，以实现双赢。

（四）人本化的服务理念和方式

1. 居民具有对家庭医生的选择权

社区居民可以根据雇主提供或自己选择的医疗保险公司名称，上网或打电话要求一份所住地区的医生目录（包含医生姓名和诊所地址），据此选择自己的家庭医生。主要有三类医生可供选择：①家庭常规医生，针对成人和儿童，治疗普通常见病；②内科医生，主要针对成人，处理其慢性疾病；③小儿科医生，仅针对儿童，是孩子的主要家庭医生。家庭医生可以不止一个人，比如一个女孩，从出生到17岁，家庭医生是一个"儿科医生"，到了18岁以上，家庭医生要多一个"妇科医生"。此外，看牙有"牙科医生"，配眼镜有"配眼镜医生"等。

2. 预约制的就诊流程节省就诊时间

美国居民看家庭医生需要提前与家庭医生所在诊所预约就诊时间，并须准时赴约，如不能赴约，预约人必须在24小时前打电话取消或重新预约，否则将被罚款。看诊结束后回到前台，确定医生是否要求患者再次就诊，并预约就诊时间；是否需要一个其他的检查或化验的预约；是否需要转到专科医生处就诊及是否预约等。预约制可以节省患者的就诊等待时间，方便医生提前查阅患者的病史记录，有助于提高就诊的服务效率[13]。

3. 就诊环境舒适温馨

患者按时到达医生诊所并登记后，会由护士引领进入独立诊室。与中国不同的是，美国不是每个医生一间诊室，而是每个患者自己一间诊室，身边绝不会有其他患者站在旁边等候。此外，家庭医生诊所和社区医院大部分属商业化运作，数量很多，社区医院约占医院总数的80%，拥有床位数约占总床位数的83%，因此竞争激烈，每家社区医院都努力用好的环境和服务吸引患者。社区医院的竞争优势就在于其医疗服务和人文关怀，尤其相对于教学医院来说，其服务更好，价格更低，患者在社区医院接受基础医疗服务和康复的时候会感觉很温馨。

4．医生诊疗过程符合现代医学模式

对于新患者，医生大概要花 40 分钟的时间看诊。在这段时间里，医生会亲切地先作自我介绍，然后仔细询问患者现在的病情、既往史、家族史、社会史等，当然也可能会询问特殊信仰或生活习惯，以确定之后的体检不会触犯患者的日常生活习惯或宗教信仰，最后给出诊断结果，并制定最合适的治疗方案。整个诊疗过程更为符合"生物 - 心理 - 社会"的现代医学模式。

5．整合式健康服务提供方便全面的身心干预

整合式健康服务是在家庭医生诊所或社区医疗中心内部配备行为健康医生，为患者同时提供行为干预、心理医疗等行为健康服务，即将行为科学管理整合至大内科中，为患者提供一站式整合医疗服务，免去患者接受心理、行为、精神干预需要背负的名誉压力、情绪压力、心理压力等。该模式使得医保费用总体减少，医疗满意度也得到提升，因效果显著，得到美国政府的推广，目前已实行了 20 多年。

三、模式述评

（一）经验及优势

美国的分级诊疗将很大一部分常见病、多发病的诊治控制在社区医疗机构，不同类别医疗机构能够做到功能定位明确，职责清晰，相对实现了卫生资源的有效配置和高效利用，其主要的经验及优势有以下几个方面。

1．综合性制度体系保证了全国的家庭医生医疗服务技术的高水平和无差异性，使患者群主动下沉

高技术水平的家庭医生是美国分级诊疗顺利实施的前提和保障。美国在提高家庭医生医疗服务技术水平方面有其综合性的制度体系。

（1）美国有着长达 11 年的周密的家庭医生培养制度、严格的准入制度和 7 年一个周期的全部家庭医生不分年龄、不论背景，重新考试，合格者继续从业、不合格者吊销执业资格的"严酷"淘汰制度。这就确保了美国家庭医生具备了高水平的医疗服务技术，且不会因地区或所在医院类别不同而有所差异。

（2）美国自由竞争的医疗体制以及由此形成的收入分配和激励机制，促进了分级诊疗的良性发展，即家庭医生之间、社区医院之间、社区医院和其他医院之间形成强烈的竞争关系，各竞争主体必须以高医疗技术水平作为取胜的关键手段，从而使家庭医生的医疗技术水平提高。

（3）三方共管的监督机制对于保障家庭医生的服务质量具有客观约束作用，有利于消除居民由家庭医生首诊的一些顾虑，提高了居民对家庭医生的信任度，有了首诊在社区的主观意愿。

2．医疗服务体系分工明确且有效联合，实现了不同级别医疗体系的双赢，提高了转诊的主动性、合理性

美国的医疗卫生服务体系分为基层的私人诊所和上层的医院，医院又分为社区医院和大型医疗中心，各层次医疗机构分工明确，有所侧重。同时，在医院层次上，采取大型医学中心与社区合作建立医联体的双赢模式，既确保了大型医疗中心财务收入的持续性和稳定性，提高了中心的竞争力，也促使大型医学中心在医疗质量、患者安全、流程规范、物资供应等方面为社区医疗中心提供指导和帮助。社区医生组织和社区内的专科医生也可以借助大型教学中心的雄厚资金实力进行基础设施、医疗信息系统以及医疗设备的投资。分工明确的医疗服务体系及其有效联合的双赢模式，提高了机构在转诊方面的主动性和合理性，促进了分级诊疗的顺利运行。

3．保险机构主导下的管理型医疗保健体系的制度约束，控制供需双方的医疗行为，促进了患者的合理流动

美国医疗保险种类繁多，覆盖广泛，可选择性强，可以满足患者的大多数就医需求。医疗保险通过价格差等经济杠杆引导患者就诊习惯，管理型医疗保健体系通过成本控制、提高管理和临床的效率，改变供需双方的行为，促进医疗服务的合理化和适宜化，充分发挥全科医生管理患者的作用，鼓励患者选择高效率、高质量的服务提供者，促进广泛的签约机制的建立。

4．人本化的服务理念和方式，提高了患者对社区诊所和社区医院的贴近度，促使社区首诊逐渐演化成约定俗成的就医习惯

美国重视培养和建立社区诊所和社区医院服务的人本化服务理念和方式。家庭医生分类细致，居民具有对家庭医生的选择权。预约制节省了患者的就诊等待时间，也方便医生查阅病史，提高了就诊的服务效率。就诊环境温馨舒适，具有更多人文关怀。医生的诊疗细致全面，且注重保护隐私和对患者的尊重，符合"生物 - 心理 - 社会"的现代医学模式。整合式健康服务为患者同时提供身体诊疗、行为干预、心理医疗等一站式整合医疗服务健康服务，免去患者接受心理、行为干预等需要背负的各种压力。这些都提高了患者对社区诊所和社区医院的贴近度，促使社区首诊逐渐演化成约定俗成的就医习惯。

（二）不足

1．家庭医生的系统性组织性不强

美国的卫生机构呈现多样化，不可避免地存在着"守门人"服务系统性、组织性不强，尤其是私人开业的全科医生（General Practitioner, GP）诊所，是"守门人"

工作的主要提供者，但利益驱使他们更热衷于医疗服务，忽视预防保健，而且分工过细的不同机构之间服务内容上也存在一定的交叉，既是一种资源的浪费，也不利于"守门人"作为一个整体提供综合性连续性的服务。

2．家庭医生行医成本增加，导致数量紧缺

美国有几千家商业保险公司，每家保险公司的计价方式、报销额度都不同，而越大的医院对保险公司的议价能力越高。复杂的保险报销体系使得与医保对接的成本逐年增长。除此之外，法律成本、电子病历系统维护成本、行政员工保险成本等逐年增高。这些较高的行医成本使越来越多的家庭医生开始转向受雇于医院，而非自己开业，从而导致家庭医生紧缺。作为"守门人"的家庭医生，其数量紧缺，必然对分级诊疗的健康有序运行产生不利影响。

附：管理型医疗保健体系具体形式

1．健康维护组织（health maintenance organization，HMO）

健康维护组织的医生既代表患者的利益也代表公司的利益，既保护患者健康权益，又担任患者和公司的医疗费用"守门人"。该组织按人头预算对医疗服务提供方实行定额补偿。这种方式避免了按服务项目付费的很多弊端，一方面规范了医生的服务方式；另一方面依据质量和效率对医疗服务进行评价[14,15]。由于HMO的保费较低且可获得优质服务，因此参加HMO的人数不断增加，是美国目前保健管理体系最主要的组织形式。

HMO有四个基本特征：

（1）在一定范围内为一定的人群提供医疗保健服务的组织体系，在保证质量的前提下，承担服务任务。

（2）受雇于实际的医疗卫生服务提供方，以契约关系提供包括医疗、预防、保健、康复等项目的基本和专科医疗服务。

（3）人群以自愿形式参加投保，并遵守其就医规范，即就医时首先去看全科医生，必须有全科医生的转诊，才能去看专科医生。

（4）对医疗服务提供方的付费与其所提供的医疗服务不直接挂钩，而是采用定期、阶段性的方式对供方进行补偿。

HMO主要有五种类型：

（1）**职员型模式**：HMO自己拥有医院，在自己的医院中雇佣医生为人群提供服务。

（2）**集团型模式**：HMO与某一独立的医疗组织签约，由该医疗组织提供医疗服务。

（3）网络型模式：HMO 和医生、独立的医疗组织签约，由后者提供医疗服务。

（4）个体开业医生协会型（IPA）：个体开业医生协会是医生自己组织起来的组织。HMO 直接和 IPA 签约，由协会下的医生或医疗组织提供医疗服务。

（5）直接定约模式：HMO 与个别开业医师直接定约。

2．优选提供者组织（preferred provider organizations，PPO）

PPO 是在学习了 HMO 成本控制的经验，总结 HMO 不足的基础上发展起来的管理型保健模式。它的最大特点是对服务的选择没有权限。患者如果到推荐的医生或医院就诊，可降低自付比例；如果到网络外就医，则自付部分较高。因此，患者保留选择医生的权利。

3．专有提供者组织（exclusive provider organizations，EPO）

EPO 是 PPO 的极端形式。属于 EPO 的参保人只能找指定的医师看病，否则费用全部自担。指定医生按服务项目价格收费，但收费可打折。

4．定点服务计划（point of service，POS）

POS 计划又称为 HMO-PPO 杂交体，它结合了两者的特点。它使用医疗服务提供者网络，或自主挑选医疗服务提供者，参保人从中选择一名初级保健医生为自己治疗，并由其负责转诊。到自己选定的医生处看病时几乎不用再掏钱，也不用提出理赔；到别的医生处看病时需先交钱，然后找保险公司申请赔付，但自付比例较高。

第二节　英国模式

一、模式介绍

英国的分级诊疗实行全科医生"守门人"制度，是实践分级诊疗制度最早、最严格的西方国家之一，目前已是英国福利制度中的典型代表。

英国的分级诊疗制度是强制性的，带有明显的行政色彩。该模式要求所有居民必须在全科诊所注册后，才能进入卫生系统，这也是英国人享受免费医疗福利的必要条件[16]。英国的初级卫生保健服务主要由开业的全科医师（包括全科医生、牙科医生、眼科医生和药剂师等）和开业护士提供。开业医生与国民医疗保健服务体系（NHS）的家庭医生协会签订合同，家庭医生协会监督开业医生的服务，并规定其费用补偿标准。此外，还负责按登记的注册人数，向他们支付酬金[17]。

全科门诊主要负责为较轻的患者提供初级卫生服务，重症患者由全科医生向专科医生征询处理意见后，进行处置，全科医生处理不了则由其介绍去专科医院门诊治疗或住院治疗，一些重症患者更专业化的治疗和护理服务则由三级医疗机构负责。除急诊外，英国法律要求医院不直接接收普通门诊患者。也就是说，英国公立系统医院所有的门诊患者都是由社区医生转诊而来。

英国也为为私人提供服务的全科和专科诊所，就诊更为灵活，但费用很贵，全科诊所诊疗费一般为 70 英镑，有的专科诊所诊疗费超过 200 英镑。私人服务一般只有购买私人保险的有钱人和 NHS 不覆盖的人群使用，所占比例很低。

二、制度体系基础

（一）向基层倾斜的国民医疗服务体系

英国的国民医疗保健服务体系（NHS）是世界上最大的公共基金医疗服务体系。该体系的所有经费来源于国家税收，其运营由英国卫生部监管，为居住在英国的人提供由生到死的全面的医疗服务。在该体系下，不论个人收入多少，是否为纳税人，是否为英国籍，只要在英国有居留权，就可以享受免费的医疗服务。NHS 强调以社区为基础的基层保健的重要，并且很好地把各个等级的医疗服务与各种社会资源结合起来，已经被世界卫生组织（WHO）评为欧洲最大的公费医疗机构和世界最好的医疗服务体系之一 [18-19]。

英国医疗服务体系的政府主导从筹资制度上，体现在国民税收，覆盖全民。从卫生服务供给角度看，体现在举办提供住院服务和急诊服务的公立医院。2015 年，英国雇佣了近 4.2 万名住院专科医生，其中 60% 同时还开业私人专科诊所。而全科医疗的门诊服务则全部由医生自主开业的独立诊所提供，目前有近 2.9 万名医生从业。对于全科门诊服务，政府主要解决买单问题，卫生服务供给交由社会力量主导，这充分调动了医务人员自主执业全科门诊的积极性 [20]。

英国医疗卫生服务体系的制度设计向基层倾斜。虽然全科医生多数为私人营业者，但是 97% 的全科医生都与 NHS 签约，并且专为 NHS 服务，不再另行开业。NHS 对全科医生实行按人头付费。全科医生收入的 50% 来自于与其签约的民众的人头费；30% 来自于完成 NHS 规定的医疗卫生服务项目的报酬，如儿童预防免疫接种、妇女健康体检等；20% 来自于特殊诊疗服务，如夜间出诊、小型手术、检查等。为了保证全科医生的服务质量，英国明确规定每名全科医生的签约居民数量不得超过 2000 人。为了防止全科医生在签约时挑肥拣瘦，歧视、排斥高风险人群，NHS 提高了 75 岁以上老人和 5 岁以下儿童的人头费标准 [21]。

正是由于这种向基层倾斜的综合制度设计，使得全科医生在整体卫生体系中占有主导地位。NHS 每年 1000 多亿英镑费用的 80% 都是用于由全科医生组成的初级卫生保健服务，而只有不到 20% 的费用用于专科医院提供的二级卫生保健服务。相应地，90% 接受全科医生服务的患者无需再转诊到专科医院。在英国，无论是医疗费用，还是医疗服务都真正做到向基层"下沉"。

（二）完善的 NHS 三级医疗服务网络

1. 初级医疗服务

初级卫生保健服务是 NHS 体系的主体，由家庭诊所和社区诊所等构成，75% 的 NHS 资金用于这部分。初级卫生保健的人员主要包括全科医生和护士，而且护士在这一级保健中的作用越来越重要。初级医疗服务构成了卫生服务体系中的第一道防线，全科医生处理了 90% 的健康问题，与患者的联系最为密切[22]。英国政府规定：居民一律在所在地段的全科医生诊疗所登记注册，患病时首先到全科医生诊疗所就医。英国约有 97% 的居民都有自己指定就诊的全科开业医生。

全科医生与签约的居民之间是一种长期信任的关系，真正实现了全科医生是健康"守门人"的角色。患者如需转院，必须通过全科医生的介绍，由全科医生为患者预约上一级医院的专科医生，住院治疗享受全额免费医疗。一级医疗机构在转诊的时候，如果认定病情复杂可以直接转到第三级，而二级医疗机构也可以转诊到第三级。患者不能直接去二级医院就诊，但如果遇到意外事故、急诊、心脏病等特殊情况，患者可以直接去医院就诊，但之后患者仍需回到自己的全科医生处继续接受相应的治疗（图 7-2）。

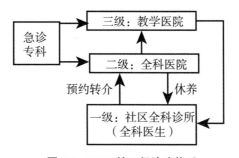

图 7-2　NHS 的三级诊疗体系

资料来源：《英国以社区卫生服务为核心的卫生保健体系对中国的启示》，民生证券研究院

2. 二级医疗服务

二级医疗服务的提供者是社区医院或地区医院。社区医院通常是该地区的医疗中心，接诊从第一级机构转诊来的患者。社区医院分布比较均匀，每一个大一些的城镇都会有至少一所综合医院。这类医院的主要职能是诊断和治疗重病、进行手术

和急诊。这类综合医院都必须配备麻醉、病理和放射科等专科；有处理紧急事故、其他急症和社区医生预约的疑难重症的设施，为住院患者、门诊患者或接受透析等特殊治疗的患者提供医疗服务[23]。

医院根据区域管理设立，由政府的医院管理部门来管理。医院的规模由政府管理部门按照当地的人口密度来决定。医院采取预约制，通过分时段预约方式分散患者流量。医师会根据患者的全科医生的转诊单来了解患者的病情，患者出院时医院的医师会把出院以后的注意事项交代给患者的全科医生，如果患者的病情较为严重或是疑难病症，就会由医院的医师转到该病种的专科领域内的专家处寻求帮助，也就是三级医疗服务。

3. 三级医疗服务

三级医疗为教学医院，以紧急救治和诊疗重大疑难病症为主。英国的三级医院指专科医院，主要解决专科内的疑难医疗问题，而不是按规模划分，也不负责一般医疗。有些规模较大的医院也设有三级医疗专家服务，这些医院被称为综合医院。一般为大型专科医院，如儿童医院、眼科医院、神经外科医院、妇产医院、传染病医院（如肺结核、传染性肝炎、艾滋病），也有专门为老年人、精神病和精神障碍患者服务的医院等，基本集中在伦敦等人口稠密的大城市。这些医院既有高水平的专家治疗，也是培训医生和学术研究的基地。

（三）正向收入分配激励机制

英国医疗服务体系的主要特点就是，通过非常有效的诊所服务系统来为医生提供收入的主要来源，同时分享医院结余部分，即全科医生诊所和医院之间具有正向的收入分配激励机制。

英国的医疗体系不能说完全是政府举办的，买单是政府承担的主要责任，但服务分成两大块——医院和诊所。有90%以上的医院是政府办的公立医院，诊所均为全科医生自主开业的独立诊所。不管医院还是诊所，均由政府买单。诊所是按人头买单，平均每人每月100～150英镑，相当于1000多元人民币，按诊所服务的居民人数计算。全科医生医疗服务提供得越合理，居民越满意，服务的人数越多，自己的收入也就越多。在政府办的医院，则是用财政资金提供医疗服务。每年医院收到总预算，在提供服务后，结余的部分会反馈到独立诊所。如果全科医生尽量把患者往医院转，医院用得多了，结余就会变少，最终反馈到自己手里的也少。此外，因为医院的结余是与诊所共同分配，如果转得过多，会引起医疗同行的监管，因此每个诊所都不愿意在转诊率的榜单上排到前面去，转诊率基本控制在10%左右[24]。

上述医院—诊所间的收入分配机制让医生能在社区有广阔的发展平台，有动力去管理好患者，同时也把医院的总预算节约得很好，让全科医生有极大的积极性来提供高质量的服务，减少了医疗服务的上转率。这种激励机制形成了很好的良性循环，这也是英国医疗体系供给侧的精髓所在。

（四）法律强制性保障

英国法律为社区首诊提供保障。法律规定，公民或持 6 个月以上签证的外国公民必须注册家庭医生，并与其签约。在非紧急情况下，社区居民生病后必须首先去看全科医生，由他决定后续的治疗方案。全科医生决定患者是否可以接受二级和三级医疗服务。大医院医生不能给居民提供普通门诊。如果有患者越级去大医院看普通的疾病，不追究患者的责任，而是追究提供服务的医生的责任，可能发出警告，严重的会吊销行医执照[25]。从卫生服务的供给角度对分级诊疗的约束上升到法律层面势必有利于分级诊疗的顺利施行。

（五）第三方购买制度

为了使全科医生首诊机制更加规范，英国采取政府购买服务的措施，即通过第三方的初级保健托管机构与全科医生合作，NHS 将国家卫生服务预算的资金直接分配给第三方机构，第三方机构作为代理方，从社区卫生服务中心和医院统一购买医疗服务。当地居民相当于医疗服务的购买者，资金按人头分配，第三方机构可保留每年收入的盈余部分，且不因此影响次年的资金配置，但必须把盈余资金用作优化设备和提高医疗服务质量上。由于预算金额既定，第三方机构更加重视预防性服务、健康教育的效果，以期降低不必要的开支。在第三方机构的影响下，全科医生的管理更加规范。

（六）监督管理机制

英国各类病种有规范的临床路径，有助于转诊的标准化。此外，国家的健康质量框架（quality outcome framework，QOF）注重绩效评审，其内容涵盖临床服务、机构服务、辅助服务和患者感受四个领域。为防止全科医生转诊不规范，QOF 被列入全科合同，其评估指标直接与全科医生的薪酬挂钩[26]。

（七）文化传统延伸

英国作为现代资本主义制度和工业革命的发源地，也是现代医学和医疗服务的重要发源地。在现代模式的医院产生之前，英国就已经有医师，而当时医师与患者之间的关系类似于现在全科医生与民众的关系。英国很多全科医生都是世家，与居民的合作关系往往已经延续数代人。同时，英国作为一个发达的文明社会，社会的契约精神和诚信水平相对较高，社会不同群体之间的信任度较高，这就决定整个社会关系，包括医患关系的和谐融洽。其中，医师群体作为整个社会的精英阶层历来享有崇高的社会地位和声誉。所有这些，都决定在英国，全科医生与签约民众之间具有高度和谐的合作关系。

三、相应的配套建设

英国分级诊疗的实现需要产业链上各个节点的配套，包括以下几个方面：

（一）社区医院建设

在建立健全英国医疗体系过程中，英国人十分重视基础医疗工作，它是整个英国医疗服务体系中第一级台阶，也是其重要的组成部分。英国社区诊所遍布全国各地，社区诊所涵盖所有国民，在社区诊所各种医疗诊治仪器、检查器材、康复器材等一应俱全，计算机医疗综合服务网络全国联网，社区诊所制定有完善的各种预防、治疗、抢救、突发疫情等应急方案。英国不惜花费重金，加强在社区医院的投入，夯实这一作为整个服务体系的根基。

（二）全科医生建设

全科医生是英国公民健康的"守门人"，其专业技术水平和从业稳定性影响着整个医疗卫生制度的根基。在 NHS 建立之初，英国医学界对全科医学并没有广泛的认同。经过几十年的发展，全科医学已经成为一个独立的学科，并得到医学界和社会的认同。英国对全科医生的培养有以下几个特点：

1．培训时间长

英国的大学普通本科教育一般只有 3 年，硕士也只需 1 年，但全科医生的培训至少需要 10 年，包括 5 年本科教育、2 年基础培训和 3 年全科专业培训，且医学院招生规模实行总体控制，按需求订单培养，属于精英教育，有效保障了全科医生的服务能力。因此，在英国，全科医生含金量很高，也更有社会地位[27]。

2．培训标准严

全科医生无论是在临床基础培训，还是在全科专业培训阶段都有严格要求。在 3 年的专科培训过程中，每个环节都有明确要求和考核评估办法，最后要通过 3 个必经的考核，即应用知识考试、临床技能测试以及工作实地评估。经过 3 年全科专业培训考核合格后，全科医生在全科医师协会注册为会员，获得全科医生资格，才能成为真正的全科医生。

3．全科理念贯穿始终

英国全科医生群体有自己的组织，即全科医师协会，有公认的核心价值观，也是全科医生培训全过程的核心理念，包括 5 个方面 12 项岗位胜任力，有全科医学专业学科特色，这都有利于树立全科医生的社会认同。具体的核心理念包括：

（1）认知自我和顾及他人，包括适合做医生、道德维护、沟通协商3方面能力。

（2）应用知识技能，包括信息采集分析、医学决策、临床管理3方面能力。

（3）管理复杂和长期疾病，包括医学复杂性管理和团队合作2项能力。

（4）在卫生保健系统中出色工作，包括"保持工作、学习和教学"以及"组织、管理和领导"2项能力。

（5）全人和全社区照顾，包括"全人照顾和促进健康"以及"社区导向"2项能力。

全科医生除了要掌握医学专业知识以外，社会沟通、连续性、综合性健康管理能力训练占有相当大的比重。

英国全科医生专业培训采取双导师制，即临床导师（在专业科室轮转期间的导师）和全科导师，全科导师在专科培训之初即确定，采取"师带徒"式的培养方式，一位老师每年只能带一名学生，连续3年，对学生培训全程负责。用"全科医生"培养"全科医生"，这样有利于保证全科理念的传承发展。

4．培训期间收入的制度保障

英国医学生的培养总体上在NHS框架内，由按区域设置的医学教育部门负责，有专门的预算，费用包括对培训单位的补助和对培训人员的工资补助。由于英国全科诊所都是"私营"性质，尽管全科医生在全科诊所培训期间可以承担一部分工作任务，但NHS对带教诊所都有一定的补助，用于补偿其额外工作量。全科诊所对在培医生一般没有额外补助。

除了对全科医生的严格培训和考核外，英国为稳定全科医生的数量，给予全科医生很高的薪金，很大程度上保证了基层医疗卫生机构的服务能力。英国伦敦人均年收入为3万英镑左右，而全科医生人均年收入约为10万英镑，税后仍可得到约6万英镑，折合人民币约60万的薪酬，比英国一些大医院的专科医生还要略高，稳定了全科医生医疗团队。除此以外，广泛的宣传、媒体的导向，使英国的社区诊所全科医生广受尊重，能力和贡献也为社会和业内普遍认同[24]。

（三）信息化建设

如果说社区医院和全科医生是分级诊疗的"骨骼"，信息化建设就是"血液"。只有通过完善全面的信息化建设，才能使全科医生有更全面的信息对患者的首诊进行判断，才能使各个医院之间的转诊成为现实。按照就诊流程，可以看到英国的分级诊疗中信息化建设依次体现在便捷的预约服务、健全的社区居民终身健康档案、周到的诊治提示与医疗安全预警系统、高效的计算机医疗服务网络、在英国社区诊所建有相对独立的局域网、人性化的转诊操作程序六个方面（图7-3）。

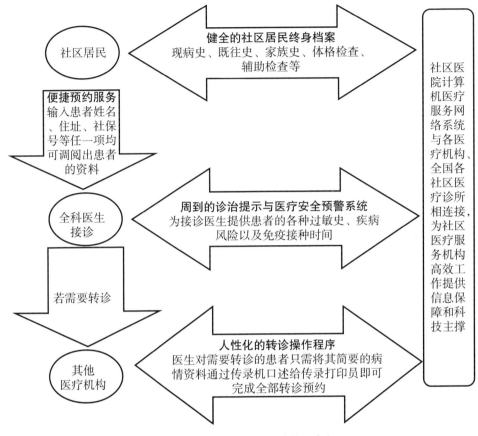

图 7-3　英国信息化建设的核心方向

（四）药品流通配套

英国的药品价格及其管理政策，粗略来看，分为两种：一种是被 NHS 覆盖的处方药，即销售给 NHS 的药物价格，实行药品价格调控计划间接控制（控制制药公司的利润）；第二种是通用处方药，采用的是设定最高限价，明确禁止制药公司将通用药品高于最高零售价格销售给药店和配药（历史价格的基础上协调各方利益）。而对于原研药品的管理，直接控制的是从制药公司生产向 NHS 销售后的总利润层面。对于通用药品的管制可见，由于 NHS 强烈的政府主导色彩，英国对药品生产和流通领域的监管相比我国目前实施的"最高指导价"也有着更强的规范性和干预度。

四、模式述评

（一）经验及优势

英国的分级诊疗之所以能够顺利推行，其主要原因在于以下几点。

1．全科医生及社区诊所能提供高质量的卫生服务，与签约居民形成了长期信任关系

英国政府切实重视基础医疗工作。人力资源方面，政府对全科医生的培训时间很长，标准也很严，全科医生的含金量很高。在培训过程中，既注重对全科医生合理培训方式的选择，又强调全科理念的贯穿，同时从经济上给予足够的保障和激励，从根本上提高了全科医生的服务能力、对职业的认可度和职业稳定性。物力资源方面，英国政府注重基层医疗机构建设，从各种诊疗仪器的配备到预防、治疗、抢救、突发疫情等应急方案的制订，从综合卫生服务网络信息化建设到药品流通管制，无不在夯实基层医疗机构的服务能力。高含金量的人力资源匹配夯实的物力资源，提高了社区居民对全科医生的信任度，形成了全科医生与签约民众之间高度和谐的合作关系，长期的良性循环便形成社区首诊的文化传统，并世代延伸。

2．制度的设计倾向基层，促进分级诊疗的顺利实施

NHS强调以社区为基础的基层保健的重要，并且很好地把各个等级的医疗服务与各种社会资源结合起来。全科医生为自主开业的私人营业者，政府主要解决买单问题，费用的支付考虑到了服务的数量和特殊性，充分调动了医务人员自主执业全科门诊的积极性；全科医生诊所和医院之间具有正向的收入分配激励机制，也让全科医生有极大的积极性来提供高质量的服务，减少了医疗服务的上转率；从法律层面对分级诊疗进行约束，强制要求公民必须首诊先看全科医生。正是由于一系列向基层倾斜的综合制度设计，使得全科医生在整体卫生体系中占有主导地位，无论是医疗费用，还是医疗服务都真正做到向基层"下沉"。

3．规范的监督管理机制，促进分级诊疗的规范化运行

英国政府将国家卫生服务预算的资金交由第三方机构进行代理，机构从社区卫生服务中心和医院统一购买医疗服务。由于预算金额既定，又可保留每年收入的盈余部分用作优化设备和提高医疗服务质量，第三方机构更加重视预防性服务、健康教育的效果，以期降低不必要的开支。此外，规范的临床路径的制定，健康质量框架绩效评审列入全科合同，并与全科医生薪酬挂钩均使得全科医生的管理更加规范。

（二）不足

英国的分级诊疗是国家医疗服务体系的子系统，必然受到国家医疗服务体系的影响。NHS 具有浓厚的政府计划色彩，存在政府计划项目实施过程中必然会产生资金不足、管理效率低下问题，这也影响到了英国分级诊疗制度的有效实施。

NHS 建立 50 多年来，其规模在不断扩大，但也随之出现了制度的副作用，即机构臃肿，财政支出失控。相对于只有 6000 万左右人口的英国，其 NHS 雇员就达170 万，甚至超过国家军队，但其中大部分不是提供护理的医生和护士，而是管理人员。虽然 NHS 的政府预算在逐年增加，但面对如此巨大的行政支出，NHS 仍存在大量赤字。

政府赤字增加，必然导致医院经费短缺，医护人员不足，病床不够，卫生机构条件差，医疗设备设施陈旧。但与此同时，英国的人口数量在增加，居民对健康质量的要求也在提高，医疗服务远远供不应求。最主要的表现即为居民候诊时间过长，预约医院的常规门诊是 6 个月，等候住院手术要 18 个月。许多重症患者得不到及时高效的治疗而耽误了病情。英国每年有 5 万个手术被迫取消，有近 40% 的肿瘤患者无法得到肿瘤专家的及时诊断而延误治疗。

预算超支与更多的医疗需求无法满足已经成为一个严峻的问题，也是英国整个医疗卫生领域面临的一个巨大挑战。

第三节　新加坡模式

一、模式介绍

新加坡的医疗机构分为底层的社区医院和一般诊所，以及上层的综合性或专科性的大医院，也称为"两级医疗网"。其分级诊疗模式即是基于此两级医疗网的双层双向诊疗模式。

新加坡的分级诊疗以患者自愿为原则，并未强制患者首诊必须在社区诊所。但为了切实发挥社区机构的基础性作用，新加坡政府规定，除急诊外，患者原则上先到社区医院或私人诊所治疗，难以治疗的，才转入大医院。患者在大医院治疗后，根据病情稳定情况适时转入社区医院，即"手术在大医院，康复在社区"[28]。

政府为鼓励人们到社区首诊，在医疗费用方面对于经社区首诊转入大医院者给予 10% ~ 20% 的优惠，而对于直接到大医院首诊者额外加价，从经济利益上诱导人们首先进入社区医院。同时，从利益上鼓励患者在大医院治疗后回到社区医院进行康复治疗。

二、制度体系基础

（一）医疗服务体系

新加坡分级诊疗的顺利实施以其医疗服务体系的划分为制度基础。新加坡的医疗服务体系包括初级卫生保健、综合医疗服务和中长期护理三大部分，其中，中长期护理主要由政府资助的自愿福利组织提供。分级诊疗以初级卫生保健、综合医疗服务为其主要的制度基础，各体系中都有公立和私立成分的共同参与 [29]。

1. 初级卫生保健体系

新加坡的初级卫生保健体系通过私人医生诊所、公立联合诊所和社区卫生中心提供门诊医疗、健康检查、护理康复、健康教育和促进等基础性保健服务和部分公共卫生职责。

（1）私人医生诊所：初级卫生保健大部分由私人执业者提供。新加坡约有 2000 家私人医生诊所，提供了 80% 的初级卫生保健服务。让私人执业者来承担主要的初级卫生保健任务主要是源于人必须对自己的健康负责的理念，即患者应该自付小病费用，而不是依靠政府补贴。私人全科医生通常比公立的联合诊所提供更多的服务，如家庭医疗、旅游健康、紧急服务、小手术等。

（2）公立联合诊所：初级卫生保健的公立部分主要是联合诊所。目前新加坡有 18 家政府联合诊所，提供 20% 的初级卫生保健服务。政府假设大部分人可以负担私营部门的门诊费用，对于不能负担的低收入人群，由政府建立的联合诊所提供替代服务。在联合诊所就诊的公民可以享受政府补贴，每次门诊费用大约是 8 新元，患者一般只需支付 50%，儿童和老人只需支付 25%。联合诊所多数在便利设施和公共交通附近，但由于数量太少，患者需要更长的等待时间，实际上比全科医生诊所离患者更远。

（3）社区卫生服务：新加坡的社区卫生服务是公共系统参与私人全科医生网络，形成公私合作关系，也称为社区卫生援助。该服务针对低收入、残疾人和老年人，提供基本保健、慢性病治疗及牙科保健，其中慢性病治疗为主要目标。为进一步扩大和深化公私合作关系，政府做了进一步改革：社区卫生中心为全科医生提供辅助支持服务，如实验室检测、放射诊断、足部医疗、物理治疗、护理协调、营养学、视网膜检查。医疗中心可以实现在社区中进行简单的手术（例如白内障摘除手术）。家庭医学诊所将私人全科医生和医学专家联合起来共同管理复杂疾病的患者。

2．综合医疗服务体系

新加坡的综合医疗服务体系由私人医院、公立综合性或专科性医院为患者提供住院服务。与基础性保健服务中私人诊所占 80% 的业务量，公立机构占 20% 的业务量相反，综合医疗服务体系中，私人医院占 20% 的业务量，公立综合性或专科性医院占 80% 的业务量，由 8 家公立医院和几个公立专业中心提供[30]。

患者可以根据他们的意愿和支付能力自由选择公立或私立系统。无论患者能否支付，公立医院都有服务义务，患者在进入公立医院之前不需要证明支付能力。在公立医院就医的患者可选择不同的病房。公立医院的病房按照房间内的病床数和设备分为四个等级，80% 的病床为 B2 和 C 等级病房，在这类病房接受治疗享受很高的政府补助，20% 为享受低政府补贴的 B 等级病房和不享受政府补贴的 A 等级病房。不同等级病房中的患者只是住院环境不同，服务由同样的医生和护理人员提供。

私立医院可以为患者提供公立部分未补贴的一些服务，消费者愿意花费更多，寻求更快的服务和更好的设施。由于私立医院平均入住率约为 55%，新加坡政府正在努力提高私立医院资源的利用率，利用他们的闲置医疗资源治疗一些带补贴的患者，使私立医院在公共系统中发挥更大的作用。

3．集群系统

新加坡所有的公共医疗机构和设施都属于政府的控股公司（MOH），该公司提供战略方向，促进医疗服务集群间的合作，保证整个体系达到卫生部的政策目标。所有公共医疗机构分为 6 个集群。每个医疗集群由一家地区医院牵头，地区医院提供紧急性的医疗服务，同时与专科中心、三级医院、中长期护理机构、联合诊所和私立的全科医生诊所保持紧密联系。对于需要高一级医疗服务的患者，由地区医院转诊到 5 个国家中心之一，或者两家综合性专科医院。病情稳定的慢性病患者出院后，可以在这些机构接受必要的护理服务。通过集群体系的电子健康档案，患者及其医疗记录可以非常顺畅地从进行急诊治疗的地区医院转到附近的中长期护理机构，再到当地的社区联合诊所，在那里方便地进行检查和常规治疗[31]。

（二）医保财政政策

新加坡实行医疗保障资金以个人负担为主，采取个人（保健储蓄）、社会（医疗保险）和政府（医疗补贴）共同分担的模式。其医保财政制度简称为"3M"，分别是保健储蓄计划（medisave）、健保双全计划（medishield）和保健基金（medifund）。保健储蓄计划具有强制性，是个人和雇主分别支付一部分到个人账户，用来支付医疗服务费用的医保计划；健保双全计划是作为健康储蓄的补充，用于支付重症患者的医疗费用；保健基金是一层安全网，覆盖弱势群体。新加坡的医保制度设计中，引导患者双向转诊，合理就医[32]。

新加坡医疗保健的理念是提供全民医保，在各个领域都有政府补贴。政府与个人的责任平衡是通过不断调整补贴水平、医疗机构的合格性、诊疗范围等实现的。政府基于诊断相关类别组（DRG）系统进行财政调控，直接补贴公立医院、联合诊所和其他医疗保健机构就诊患者的一部分医疗费用。补贴的不同途径包括：在公立医院主要对重症和住院患者；在公立医院和联合诊所对门诊患者；在所有的公立医院的急救护理；中长期的护理主要是通过志愿福利组织；在私人疗养院国家项目中的救济对象。另外，私营部门的一部分初级保健医生也会有补贴，这类保健医生属于社区卫生援助计划[33,34]。

三、模式述评

新加坡的社区医疗制度及管理模式是其分级诊疗顺利实施的关键，其因地制宜的医疗保健服务体系和"3M"策略为主的医保制度，是其主要的成功之处。

（一）从政策法律层面，保障分级诊疗的各项机制良性运行

新加坡政府一方面高度重视社区服务，保证长期投入高额财政补贴，建立并完善社区卫生服务中心，使其真正覆盖全体居民。同时建立严格的患者逐级转院制度，由社区医院推荐转入大型综合医院的患者，收费比其他患者低，促使患者首选社区医院。另一方面，新加坡政府制定了强力有效的医疗价格调控措施，使无论是公务员还是无助的贫困阶层，都有能力负担得起基础医疗费用，能得到基本医疗保障。

（二）医保制度制定分级服务标准，确保分级诊疗的顺利实施

新加坡政府在医保制度中制定分级服务标准，如选择高级别医疗服务，自付比例高；如接受基础性医疗保障服务，则个人自付比例较少，非本地人群只要缴纳少量费用，也可享受最基本的医疗保障服务。自主选择服务类别，反比例分摊医疗费用，促使居民对基层医疗机构服务需求增加。

（三）医疗保健服务体系严格分级，是分级诊疗实施的基础

新加坡社区医院作为辅助医疗机构，是国家医疗保健体系的重要补充。新加坡70%的住院患者是急诊入院，大量慢性病患者集中在社区治疗、康复。综合性医院和公立社区医疗中心（各类私人医疗机构）构成城乡两级医疗服务体系，两者之间有有效的双向转诊制度。由社区医疗中心诊疗初筛后，需转诊的患者被合理推荐转入上一级医院。这种医疗保健服务体系的严格分级，是分级诊疗实施的基础。

第四节　日本模式

一、模式介绍

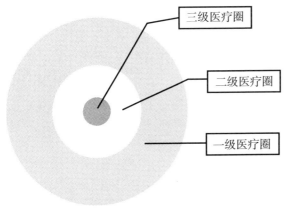

图 7-4　日本的三级医疗圈架构

日本分级诊疗的主要做法是依据完善的区域卫生规划设定三级医疗圈。日本政府根据人口数量、地理环境、交通便利程度等因素，适度打破行政区划，设定了层级明确、功能协调的三级医疗圈，促进医疗资源的适宜配置[35]。三级医疗圈的设定如下（见图 7-4）：

一级医疗圈：即初期医疗圈，原则上以市町村（最低的行政层级）为单位，为居民提供便捷的门诊服务。

二级医疗圈：根据交通状况、人口密度、社会经济、患者流进和流出比例等要素设立，医院主要提供住院服务。目前全国约有 360 个。

三级医疗圈：原则上以都道府县（除北海道、长野县有两个以上三级医疗圈）为单位设立，区域中心医院主要提供高精尖住院服务（如器官移植、先天性胆管闭锁等罕见疾病、急性中毒等），除转诊外基本上没有门诊服务。目前全国约有 50 个。

以三级医疗圈为基础，日本的双向转诊可分为三类：

1. 诊所间的转诊

日本很多诊所的专科能力很强，诊所间会在地域内进行转诊。

2. 医院与诊所间的双向转诊

一般地域医疗支援医院和特定机能医院都成立了"院诊连携室"或"地域医疗连携室"，通过传真、电话、网络等在诊所间进行预约、转诊等。

3. 医疗机构与养老康复机构间转诊

日本的养老服务机构种类繁多、层次分明，但患者在医院康复期后，或者养老康复后病情加重等，可以在两级机构间转诊。

二、制度体系基础

（一）法律制度保障

日本政府为及时解决不同时期医疗体制和机制上存在的问题，从法律及制度层面做出修订。1948 年，日本颁布的第一部《医疗法》，建立了全民医疗卫生服务体系。在四次修订过程中，明确了不同类别医疗机构的功能定位[36]。

除了《医疗法》的保障，日本医疗体系的完善还有更加全面的护理医疗制度及保险制度，如居家上门访问护理医疗制度、介护保险制度和家庭医生支援制度。家庭医生支援制度规定家庭医生的工作不仅包括基本医疗，还包括对患者的身心护理，对家属的指导及生活方面的帮助，同时还要指导养老机构的医疗保健工作，即以人为中心，集基本医疗、保健、预防、护理、家庭帮助等多功能的全方位医疗服务。日本医疗机构的经营模式也随之发生转变，由单一的基础医疗服务向提供保健、医疗、福祉一体化的综合服务模式转变[25]。

（二）医疗服务体系

日本的医疗机构主要分为医院（床位数在 20 张以上）、一般诊疗所和牙科诊疗所。日本对医院的分类，除了按照所有制（如公立、医疗法人等）进行分类，还按照医院等级和功能进行分类，主要包括特定机能医院、地域医疗支援医院、中小型医院、疗养型医院、精神病医院、结核病医院等。特定机能医院功能定位主要有 3 个：提供高精尖医疗服务、先进医疗技术引进开发和评价、高精尖医疗技术研修培训。地域医疗支援医院功能定位主要有 4 个：为转诊患者提供医疗服务（即区域分级诊疗中心）、医疗资源和设备的共享（即区域医疗中心）、急救医疗（即区域应急救治中心）、区域医疗临床进修学习（即区域教育培训基地）[37]。

（三）经济激励机制

日本推出经济层面的激励机制，分别包括对医院和对患者的。对医院而言，由于很多工作具有公益性、服务延伸性等特征，日本通过医疗价格加价等形式激励医院提供这些服务，费用通过医保、患者自负和财政补助承担。日本规定地域医疗支援医院的确定要符合 14 项条件，其中 1 项为双向转诊率，即来院初诊的患者中凭诊所（或其他医院）介绍信转诊过来的患者比例在 80% 以上，或向上转诊比例达到 60%、且向下转诊比例达到 30%，或向上转诊比例达到 40% 且向下转诊比例达到 60%。确定为地域医疗支援医院后，将获得相应的财政专项补助和医疗收费加算。另外，以治疗急性期疾病为主的医院同时满足 3 项条件：门诊患者中转诊比率占 30% 以上，平均住院日小于 20 天，门诊患者和住院患者的比例小于 1.5（全国约为 1.9）。符合这 3 项条件的医院每床日最多可以加收 2500 日元[38]。

对患者而言，加入医疗保险的日本国民看病时只需要自付 30% 的医药费，不需要缴纳过高的保险费或消费税，但要求除急诊外，患者都需要凭诊所医生的介绍信才能到上一级的医疗机构治疗。如果患者跳过一次医疗圈而直接选择二、三次医疗圈治疗，除全部自费外，还需缴纳一笔额外费用，一般为 3000 ~ 5000 日元（大医院更高，且不接受此类门诊患者）。因此，日本患者一般首选私人诊所或地域内的中小病院（即一次医疗圈）作为初级医疗保健机构，再由一次医疗圈内的医疗机构开出转诊文书，向上级地域医疗机构转诊。

三、模式述评

（一）经验及优势

1. 三级医疗圈的建立明确了不同等级医院的功能职责

在公立医院功能定位分类方面，日本的三级医疗圈值得我国借鉴。日本的三级医疗圈适度打破行政区划，根据人口数量、地理环境、交通便利程度等因素设定，促进了医疗资源的适宜配置，为分级诊疗的实现奠定了物质基础。

2. 利用经济杠杆引导供需双方行为，实现患者合理分流

对医院而言，日本政府考虑到医疗工作的公益性、服务延伸性等特征，通过医疗价格加价等形式激励医院提供公益性服务。同时将双向转诊率（包括上转率和下转率）作为地域医疗支援医院的确定标准之一。对患者而言，通过保险调整自付费用引导患者首选私人诊所或地域内的中小病院（即一级医疗圈）作为初级医疗保健机构，并进行逐级转诊。

3. 双向转诊分类精细

日本的双向转诊分类较细，包括诊所间转诊、医院与诊所间转诊、医疗机构与养老康复机构间转诊。因为日本的老龄化社会特征，其养老机构种类多，层次清。细化的转诊分类，覆盖了较大范围的人群需求，有助于患者群的合理流动。

（二）不足

由于日本现存的偏僻地区较多，城市化进程在不断加剧。日本的分级诊疗主要依靠完善区域卫生规划、强化医疗机能和分工、提高基层服务能力、宣传教育、人性化服务引导等举措实现，尚未建立家庭医生制度和法律强制的转诊制度，其家庭医生制度还处于试点阶段。因此，分级诊疗在实施过程中，缺乏对患者流向的强制性调整，导致医疗卫生资源配置不平衡和就诊患者流向不合理成为其需要面临的挑战之一。

小结

对于分级诊疗，国际上并没有固定与统一的模式。各国在分级诊疗方面均按照本国的经济体制、医疗卫生服务体系、医疗保险制度体系等制定出适合本国实际的制度体系，确保分级诊疗的顺利有效实施。

自由引导和强制安排是分级诊疗的两大方向，综观代表性国家的分级诊疗模式可见，不管是依靠激励和限制机制自由引导患者的日本分级诊疗模式或者是美国和英国由医疗服务购买者强制安排患者就诊的分级诊疗模式，都是动态发展的，都在寻求自由和强制的平衡。绝对自由的引导和强制的规定，都难以做到以患者为中心，难以做到资源的合理分配[39]。

中国分级诊疗的实施基础较为薄弱，无论是在家庭医生队伍的建立、医疗机构收入补偿机制的合理化、医保的制度约束，还是医疗机构功能明确方面，都有其不完善之处，中国的国情和制度体系的独特性也决定了中国的分级诊疗无国际模式可复制。中国应以各国分级诊疗模式作为参考，从发展方向和综合制度保障方面，制订适合我国国情和制度体系特征的分级诊疗模式。

参考文献

[1] 朱文杰. 美国社区医疗和公共卫生服务带来的启示. 首都医药, 2011, 18（23）: 36-38.

[2] 葛恒云. 美国的医疗服务体制及其对我国社区医疗工作的启示. 中国卫生事业管理, 2007,（5）: 353-354.

[3] 李妍嫣, 袁祥飞. 主要发达国家医疗卫生体制模式比较及启示——以英国、美国和德国为例. 价格理论与实践, 2009,（5）: 44-45.

[4] 田玲, 李冬梅, 梁晓捷. 国外医师制度及培养过程. 国外医学情报, 2005,（7）: 29-32.

[5] 黄翔宇, 何克春. 美国经验对我国推行分级诊疗的启示. 卫生经济研究, 2017,（11）: 22-24.

[6] 杨雪松. 美国社区医疗的构成及系统支持. 中华全科医师杂志, 2007,（3）: 170-172.

[7] 徐兰飞, 陈伟. 美国的医疗服务监管体系. 卫生经济研究, 2006,（3）: 33-35.

[8] 丁珏. 美国商业健康保险发展的经验及对我国的启示 [D]. 成都: 西南财经大学, 2013.

[9] 李亚男，雷涵，吴海波．国外分级诊疗及其对我国的启示．国外医学卫生经济分册．2017，34（2）：49-53．

[10] 谭相东，张俊华．美国医疗卫生发展改革新趋势及其启示．中国卫生经济，2015，34（11）：93-96．

[11] 李卉，赵彬，安舜禹，等．美国社区卫生服务体系现状及启示．中国公共卫生，2012，28（2）：183-184．

[12] 李亚男，吴海波．中美医联体比较研究．国外医学卫生经济分册，2017，34（4）：152-156，162．

[13] 马红丽．美国：家庭医生制度满足个性化需求．中国信息界，2016，（4）：46-48．

[14] 任丽娟．浅析美国的管理型医疗保健模式——健康维护组织（HMO）．湖北经济学院学报（人文社会科学版），2007，（1）：96-97．

[15] 左石．美国医疗改革的新动向——健康维护组织（HMO）．中华医院管理杂志，1995，11（12）：764．

[16] Understanding the new NHS，A guide for everyone working and training within the NHS［M］．BMJ，BMA House，Tavistock Square，London WC1H 9JR. Printed by Charles worth Press.

[17] 周子君．译后评论：英国的医疗服务体系简介．英国医学杂志（中文版），2006，9（6）：328-329．

[18] 李明，张韬，王洪兴．基本医疗服务与基本公共卫生服务的统筹管理探索——英国国家医疗服务体系改革的启示与思考．中国全科医疗学，2014，17（19）：2197-2200．

[19] 华颖．英国全民医疗服务（NHS）的组织管理体制探析——兼论对中国的启示．中国医疗保险，2014，（3）：67-70．

[20] 孙君雷，杜学礼，于兴，等．中英社区卫生服务发展模式的对比研究．中国卫生产业，2010，7（12）：78-85．

[21] 郑蕾．英国分级诊疗对我国的启示．中国卫生质量管理，2017，24（3）：103-106．

[22] 胡玲．英国全民医疗服务体系的改革及启示．卫生经济研究，2011，（3）：21-23．

[23] 潘志刚．英国医疗服务体系简介及启示．中华全科医师杂志，2004，3（4）：265．

[24] 刘晓溪，陈玉文，毕开顺．借鉴英国医疗服务体系破解我国实施双向转诊制度难题．中国全科医学，2013，16（31）：2926-2929．

[25] 郑芸，农圣．部分发达国家分级诊疗设计的政策启示．卫生经济研究，2017（12）：27-30．

[26] 陈伟，徐兰飞．英国医疗服务监管体系简介．卫生经济研究，2006，（1）：22-24．

[27] 黄海红，郑宁．英国家庭医生制度对我国分级诊疗模式的启示．解放军医院管理杂志，2016，23（3）：296-298．

[28] 蒲柳伊，代安琼．新加坡家庭医生服务实施经验对我国的启示．医学与哲学，2017，38（10，）：66-73．

[29] 余红星，冯友梅，付旻，等．医疗机构分工协作的国际经验及启示——基于英国、德国、新加坡和美国的分析．中国卫生政策研究，2014，7（6）：10-15．

[30] 欧阳波，张为佳，张秀英，等．关于新加坡医疗卫生体制的思考．中医药管理杂志，2012，20（8）：707-709．

[31] 余绪鹏．英、美、新、德四国医疗体制对我国的启示．中国药业，2007，16（12）：1-3．

[32] 傅媛媛，程沛然．新加坡和我国医疗保险个人账户基金支付的比较差异分析．中国初级卫生保健，2018，32（1）：9-11+14．

[33] 许路．新加坡医疗体制对我国的启示．中国医药指南，2011，9（22）：172-174．

[34] 刘春晓．医疗体制模式的国际比较与借鉴．求知．2011，（2）：42-43．

[35] 魏登军，黎夏．国外分级诊疗体系及其对我国的启示．中国初级卫生保健，2016，30（2）：8-10．

[36] 张莹．日本医疗机构双向转诊补偿制度的经验与启示．中国卫生经济，2013，32（4）：93-94．

[37] 顾亚明．日本分级诊疗制度及其对我国的启示．卫生经济研究，2015，（3）：8-12．

[38] 刘玥．日本分级诊疗体系的经验及启示．新西部（理论版），2016，（15）：169．

[39] 孙晓凡，陈旻洁，闻大翔，等．英、美、荷、澳、日分级诊疗实践的启示．中国卫生质量管理，2016，23（5）：105-108．

第八章　分级诊疗制度的愿景

分级诊疗制度在"健康中国"建设中发挥着重要作用，"健康中国"的美好愿景预示着分级诊疗制度的发展愿景必将是美好的。美好愿景的实现需要在现有基础上继续深化医药卫生体制改革，调整医疗卫生服务体系结构和医疗服务功能，优化配置医疗服务资源，确保分级诊疗制度的有效实施。

第一节　分级诊疗制度的美好愿景

2016 年 10 月 25 日，中共中央、国务院印发的《"健康中国 2030"规划纲要》[1]（简称《纲要》）明确提出了"健康中国"这一重大战略思想，在"健康优先、改革创新、科学发展和公平公正"的原则下，给出了推进"健康中国"建设的美好愿景："到 2030 年，促进全民健康的制度体系更加完善，健康领域发展更加协调，健康生活方式得到普及，健康服务质量和健康保障水平不断提高，健康产业繁荣发展，基本实现健康公平，主要健康指标进入高收入国家行列。到 2050 年，建成与社会主义现代化国家相适应的健康国家。"《纲要》中非常清晰地给出了 2030 年"健康中国"建设的美好愿景是"主要健康指标进入高收入国家行列"。为此，我们需要面对如下三个问题：我国目前的健康水平如何？发达国家的健康水平如何？如何实现？

一、我国目前的健康水平

平均期望寿命、婴儿死亡率和孕产妇死亡率是反映一个国家和地区人民健康水平的重要指标。

中华人民共和国国务院新闻办公室在 2016 年 6 月 14 日公布的《〈国家人权行动计划（2012—2015 年）〉实施评估报告》[2]中指出，截至 2015 年年底，中国人均期望寿命为 76.34 岁。国家统计局 2016 年 11 月 3 日对外发布了《中国儿童发展纲要（2011—2020 年）》中期统计监测报告[3]。报告显示，2015 年，我国婴儿死亡率为 8.1‰（2016 年为 7.5‰，此数字来自于 2017 年 1 月 20 日在北京召开的全国妇幼健康工作会议），5 岁以下儿童死亡率为 10.7‰（2016 年为 10.2‰，此数字来自于 2017 年 1 月 20 日在北京召开的全国妇幼健康工作会议）。报告还显示，婴儿死亡率和 5 岁以下儿童死亡率的城乡之间和地域之间存在较大差距。2015 年，全国城市婴儿死亡率仅为 4.7‰，农村婴儿死亡率为 9.6‰，农村高于城市 1 倍多。5 岁以下儿童死亡率城市为 5.8‰，农村为 12.9‰，农村高于城市 1.2 倍。婴儿死亡率和 5 岁以下儿童死亡率东西部区域间差距更大。时任国家卫生计生委副主任马晓伟在 2017 年 1 月 20 日全国妇幼健康工作会议上指出，2016 年全国孕产妇死亡率下降到 19.9/10 万。

二、发达国家的健康水平

世界卫生组织 2015 年发布的报告显示，发展中国家的孕产妇死亡率是 239/10 万，而发达国家的孕产妇死亡率则为 12/10 万，由此可见，中国的孕产妇死亡率（2016 年是 19.9/10 万）已经处在发展中国家前列并接近发达国家水平；《2015 中国卫生和计划生育统计年鉴》（XLS）[4] 中公布的"全世界主要年份 3 项指标统计（1993—2013）"数据显示：2013 年美国"人口平均预期寿命"为 79 岁，"孕产妇死亡率"是 28/10 万，"5 岁以下儿童死亡率"是 6.9‰；英国"人口平均预期寿命"为 81 岁，"孕产妇死亡率"是 8/10 万，"5 岁以下儿童死亡率"是 4.6‰；澳大利亚"人口平均预期寿命"为 83 岁，"孕产妇死亡率"是 6/10 万，"5 岁以下儿童死亡率"是 4‰；日本"人口平均预期寿命"为 84 岁，"孕产妇死亡率"是 6/10 万，"5 岁以下儿童死亡率"是 2.9‰；法国"人口平均预期寿命"为 82 岁，"孕产妇死亡率"是 9/10 万，"5 岁以下儿童死亡率"是 4.2‰；中国 2016 年"5 岁以下儿童死亡率"为 10.2‰。

由此可见，中国人民的健康水平与世界一些主要发达国家居民的健康水平之间还有明显的差距，在"健康中国"的建设过程中需要面临众多问题和挑战。

三、分级诊疗的发展愿景——分级诊疗是"健康中国"建设中的必要措施之一

人群健康是人类社会经济发展的基础条件，是人类社会全面发展的必然要求。前面的相关数据分析揭示出我国人群的健康水平总体上已经达到甚至优于中高收入国家人群健康的平均水平，这无疑为我国全面推进"健康中国"建设奠定了重要基础。同时，工业化、城镇化、人口老龄化、疾病谱变化、生态环境及生活方式变化等，也给维护和促进人群健康带来一系列新的挑战，而健康服务供给总体不足与需求不断增长之间的矛盾依然突出，卫生服务供给中的优质服务资源总量不足，结构不合理，基层服务能力较弱等问题则更显突出，健康领域发展与经济社会发展的协

调性有待增强。为此，习近平主席在全国卫生与健康大会的讲话中指出，"要加快把党的十八届三中全会确定的医药卫生体制改革任务落到实处，要着力推进基本医疗卫生制度建设，努力在分级诊疗制度、现代医院管理制度、全民医保制度、药品供应保障制度、综合监管制度 5 项基本医疗卫生制度建设上取得突破。"这充分说明分级诊疗制度在当今医药卫生体制改革中已经扮演着重要角色，成为中央政府深化医药卫生体制改革的必要措施之一。

中共中央、国务院在 2016 年 10 月 25 日发布的"纲要"中明确指出："建立不同层级、不同类别、不同举办主体医疗卫生机构间目标明确、权责清晰的分工协作机制，不断完善服务网络、运行机制和激励机制，基层普遍具备居民健康守门人的能力。完善家庭医生签约服务，全面建立成熟完善的分级诊疗制度，形成基层首诊、双向转诊、上下联动、急慢分治的合理就医秩序，健全治疗 - 康复 - 长期护理服务链。"这充分凸显了建立分级诊疗制度在创新医疗卫生服务供给模式中的关键作用以及在建设"健康中国"中的重要作用。要推进"健康中国"的建设，必须在现有的医药卫生体制改革基础上，全面深化医药卫生体制改革，整合相应的医疗卫生服务资源，健全优质、高效、整合型的医疗卫生服务体系，优先发展并逐渐完善分级诊疗制度，最终实现基层首诊、双向转诊、急慢分治、上下联动的分级诊疗模式。

只有有效地实施分级诊疗制度，才能达到引导大型公立医院逐步减少提供与其功能定位不相称的医疗卫生服务的目的，从而使其将医疗卫生服务重点逐步转向危急重症和疑难病症等疾病诊疗方面。分级诊疗制度建设既关系到医疗卫生服务体系的供给侧结构性改革，也涉及医疗服务功能改革；既关乎医药卫生服务体系改革的深化与推进，又关乎人民健康的保障体系建设。分级诊疗制度建设的有效实施对合理配置医疗卫生资源，促进医药卫生事业长远健康发展，提高人民健康水平、保障和改善民生具有重要意义。可以毫不夸张地说，没有分级诊疗工作的有效实施，就很难取得深化医药卫生服务体制改革工作的长足发展，也就更谈不上"健康中国"建设蓝图的实现。

由此可见，在深化医药卫生体制改革和"健康中国"建设中，分级诊疗体系建设已经被定位为我国基本医疗卫生制度建设中的重中之重，作为深化医改的全局性工作和"健康中国"建设中的关键环节，分级诊疗被放在了前所未有的重要地位。分级诊疗体系建设在"健康中国"建设中的重要作用使我们坚信："健康中国"的美好愿景预示着分级诊疗制度的发展愿景必将是美好的，而美好愿景的实现则需要在现有基础上继续深化医药卫生体制改革，加速推进医疗卫生服务体系的供给侧结构性改革和功能性改革，以此确保分级诊疗制度的有效实施。

第二节　分级诊疗制度与医疗卫生服务体系的供给侧改革

2015年11月10日，习近平主席在中央财经领导小组第十一次会议上首次提出中国经济要"着力加强供给侧结构性改革"。所谓供给侧结构性改革是从生产、供给端入手（而不是通过刺激社会需求）来促进经济增长，旨在调整经济结构，使要素实现最优配置，提升经济增长的质量和数量。供给侧改革是相对于过去需求侧改革所提出的新概念和新思路。我国过去实施的需求侧改革主要有投资、消费、出口三驾马车，而供给侧则有劳动力、土地、资本、制度创造、创新等要素。供给侧结构性改革的根本目的是提高社会生产力水平，要在适度扩大总需求的同时，去产能、去库存、去杠杆、降成本、补短板，从生产领域加强优质供给，减少无效供给，扩大有效供给，提高供给结构适应性和灵活性，提高全要素生产率，着力提高供给体系质量和效益，增强经济持续增长动力，使供给体系更好适应需求结构变化，推动我国社会生产力水平实现整体跃升。

目前，我国医疗卫生服务供给体系普遍存在着拼命盲目扩大生产规模，医院纷纷"大兴土木"，楼房越盖越高，病床数越增越多，无序扩充医疗资产、不择手段地挣钱，不计后果地花钱这样一个高投入与高消耗并存的经营怪圈中。医院在为社会提供有效需求的同时，也在利用医疗行业消费者信息缺乏、医疗服务供给者具有绝对的垄断性和主导性等行业特点，拼命地创造"无效需求"。由此导致医疗卫生资源总量不足、质量较低、结构与布局不合理、供给效率不高、科学的医院管理制度缺乏、医疗卫生资源配置严重失衡等问题非常突出。

为此，在深化医药卫生体制改革中，迫切需要对医疗卫生服务体系供给侧进行彻底地改革，通过医疗卫生服务体系供给侧结构性改革，公立医院实现"改功能、调结构、去产能、去杠杆"（至于医疗卫生服务体系供给侧结构性改革中的"去库存、降成本、补短板"，将主要由现代医院管理制度体现，本章不做过多论述)，由此形成摈弃功利性、回归公益性，一切以患者为中心的良好局面。而分级诊疗工作的有效实施，恰恰是医疗卫生服务体系供给侧结构性改革的实现方式之一。

一、分级诊疗制度与医疗机构的"服务功能改革"

面对日益增长的医疗卫生服务需求，医疗卫生资源总量不足的局面日趋明显，由于我国宏观卫生体制和微观运行机制都存在着严重的问题，使得长期以来各级医疗机构服务功能混乱，大型公立医院的"虹吸效应"愈演愈烈，大医院过度扩张，形成了对医疗资源、优秀人才、患者和医疗费用的虹吸效应，造成了医保资金向上走，基层患者向上转，基层医疗机构的生存空间越来越狭窄的局面。

毋庸讳言，各级医疗卫生机构对自身的卫生服务功能定位都非常清晰，然而目前的状态是大型公立医院体量大，医院经营都需要自负盈亏，医院管理者和医务人员的首要责任是不仅要维持医院的正常运转，还要创收增收，以此实现医院经营规模最大化和单位利益以及个人经济利益的最大化。于是，大型公立医院（包括目前的县级公立医院）利用自身优势通过各种政策和管理制度想办法扩大规模，通过各种竞争手段，"虹吸"医疗卫生资源和基层的患者资源。大型公立医院（包括目前的县级公立医院）的做法破坏了医疗卫生资源的合理配置，人为地导致医疗卫生资源的失衡，其结果是公立医院的医疗服务功能难以有效实施和体现，原有的"看病难、看病贵"的问题不仅始终得不到有效解决，反而还在不断加剧制造新的"看病难、看病贵"的问题。

为此，2015 年 9 月 8 日，国务院办公厅发布了《国务院办公厅关于推进分级诊疗制度建设的指导意见》（国办发［2015］70 号）[5]（以下简称《意见》）。《意见》指出："建立分级诊疗制度，是合理配置医疗资源、促进基本医疗卫生服务均等化的重要举措。"而在建立分级诊疗制度的实施过程中，需要明确各级各类医疗机构诊疗服务功能定位，即城市三级医院主要提供急危重症和疑难复杂疾病的诊疗服务；县级医院主要提供县域内常见病、多发病诊疗，以及急危重症患者抢救和疑难复杂疾病向上转诊服务；基层医疗卫生机构和康复医院、护理院等（以下统称慢性病医疗机构）为诊断明确、病情稳定的慢性病患者、康复期患者、老年病患者、晚期肿瘤患者等提供治疗、康复、护理服务。

《意见》提出了分级诊疗制度实施与各级医疗机构服务功能改革的目标任务："到 2017 年，分级诊疗政策体系逐步完善，医疗卫生机构分工协作机制基本形成，优质医疗资源有序有效下沉，以全科医生为重点的基层医疗卫生人才队伍建设得到加强，医疗资源利用效率和整体效益进一步提高，基层医疗卫生机构诊疗量占总诊疗量比例明显提升，就医秩序更加合理规范。

到 2020 年，分级诊疗服务能力全面提升，保障机制逐步健全，布局合理、规模适当、层级优化、职责明晰、功能完善、富有效率的医疗服务体系基本构建，基层首诊、双向转诊、急慢分治、上下联动的分级诊疗模式逐步形成，基本建立符合国情的分级诊疗制度。"

而欲达此目的，政府必须在公立医院功能定位的调整中，通过制定医院职责规范，明确大型公立医院的功能职责（如发挥自身优势，主要承担从事急危重症、疑难杂症的诊疗，并结合临床开展教育、科研工作，进行技术创新，对基层医院进行技术指导），建立公立医院公益性的办院理念，明确各级医疗机构功能定位，加强运行监管，构建公益性目标明确、考核评价标准具体、奖惩制度分明的公立医院监管体系。

二、分级诊疗与"调整医疗服务结构"

目前，我国公立医院的公益性淡化是普遍存在的突出问题，也是医疗卫生事业发展的重要障碍，而公立医院坚持公益性，是政府、社会和人民群众对公立医院的基本要求，也是保障人民群众身体健康的关键所在。新医改之前，一些政府相关部门无视医疗卫生行业的特殊性，秉承医疗卫生"吃饭靠自己，发展靠政府"的扭曲的经济补偿政策，无情地将医疗卫生行业抛入市场经济的海洋中，逼迫医疗卫生机构在社会主义市场经济的海洋中"自练水性"谋生存，试想如此环境下，医疗卫生机构的经营何谈公益性，又如何做到"一切以患者为中心"呢。数十载光阴，医院不仅没有在市场经济的海洋中淹死，反而练出了一身"好水性"，练出了一身在市场经济中生存的"好本领"。医院为了自身的经济利益，出台各种制度鼓励科室医生在提供医疗卫生服务时一切向钱看，不择手段和不计后果地对患者进行诱导需求和过度医疗（开大处方、乱开检查检验、医生收红包、药品回扣、乱开高价药品、药品价格虚高等）。医院以及医生已经养成了能挣钱的医疗卫生服务拼命提供，不挣钱的服务少提供甚至不提供的经营模式。而各级政府对公立医院的监管不到位，甚至处于空白状态，致使公立医院的外部管理体制和内部治理机制都严重背离了公立医院公益性的目标要求。

为此，2009 年 3 月 17 日下发的《中共中央国务院关于深化医药卫生体制改革的意见》（中发〔2009〕6 号）[6]中明确提出："改革公立医院管理体制、运行机制和监管机制，积极探索政事分开、管办分开的有效形式。完善医院法人治理结构。推进公立医院补偿机制改革，加大政府投入，完善公立医院经济补偿政策，逐步解决'以药补医'问题。"使公立医院遵循公益性质。2011 年 2 月 15 日，时任国务院副总理、国务院深化医药卫生体制改革领导小组组长李克强在全国深化医药卫生体制改革工作会议上强调，深化医药卫生体制改革的重心是"围绕保基本、强基层、建机制，统筹安排，突出重点，循序渐进。"而分级诊疗制度的有效实施恰恰是保基本、强基层、建机制的重要举措。通过分级诊疗制度，实现以提高基层医疗服务能力为重点，以常见病、多发病、慢性病分级诊疗为突破口，科学合理地调整医疗机构的医疗卫生服务结构，引导优质医疗资源下沉，形成各级医疗机构依据其功能定位科学合理地提供医疗卫生服务的新局面。

三、分级诊疗与去除医疗机构的产能

去产能是我国供给侧改革的重要内容之一，而所谓去产能是指为了解决产品供过于求而引起产品恶性竞争的不利局面，寻求对生产设备及产品进行转型和升级的方法。去产能主要是指去除过剩产能和无效产能。

医疗机构的过剩产能则是指医疗机构通过无序扩张和盲目扩大经营（或投资）规模所发生的由违背其功能定位的医疗服务提供所带来的经济收益；医疗机构的无效产能主要是指医疗机构并非出于医学专业判断和医学伦理诉求而向消费者提供医疗服务（如诱导需求和过度医疗等）所带来的经济收益。

（一）分级诊疗与去除医疗机构的过剩产能

近年来，我国公立医院尤其是大医院的扩张速度非常快，这些公立医院为了过多地追求经济效益，不是往好了做，而是拼命往大了做，医院盲目膨胀，扩张速度快，规模越做越大。公立医院的规模扩张主要表现在床位规模和大型设备配置两方面。据统计：2010 年，在全国县级医院中，拥有 1000 张床位的医院有 45 家，到 2012 年这个数字已经达到 112 家。政府主管部门根本无法挡住医院的膨胀热情，这其中的利益可想而知。事实上，无序扩张仅是一种现象，透过现象看本质，此现象的出现在很大程度上与利益机制有关。公立医院长期以来没有建立起合理的补偿机制，在政府投入严重不足的情况下，公立医院已经熟练掌握了依赖创收进行谋生和发展的手段：一是劳务技术收费，二是检查化验收费，三是药品和耗材加成。公立医院通过上述收入渠道不择手段地挣钱，同时，越来越多的公立医院为了增强竞争力，凭借其自身优势，进行硬件扩张，购买大型医疗器械设备、盖超规模的门诊大楼和住院大楼等，形成了你有我也要有，你不能比我强，我不能比你弱等相互比拼现象。医院患者越来越多，医疗设备越来越先进，创收自然也就越来越多，医院也就越有资本扩大规模，如此恶性循环，像滚雪球一样。羊毛出在羊身上，医院扩张的钱，自然也出在患者身上。公立医院为争夺病源，增加收入，争先恐后跑马圈地盖大楼、买设备，盲目扩张"虹吸"基层医疗机构优质资源和患者，严重地影响了卫生资源的合理配置。公立医院完全无视自己的功能定位，尤其是城市大医院更为如此，在经济利益刺激下，专家们忙得顾不上喝水吃饭，更无精力搞医学研究。长此以往，公立医院就是忙着扩规模拉患者赚钱，似乎忘记了自己存在的真正意义。公立医院的公益性质不仅是淡化，相当一些公立医院甚至扭曲到扯掉了最后一块遮羞布的程度。公立医院无序扩张有多种原因，但与政府监管缺位有着最直接的关系。

鉴于我国医疗卫生资源总量不足、质量不高、结构与布局不合理、服务体系碎片化、公立医院普遍存在追求床位规模、竞相购置大型设备、部分公立医院单体规模过大、忽视医院内部机制建设等粗放式发展问题，2015年3月6日，国务院办公厅印发了《全国医疗卫生服务体系规划纲要（2015—2020年）》（国办发〔2015〕14号）[7]，该文件明确给出了各级（省、市、县、部门）公立医院功能定位、机构设置原则和资源（床位、人员）配置标准；并针对公立医院单体规模进行了清晰界定："严格控制公立医院单体（单个执业点）床位规模的不合理增长，县办综合性医院床位数一般以500张左右为宜，50万人口以上的县可适当增加，100万人口以上的县原则上不超过1000张；市办综合性医院床位数一般以800张左右为宜，500万人口以上的地市可适当增加，原则上不超过1200张；省办及以上综合性医院床位数一般以1000张左右为宜，原则上不超过1500张。专科医院的床位规模要根据实际需要合理设置。"

由此可见，控制公立医院不合理规模，依据其功能通过"瘦身"回归公益性已被提到日程上来了。而在规划目标实施过程中，医疗机构去除过剩产能问题是一个绕不开的"坎"。公立医院如何从"庞大臃肿"的体量"瘦身"成标准的公益性机构呢？分级诊疗就是有效的实施路径，通过分级诊疗的有效运行，倒逼公立医院去除过剩产能，逐步回归公益性。毫不夸张地说，分级诊疗有效运行之时，就是医疗机构去除过剩产能无奈之日。

（二）分级诊疗与去除医疗机构的无效产能

公立医院普遍存在诱导需求和医院恶意创造无效需求已经是一个不争的事实，而诱导需求和过度医疗就是医疗机构生产的无效产能。所谓诱导需求是指卫生服务提供者为了自身利益，使用其知识优势来影响消费者需求。而过度医疗则是指医疗机构或医务人员违背临床医学规范和伦理准则，不能为患者真正提高诊治价值，只是徒增医疗资源耗费的诊治行为（或者说，在治疗过程中，不恰当、不规范甚至不道德，脱离患者病情实际而进行的检查、治疗等医疗行为）。简单说，过度医疗是超过疾病实际需求的诊断和治疗的行为（包括过度检查、过度治疗等）。过度医疗不是诊治病情所需，起码不是诊治病情完全所需。过度医疗是与道德相违背的，是法律以及相关制度所禁止的。

之所以产生诱导需求和过度医疗，是因为医疗卫生服务提供者具有双重角色：既是医疗卫生服务的提供者，同时又作为患者代理人，因此也是医疗服务需求水平的决定者。

在我国目前的社会体制和运行机制下，医生滥用患者代理人的角色来获得自身经济利益，这包括临床不需要的医疗保健以及由此导致的过多随访、过多的医学检查或者不必要的手术治疗以及药品的使用。如果当医生与患者平等的接受信息，或者医生始终作为良好的代理，即他只以关心患者的福利为出发点的状态时，诱导需求或过度医疗就不可能存在了。然而，现实中，医疗服务提供者往往出于蝇头小利之目的，滥用他们的影响来制造和产生需求，使他们的行为超出规范中的医生职能。

经济学家罗默（Romer，1961 年）的研究发现，综合医院每千人床位数和每千人住院天数之间呈正相关关系，即一个地区医院床位的突然增加，在其他因素都不变的情况下，会导致利用率的急剧上升；这种现象被称为"只要有病床，就有人来住"，也称为罗默法则（Romer's Law）[8]。

去除公立医院无效产能（根除诱导需求和过度医疗等）的根本做法就是从体制和机制上彻底根除医疗提供者的诊疗行为与经济利益之间的联系。通过完善补偿机制和健全运行机制等一系列强有力措施，真正实施"收支两条线"，以此确保公立医院的医疗服务提供不与经济收入挂钩，唯有如此，公立医院才能真正体现"一切以患者为中心"的公益性。而公立医院一旦真正回归公益性，其诊疗行为做到"一切以患者为中心"，试想我们在分级诊疗实施条件中所提出的"上级医院下转患者——舍得放"（或者说"医院对患者放得下"）的问题不就迎刃而解了吗？因此，要想确保分级诊疗制度的有效实施，必须通过完善体制和健全机制，在医疗卫生服务体系供给侧改革中彻底去除公立医院的无效产能（诱导需求和过度医疗等）。

四、分级诊疗与医疗机构去杠杆

经济去杠杆（也称去杠杆化）是供给侧改革的重要内容之一。所谓经济中的杠杆主要是指通过负债，用较少的本金支配更多的资产，撬动更大利润。经济杠杆的实质是指用少量的资金去控制大量的资金，从而达到扩大收益和亏损，主要通过负债达到目的。

当资本市场向好时，这种模式带来的高收益使人们忽视了高风险的存在，等到资本市场开始走下坡路时，杠杆效应的负面作用开始凸显，风险被迅速放大。对于杠杆使用过度的企业和机构来说，资产价格的上涨可以使他们轻松获得高额收益，而资本价格一旦下跌，亏损则会非常巨大，超过资本，从而迅速导致破产倒闭。金融危机爆发后，高"杠杆化"的风险开始为更多人所认识，企业和机构纷纷开始考虑"去杠杆化"，通过抛售资产等方式降低负债，逐渐把借债还上。这个过程造成了大多数资产价格如股票、债券、房地产的下跌。

总体来说，"去杠杆化"就是一个公司或个人减少使用金融杠杆的过程。把原先通过各种方式（或工具）"借"到的钱退还出去的潮流。由于国家担心企业或地方政府大量举债，最后难以还本付息，造成经济损失，所以倡导经济去杠杆。经济去杠杆以后，企业无法借到资金，就会影响到流动性和扩大生产，所以短期来看，会影响企业的发展。但是从长期来看，去杠杆有助于减小企业的经营风险，有利于经济稳定。

公立医院去杠杆是指医院减少使用金融杠杆的过程，即把以前通过各种方式"借"到的钱退还回去的过程。

由于我国针对公立医院的补偿机制不完善和监管体系不健全，公立医院面对竞争激烈的卫生服务市场，其生存和发展始终陷入窘境。"借鸡下蛋"（即通过引入外部资金）成为医院发展的一种有效手段。公立医院发展缺乏长期战略规划，短期行为过重，为了增强竞争力，大量举债盲目扩张，拼命增加固定资产投资，盲目购买大量高档仪器设备，院长们不懂或不愿意进行"精细化管理"，一直走"粗放型"发展的道路，即高负债-高支出-高收入。公立医院的这种"大发展"是依靠大量举债形成的，医院没有自身的积累作支撑，造成大量投资的高负债高风险，低产出，最后必然导致医院现金流量不足，增大了所有者和债权人的财务风险，医院的资产负债率直线上升居高不下，医院财务危机四伏。公立医院这种"粗放型"发展模式严重透支了医院的未来。

《2015中国卫生和计划生育统计年鉴》显示，截至2014年末，公立医院的债务规模已经达到了10 269亿元；2015年12月，在全国人大常委会分组审议《国务院关于深化医药卫生体制改革工作进展情况的报告》时，全国人大代表高广生透露，截至2014年底，全国8677所政府办的公立医院（其中地市以上医院占52%、区级医院占9%、县级医院占39%）长期负债合计2333亿元，平均每家医院2688万。研究者根据2006—2015年《中国卫生统计年鉴》披露的数据，我国公立医院负债规模从2005年的1697亿元开始逐年急剧上升，发展到2014年债务总规模已经达到了10 918亿元，年均债务复合增长率达到20.5%。公立医院长期债务的面纱正在揭开。

　　毋庸讳言，在政府财政资金补偿不足的情况下，适度的负债经营是有利于增强公立医院的市场竞争力和扩大医院经营规模的。医院通过举债可在一定的时间内筹集一些资金，来引进各类专业人才，更新仪器设备，优化优势项目，创造良好的诊疗环境，增强市场竞争力，这些是无可非议的。但是，负债过多不仅会对医院自身发展产生恶劣影响，而且最终会加重人民群众的就医负担。由于医院盲目追求高投入的主要目的是追求高回报，于是，就产生了诱导需求和提供过度服务的普遍现象，"看病难、看病贵"也就不足为奇了。医院追求经济利益的倾向不仅损害了群众利益，加重了群众"看病难、看病贵"，也严重影响了医务人员和卫生行业的社会形象，使得我国医疗市场的竞争变得越来越激烈。

　　目前，我国的公立医院大都是政府的从属机构，政府是大型公立医院的独立出资人，医院举债经营，举的是银行的债，花的是政府的钱，政府是医院理所当然的债权人。医院投资不当所造成的损失最终要由政府来承担。因此，政府对医院的这些负债举措是绝不能视而不见的。政府必须对医院的负债经营情况进行严格监管，这不仅关系到公立医院的生存发展，更是对纳税人的负责。

　　随着医改的推进和公立医院改革的持续深化，各级公立医院因基础设施建设投入、购置大型医疗设备等引起的负债问题日益凸显，公立医院负债过重已是一个全国普遍存在的共性问题，任其发展下去将对我国的医疗服务体系产生致命的影响。

　　原因1：医院长期负债经营，将迫使医院过分追求经济利益，导致不规范服务行为，进而影响医疗服务质量管理和费用控制。

　　原因2：医院因偿还债务和利息支出等必将挤占医院管理经费，影响医务人员工资福利，不利于维护公立医院的公益性和调动医护人员的积极性。

　　原因3：公立医院取消药品加成后，财政投入、医疗服务价格如不能及时调整到位，医院收入将会更加紧张，基本无力偿还已经形成的债务，甚至会形成新的债务。

　　原因4：随着分级诊疗制度的强有力推进，原来发生在大中型医院的一般门诊、康复和护理等将逐渐被分流到基层医疗机构，形成"健康进家庭、小病在基层、大病到医院、康复回基层"的新格局。

　　也就是说，越来越多的一般性常见病患者将回归基层医疗机构（按照国家规划，今后90%的患者应在本地基层医院就诊），医院的患者量将明显减少，届时医院业务收入必将大幅下降。其债务又将如何偿还？

　　公立医院去杠杆化（严禁举债建设）已经成为医疗服务体系供给侧结构改革中的迫切任务。为此，2009年3月17日，《中共中央国务院关于深化医药卫生体制改革的意见》（中发〔2009〕6号）提出："严格控制公立医院建设规模、标准和贷款行为。"2015 年 5 月，国务院办公厅先后发布的《国务院办公厅关于全面推开县级公立医院综合改革的实施意见》（国办发〔2015〕33 号）和《国务院办公厅关于城市公立医院综合改革试点的指导意见》（国办发〔2015〕38 号）同时要求严禁"自行举债建设和举债购买大型医用设备，""对超规划建设的，追究相关人员责任。"然而，理想很好实现很难，在各种因素刺激下，公立医院规模扩张的势头仍然有增无减。巨大的债务不但是政府的压力，更是公立医院正常运营的沉重负担。在政府投入严重不足的情况下，公立医院面对巨额债务只能通过增加收入来偿还债务和维持正常运转。沉重的债务负担逼迫着医院更加疯狂地追求经济利益最大化，公立医院债务问题也就不可避免地成为了其背离公益性的强有力的助推器。

面对不断深化的公立医院改革，公立医院的院长们不愿意接受又不得不接受的一系列改革政策（如"分级诊疗""取消药品加成""严禁举债建设医用和举债购买大型医用设备""医院法人治理""分配制度改革""支付方式改革"等）使医院经营者们逐渐认识到原有的"粗放式"发展理念已经被时代淘汰了，那种依靠向患者野蛮收费和强行占用药品款来维持医院生存和运转，依靠大额举债进行医院发展的扭曲的医院管理模式正在被现代医院管理制度所取代。医院院长们既要充分认识到医院债务危机的紧迫性和严重性，更要深刻认识和理解分级诊疗制度对医院过去"野蛮经营"模式的致命冲击，如不尽快采取措施，科学地化解医院债务，分级诊疗制度的有效实施将成为压垮公立医院管理者们的那根"稻草"。

第三节 深化改革——分级诊疗制度有效实施的重要保障

建立分级诊疗制度，优化配置医疗卫生资源是深化医药卫生体制改革的重要内容。为此，在分级诊疗工作的稳步推进过程中，迫切需要通过下述诸多方面的深化改革来调整医疗卫生服务体系结构和医疗服务功能，解放医疗卫生领域生产力，优化配置医疗服务供给要素，全面提升医疗卫生服务的质量和数量，以此促进分级诊疗制度有效实施。

一、完善相关法律、法规

（一）完善医师多地点执业体系，促进医师多地点执业立法

解放医生的生产力，鼓励医师多地点执业是促进人力资源流动，弥补基层人力

不足的重要举措。同时，开放医生集团医疗执业的执照，让医生集团成为医生多点执业和自由执业的通道，是促进分级诊疗的有力措施。

《中华人民共和国执业医师法》第十四条规定："医师经注册后，可以在医疗、预防、保健机构中按照注册的执业地点、执业类别、执业范围进行执业，从事相应的医疗、预防、保健业务。未经医师注册取得执业证书，不得从事医师执业活动。"医师多地点执业已在各地开始探索，但推行的进程缓慢，虽然会受到多因素的影响，缺少完善的法律体系支撑也是重要影响因素之一。其中包括多地点执业的注册方式、注册范围、执业地点的要求、审批机构，多个注册机构的权利与义务，医师在各执业地点的权利与义务，申报与受理程序等尚未有明确的法律规定；同时，《医疗机构管理条例》中对医疗机构的审批不包括医生集团（医生集团没有明确的法律地位，以及应该享有的权利和应履行的义务等）。

因此，在分级诊疗制度建设的进程中，亟须建立健全相关的配套政策及法律、法规，在严格标准、强化管理的基础上允许医师多地点执业，用法律的手段确定医师人才流动的方针、原则、方式以及供需双方应享有的合法权益，出现纠纷及争议时的处理措施等，以达到在法律层面保障多地点执业医生的合法权益，促进政策落实的目的。

（二）完善医疗损害及医疗纠纷处理的法制建设

由分级诊疗而造成的诊疗风险、医疗损害、医疗纠纷，以及各方权益保护问题是上级医院、基层医院及患者三方共同的关注点。目前处理医疗损害及医疗纠纷的主要法律依据是《侵权责任法》和《医疗事故处理条例》，这两部法在保障医患双方合法权益、维护医疗秩序、保障医疗安全方面具有重要意义，但在处理分级诊疗中的一些医疗纠纷和医疗损害方面仍有不及之处。因此，需要尽快完善相关的法制建设，包括转诊流程中各级医院及其医务人员的权利、义务，病历的书写与保管，医疗损害责任主体和赔偿主体的认定，医疗纠纷及医疗损害的受理主体、解决途径和解决方式等。

二、明确政府职责

卫生事业的发展是在卫生计生、发展改革、财政、城乡规划、人力资源与社会保障、民政、机构编制和中医药等诸多部门分工明确的前提下协调一致推进的，分级诊疗工作的有效实施需要政府发挥主导作用，相关部门各司其职，不断完善公立医院、专业公共卫生机构、基层医疗卫生机构以及社会办医院之间的分工协作关系，整合各级各类医疗卫生机构的服务功能，为群众提供安全、有效、方便、价廉的医疗卫生服务。

为此，针对分级诊疗工作，卫生计生行政部门（含中医药管理部门）应负责制订出区域卫生规划和医疗机构设置规划，并在实践过程中适时进行动态调整，加强对医疗机构规划、设置、审批和医疗服务行为的监管，明确各级医疗机构的定位；发展改革部门应负责将区域卫生规划和医疗机构设置规划纳入国民经济和社会发展总体规划安排，并依据规划对新改扩建项目进行基本建设管理，积极推进医疗服务价格改革；财政部门通过实施政府卫生投入政策落实相关财政补助；城乡规划管理部门依据依法批准的城乡规划审批医疗卫生机构建设用地；民政部门负责贫困人群的相关医疗救助等问题；机构编制部门负责依据有关规定和标准统筹规划公立医疗卫生机构编制；人力资源社会保障部门负责完善医保相关政策，切实加快推进医保支付方式改革，完善绩效工资分配机制和薪酬分配制度。其他有关部门要按照职责分工，及时出台配套政策，抓好贯彻落实，确保分级诊疗工作的可持续性。

三、完善补偿机制

医疗卫生机构的补偿机制是指对医疗卫生机构在提供医疗卫生服务过程中所消耗的经济资源进行经济补偿的方式和渠道，以及在经济补偿过程中各种要素相互制约、相互作用所形成的内在机制。之所以要进行经济补偿是因为针对医疗服务活动中消耗的经济资源，只有得到合理补偿，才能满足医疗机构进行简单再生产和扩大再生产的需要。

改革开放后，政府财政补贴、药品加成收入和医疗服务收费逐渐成为我国公立医院的补偿渠道。目前，我国公立医院补偿机制不完善，政府财政补偿严重不足，公立医院劳动耗费不能得到合理补偿，药品加成收入和医疗服务收费成为公立医院过度依赖的经营手段，诱导需求和过度医疗已成为普遍现象，公立医院公益性淡化，一切以经济利益为核心已经成为公立医院不敢公开的经营宗旨。在不完善的公立医院补偿机制下，不可能形成健全的公立医院监管机制，全国人民"看病难、看病贵"也就不足为奇了。

为此，2009年3月17日颁发的《中共中央 国务院关于深化医药卫生体制改革的意见》（中发 [2009] 6号）[6]中明确提出："推进公立医院补偿机制改革，加大政府投入，完善公立医院经济补偿政策，逐步解决'以药补医'问题。"2010年2月21日，由卫生部、中央编办、国家发展改革委、财政部等五部委联合下发的《关于公立医院改革试点的指导意见》（卫医管发 [2010] 20号）[9]中针对改革公立医院补偿机制问题再次明确提出："推进医药分开，改革以药补医机制，逐步将公立医院补偿由服务收费、药品加成收入和政府补助三个渠道改为服务收费和政府补助两个渠道。服务收费和政府补助由各地根据国家有关规定，考虑医院功能定位、医疗保障基金承受能力、本地财政能力、城乡居民收入水平和对价格调整的承受能力等因素合理确定。合理调整医药价格，逐步取消药品加成政策。"

由此可见，公立医院赖以生存的药品加成收入将被彻底取消，医院的经济补偿将完全由服务收费和政府补助两个渠道完成。而在当今积极推进分级诊疗制度建设的过程中，必须通过完善补偿机制，让价格政策、医保政策、财政投入政策等紧紧围绕分级诊疗制度建设进行改革，从完善补偿机制和激励机制入手，把各级医院和基层医院变成责任共同体、利益共同体和发展共同体，才能真正实现"大医院舍得放，基层医疗机构愿意接且接得住"，以此确保公立医疗机构回归其应有的公益性。

四、建立适宜的激励机制

分级诊疗制度建设必须要突破甚至打破原有体制的条条框框，通过构建新的激励机制实现对各方利益的重新划分。没有适宜的激励机制，就不会有良好的运行机制，也就不可能正确地引导优质医疗资源下沉，更谈不上分级诊疗工作的顺畅运行。

长效的激励机制将使得大医院不仅愿意将原本就应该在基层医疗机构诊疗的患者"还给"基层医疗机构，还应使得大医院的医生能够并且愿意下基层。此外，长效的激励机制还应体现在基层医疗机构的服务能力能否接得住患者和愿意接患者。为此，有关部门应当制订相应的激励机制吸引优秀的卫生人才到基层医疗卫生机构服务，同时，确保基层医疗机构能够留住人才、吸引人才和用好人才。

五、提高基层医疗机构的服务能力

分级诊疗制度的核心内容之一是医疗卫生服务必须有效实施"双向转诊"模式，而双向转诊并非简单意义上的"转上"和"转下"，必须从根本上切实解决"群众愿意来""基层留得住""医院转得下"和"基层接得住"的问题。尽管分级诊疗工作的有效实施受到诸多因素的影响，但是，毫不夸张地说，提高基层医疗机构的服务能力和合理协调公立医院与基层医疗机构之间的利益分配是分级诊疗成功与否的两个至关重要的内容。

没有基层医疗机构较强的医疗服务能力，群众就不可能相信基层医疗卫生机构的诊疗水平，一旦区域内的群众需要就医时，也就不会选择到这样的基层医疗卫生机构进行诊疗。此种状况下，"群众愿意来"或"首诊在社区"的要求终将形同虚设，更谈不上"基层留得住""医院转得下"和"基层接得住"了。因此，如果基层医疗机构没有与其服务功能相称的医疗卫生服务能力，即使再强有力的行政干预或政策导向，都不可能有分级诊疗体系建设的可持续发展。

六、公立医院与基层医疗机构之间需要形成科学合理的利益分配机制

我国多年来形成的不健全的公立医院补偿机制加剧了公立医院公益性淡化的行为，医院为了最大限度地获取合理和不合理的利益，可谓"八仙过海，各显其能"。医院有患者就有收入、医生有患者就有效益的现象在我国的医疗卫生领域已经是一个不争的事实。扭曲的利益分配机制不仅驱使着公立医院之间进行着扭曲的竞争，而且普遍存在着公立医院与基层医疗机构之间"抢患者"的现象，大医院凭借自身优质资源"虹吸"基层医疗机构就医的患者，即使这些患者应该由基层医疗机构诊治，医院受自身利益驱使不仅不会将患者轻易转到基层医疗机构，还会想方设法拼命留住他们。

因此，分级诊疗工作成功实施的关键环节之一是"医院转得下"，即公立医院依据其服务功能和患者的疾病特征能够"心甘情愿"的将原本应由基层医疗卫生机构诊治的患者"还给"基层医疗卫生机构，而公立医院真能如此的关键是分级诊疗的顶层设计中必须彻底解决公立医院与基层医疗机构之间的利益分配问题。

为此，2015年9月8日，国务院办公厅发布的《国务院办公厅关于推进分级诊疗制度建设的指导意见》（国办发〔2015〕70号）中明确指出："通过改革医保支付方式、加强费用控制等手段，引导二级以上医院向下转诊诊断明确、病情稳定的慢性病患者，主动承担疑难复杂疾病患者诊疗服务。完善基层医疗卫生机构绩效工资分配机制，向签约服务的医务人员倾斜。"以此"建立和完善利益分配机制。"只有公立医院与基层医疗机构之间形成科学的利益分配机制，才有可能真正达到引导优质医疗资源下沉，合理配置医疗卫生资源的目的，从而确保分级诊疗体系建设成功实施。因此，医疗机构之间科学合理的利益分配是分级诊疗成功与否的又一个至关重要的内容。

七、完善药品管理制度

基层医疗机构与大医院之间存在着药品资源不统一，基层医疗机构的基本药物目录范围小，药品种类少，无法满足群众的基本用药需求或者无法承接下转患者的用药连续性问题。这既限制了患者的社区首诊，以及无法承接延续性护理及急重症恢复期的康复；同时也降低了百姓对基层卫生服务机构的信任感。由此掣肘了分级

诊疗体系建设。

目前，国内已有部分地区在试点逐步扩大社区卫生机构的用药范围，进一步缩小社区医院与大医院用药范围的差距，以提高患者对基层医疗机构的信任以及在基层机构就诊的方便性。需要说明的是，大小医院药品资源的统一并非基层医疗机构可以不受限制的用药，而是科学、合理地规定各级医疗机构的药品目录，保证各级别医疗机构间用药的整体性、系统性和统一性。一方面适当放开基层医疗机构的用药目录，确保各级医疗机构可以通过完善基本药物使用管理和基本药物处方点评等制度规范医师处方和药师调剂行为，促进医务人员优先合理使用基本药物，为建立分级诊疗制度，规范双向转诊流程和加强双向转诊服务打下良好的基础。同时，各级卫生计生行政部门和各医疗机构，也要通过多种形式的宣传教育活动，大力宣传基本药物制度政策，强化基本药物概念，普及基本药物知识和公众合理用药常识，改变患者不合理用药习惯，正确引导公众对基本药物的认识，促进合理用药、科学用药和安全用药。

参考文献

[1] 中共中央 国务院."健康中国 2030"规划纲要. 中国政府网，2016-10-25.

[2] 中华人民共和国国务院新闻办公室.《国家人权行动计划（2012—2015 年)》实施评估报告. 人民网，2016-06-15.

[3] 国家统计局. 中国儿童发展纲要（2011 年—2020 年）中期统计监测报告. 国家统计局网站，2016.

[4] 国家卫生和计划生育委员会. 2015 中国卫生和计划生育统计年鉴. 北京：中国协和医科大学出版社，2015.

[5] 国务院办公厅. 国务院办公厅关于推进分级诊疗制度建设的指导意见. 中国政府网，2015-09-08.

[6] 中共中央 国务院. 中共中央 国务院关于深化医药卫生体制改革的意见. 中国政府网，2009-04-08.

[7] 国务院办公厅. 全国医疗卫生服务体系规划纲要（2015—2020 年). 中国政府网，2015-03-06.

[8] （美）戴维·罗默（David Romer），王根蓓译. Advanced Macroeconomics（高级宏观经济学）. 上海：上海财经大学出版社，2003.

[9] 卫生部，中央编办，国家发展改革委，等. 关于公立医院改革试点的指导意见. 中国政府网，2012-02-11.